外科新技术图谱系列

内分泌外科手术技术图谱

Duh Clark Kebebew 主编

樊友本 主译

郑 起 主审

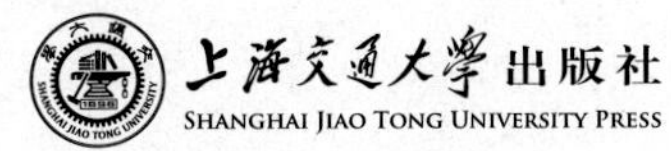

内 容 提 要

本书是爱思维尔外科技术图谱系列之一，具有较高的学术性和实用性。全书分为四个部分，分别为甲状腺外科、甲状旁腺外科、肾上腺外科和胰腺外科，具体介绍了内分泌外科的最新进展和实用技术，较为细致地介绍了手术步骤，同时探讨了当前学科热点，为读者提供了较为实用的指导。

本书适用于内分泌外科专业的医师、研究生及相关学科医师。

图书在版编目(CIP)数据

内分泌外科手术技术图谱 /（美）克拉克等主编；樊友本主译，郑起主审.—上海：上海交通大学出版社，2012

（爱思维尔外科技术图谱系列）

ISBN 978-7-313-07579-6

Ⅰ.①内… Ⅱ.①克… ②樊… ③郑… Ⅲ.①内分泌腺—外科手术—图谱 Ⅳ.①R659-64

中国版本图书馆 CIP 数据核字（2011）第 136749号

内分泌外科手术技术图谱

［美］克拉克等 **主编**

樊友本 **主译** 郑起 **主审**

上海交通大学 出版社出版发行

（上海市番禺路 951 号 邮政编码 200030）

电话：64071208 出版人：韩建民

上海锦佳印刷有限公司印刷 全国新华书店经销

开本：889mm × 1194mm 1 / 16 印张：12.25 字数：268 千字

2012 年 1 月第 1 版 2012 年 1 月第 1 次印刷

ISBN 978-7-313-07579-6 / R 定价：198.00 元

Atlas of Endocrine Surgical Techniques, 1st edition
Quan-Yang Duh, Orlo H. Clark, Electron Kebebew
ISBN-13: 9781416048442
ISBN-10: 1416048448

Authorized Simplified Chinese translation from English language edition published by the Proprietor.

Elsevier (Singapore) Pte Ltd.
3 Killiney Road
#08-01 Winsland House I
Singapore 239519
Tel: (65) 6349-0200
Fax: (65) 6733-1817

First Published 2011
2011 年初版

上海市版权局著作权合同登记号：图字：09-2010-661

主译：樊友本

主审：郑　起

参加翻译人员：（按姓氏笔画排列）

邓先兆　上海交通大学附属第六人民医院普外科
冯　超　上海交通大学附属第六人民医院泌尿外科
伍　波　上海交通大学附属第六人民医院普外科
闫　钧　上海交通大学附属第六人民医院普外科
杨　凡　上海交通大学附属第六人民医院普外科
邱文才　上海交通大学附属第六人民医院普外科
胡晓勇　上海交通大学附属第六人民医院泌尿外科
钟春林　上海交通大学附属第六人民医院普外科
徐月敏　上海交通大学附属第六人民医院泌尿外科
郭伯敏　上海交通大学附属第六人民医院普外科
康　杰　上海交通大学附属第六人民医院普外科
黄玉耀　上海交通大学附属第六人民医院普外科
黄新余　上海交通大学附属第六人民医院普外科

翻译秘书：康杰

原著者名单

Piero Berti, MD
Professor, Department of Surgery
University of Pisa
Department of Surgery
Azienda Ospedaliera–Universitaria Pisana
Pisa, Italy

Herbert Chen, MD
Chief, Section of Endocrine Surgery
Department of Surgery,University of Wisconsin
Madison, WI

Orlo H. Clark, MD, FACS
Emeritus Professor
Department of Surgery
University of California San Francisco／Mr. Zion Medical Center
San Francisco, CA

Leigh Delbridge, MD, FRACS
Professor of Surgery
University of Sydney Endocrine Surgical Unit
Sydney, Australia

Gerard M. Doherty, MD
Professor of Surgery
University of Michigan
Ann Arbor, MI

Quan–Yang Duh, MD
Chief, Section of Endocrine Surgery
Professor, Department of Surgery
University of California San Francisco
Attending Surgeon, VA Medical Center
San Francisco, CA

Douglas B. Evans, MD
Professor and Chairman, Department of Surgery
Medical College of Wisconsin
Milwaukee, WI

Andrew B. Greene, MD*
Department of General Surgery
The Cleveland Clinic
Cleveland, OH

Andrew A. Gumbs, MD
Director of Minimally Invasive HPB Surgery
Assistant Professor of Surgery
Department of Surgical Oncology
Fox Chase Cancer Center
Philadelphia, PA

William Barlow Inabnet, III, MD, FACS
Associate Professor of Clinical Surgery
Division of Gastrointestinal and Endocrine Surgery
Columbia University
Attending Surgeon
New York–Presbyterian Medical Center
New York, NY

Miriam N. Lango, MD
Department of Surgical Oncology, Head and Neck Section
Fox Chase Cancer Center
Philadelphia, PA

James Lee, MD
Director, Adrenal Center at the Columbia University Medical Center
New York, NY

*Deceased

Jeffrey E. Lee, MD
Professor of Surgery
The University of Texas M. D. Anderson Cancer Center
Houston, TX

Gabriele Materazzi, MD
Researcher, Department of Surgery
University of Pisa
Department of Surgery
Azienda Ospedaliera-Universitaria Pisana
Pisa, Italy

Christopher R. McHenry, MD
Vice-Chairman, Department of Surgery
Director, Division of General Surgery
MetroHealth Medical Center
Professor of Surgery
Case Western Reserve University
General, Neck and Endocrine Surgery
Cleveland, OH

Todd McMullen, MD, PhD, FRCSC
Surgeon
University of Alberta
Edmonton, AB, Canada

Paolo Miccoli, MD
Professor of Surgery, Chief of Department
University of Pisa, Department of Surgery
Azienda Ospedaliera-Universitaria Pisana
Pisa, Italia

Mira Milas, MD, FACS
Staff Surgeon
Director of The Thyroid Center / Associate Professor of Surgery
Cleveland Clinic Lerner College of Medicine
Department of Endocrine Surgery
Endocrinology and Metabolism Institute
Cleveland, OH

Jacob Moalem, MD
Assistant Professor
Endocrine Surgical Oncology
University of Rochester Medical Center
Rochester, NY

Shane Young Morita, MD
Assistant Professor, Department of Surgery,
Assistant Clinical Professor, Department of Pathology,
University of Hawaii John A. Burns School of Medicine
Honolulu, HI

Susan C. Pitt, MD
Department of Surgery, University of Wisconsin and Indiana University
Madison, WI

John R. Porterfield, MD
Department of Surgery
University of Alabama
Birmingham, AL

Gregory W. Randolph, MD
Department of Otolaryngology, Head and Neck Surgery
Harvard Medical School
Director, Thyroid and Parathyroid Surgery Service
Department of Otolaryngology, Head and Neck Surgery
Massachusetts Eye and Ear Infirmary

Member Division Surgical Oncology, Endocrine Surgery Service
Department of Surgery
Massachusetts General Hospital
Boston, MA

John A. Ridge, MD, PhD
Senior Member and Chief
Head and Neck Surgery Section
Fox Chase Cancer Center
Philadelphia, PA

Ashok R. Shaha, MD, FACS
Memorial Sloan–Kettering Cancer Center
Cornell University Medical College
New York, NY

Wen T. Shen, MD
Assistant Professor
Department of Surgery
University of Callfornia, San Francisco
San Francisco, CA

Allan E. Siperstein, MD
Department of General Surgery
The Cleveland Clinic
Cleveland, OH

Geoffrey B. Thompson, MD
Department of Surgery
Mayo Clinic
Rochester, MN

Jean–Nicholas Vauthey, MD
Professor of Surgery
The University of Texas M. D. Anderson Cancer Center
Houston, TX

Matthew L. White, MD
Research Fellow, Department of Surgery
University of Michigan
Resident, Department of Surgery
St. Joseph Mercy Hospital
Ann Arbor, MI

Martha A. Zeiger
Chief, Endocrine Surgery Section
Department of Surgery
The Johns Hopkins University School of Medicine
Baltimore, MD

题 词

掌握手术
服务病人

何梦乔

上海交通大学附属第六人民医院院长
何梦乔
2010年10月于上海

序

人体的内分泌系统非常复杂，掌管着人体的新陈代谢、生长发育及维持内环境稳态等重要功能，部分内分泌疾病由肿瘤或增生所致，需要手术切除，而内分泌外科定性定位诊断较难，手术难度较大、风险较高，手术不当有时会产生严重并发症，如颈部甲状腺手术损伤喉返神经造成声音嘶哑，甚至导致呼吸困难需终身气管切开，伤及甲状旁腺引起手脚麻木抽搐需终身补钙等。而目前国内专注于介绍内分泌外科手术技术方面的著作很少。

《内分泌外科手术技术图谱》是由美国著名的内分泌外科专家 San Francisco VA 医学中心的 Quan-Yang Duh 教授、MOUNTSINAI 医学中心的 Orlo H. Clark 教授和美国国立癌症研究所的 Electron Kebebew 教授主编，其他 30 余位来自欧美的专家参与编撰，该书着重于甲状腺、甲状旁腺、肾上腺和胰腺等内分泌疾病的相关手术技术，不但详细介绍了手术的解剖要点、注意事项以及经验教训，而且深入浅出地讲述了这些手术的关键步骤，平时常被忽略的诸如麻醉、消毒体位、术前准备等细节也都予以详细介绍，同时辅以 400 多幅彩图，图文并茂，简明直观。此外，内分泌疾病的微创手术在本书中亦有详细的介绍。

我很高兴地看到，本书由上海交通大学附属第六人民医院外科暨上海交通大学甲状腺疾病诊治中心的郑起教授、樊友本教授及其团队翻译，他们学术造诣颇深、临床经验丰富，在繁忙的医疗、科研、教学和管理工作之余，完成了这本《内分泌外科手术技术图谱》著作的翻译工作，给国内的内分泌外科带来了一股新风。本书既是一部有着较高学术水平的内分泌外科医学专著，更是一部内容丰富、服务临床、实用性很强的参考书。本书还涵盖了一些最新的前沿技术。

相信本书中文版的出版将有助于提高我国内分泌外科医师的手术操作水平，有助于提高医疗服务质量和水平，有助于我国内分泌外科事业的进一步发展。

中国医科大学附一院副院长　外科学教授　博士生导师
中华医学会外科学会副主任委员暨内分泌和乳腺外科学组组长
中华医学会器官移植学会副主任委员

前言

2010年4月译者应邀参加在美国匹兹堡举行的第31届内分泌外科医师年会(American Association of Endocrine Surgeons, AAES)时看到了刚刚出版的这本著作,其内容丰富、技术新颖、条理清晰、编排系统、图文并茂、简明实用,一看到就爱不释手,欣然买下后连夜拜读,联想到国内目前关于内分泌外科手术技术方面的专著较少,故萌生翻译此书的念头。回国后恰逢我院成功申报上海交通大学甲状腺疾病诊治中心以及成功举办第二届甲状腺疾病(上海)国际论坛暨"甲状腺、甲状旁腺微创手术和多科协作"国家继续教育学习班的契机,同时也得到了学校和医院各级领导的大力支持,经原出版社和主编的允许,我们有幸将此书翻译成中文出版,同时能为国内的内分泌外科事业尽一份绵薄之力而感到欣喜万分。

《内分泌外科手术技术图谱》是由美国著名的内分泌外科 Quan-Yang Duh 教授、Orlo H. Clark 教授和 Electron Kebebew 教授以及其他30余位来自欧美的知名专家共同编撰,该书着重于甲状腺、甲状旁腺、肾上腺和胰腺等内分泌疾病的相关手术技术,不仅讲述各个手术的解剖要点和详细步骤,而且连术前准备、手术所需特殊器械、麻醉手术体位、手术切口的选择及术后处理等也有介绍;其次,像术中喉返神经监测仪、甲状旁腺术中伽马射线定位仪及术中甲状旁腺激素快速测定的应用也有单独的介绍;同时内分泌疾病的微创手术治疗在书中亦有提及;此外,该书的作者们将很多宝贵的经验和教训毫不吝惜地展现出来,有助于本专业医生安全而有效地完成手术。

我们很希望该书的出版能为国内广大的内分泌外科医师提供一些新思路、新理念、新方法和新技术,希望能在同行们遇到困难时,可以起到帮助和启发的作用。虽然我们内分泌外科传统开放手术经验较为丰富,还较早规模开展各种术式的腔(内)镜微创手术,且已在国内较早使用上述新设备;但是,由于我们的翻译、认识和实践水平仍有限,可能仍有不足或不当之处,敬请读者批评、指正。

在翻译此书的过程中,得到了译者所在医院和学校领导的大力支持,众多参译人员为此书的翻译付出了辛勤的劳动,在此,我们一并表示衷心感谢!

郑起 樊友本

上海交通大学附属第六人民医院外科

上海交通大学甲状腺疾病诊治中心

原著者中文版前言

Forewords to the Chinese Edition: Atlas of Endocrine Surgical Techniques.

Surgery of the thyroid, parathyroid and adrenal glands as well as that of the endocrine pancreas, collectively called endocrine surgery, is a recently developed subspecialty of general surgery. This book emphasizes the technical aspects of endocrine surgery. In general, surgical techniques to treat endocrine diseases emphasize precision and minimal invasiveness. Accurate diagnosis and appropriate preoperative and postoperative management of endocrine function are paramount to successful endocrine surgery. There has been a long tradition of diagnosing and treating endocrine diseases in Chinese medicine, especially for goiter. Endocrine surgery is a growing specialty in China, and there are many endocrine surgeons with excellent surgical techniques who have large and successful series. We are honored to have our book translated into Chinese by Dr.Zheng qi, Dr. Fan youben and their colleagues. We hope this will spark further interest in exchange of ideas among Chinese and Western endocrine surgeons.

甲状腺、甲状旁腺、肾上腺以及胰腺内分泌手术统称为内分泌手术，近年来逐渐发展成普外科的一个亚学科。该书着重介绍内分泌外科的手术技术，强调其精确性和微创性。准确的诊断以及术前术后内分泌功能的恰当处理对于手术的成功是至关重要的。中医在内分泌疾病的诊断和治疗上有着悠久的传统，特别是结节性甲状腺肿。内分泌外科专业在中国正飞速发展，有许多手术技术精湛的内分泌外科医生，同时拥有大宗成功的病例。我们非常荣幸该书能由郑起教授、樊友本教授及其同事将其翻译成中文，希望以此能擦出中外内分泌外科医生交流的火花。

Quan-Yang Duh

San Francisco, October 2011

Chief, Section of Endocrine Surgery and Professor, Department of Surgery, University of California, San Francisco.

原版前言

Quan-Yang Duh,
Orlo H. Clark,
Electron Kebebew

甲状腺、甲状旁腺、肾上腺和胰腺等内分泌手术已经发展得更具靶向性和微创性。影像学和各种术前、术中技术的进步使之变得可能。一个成熟的内分泌外科医师需要懂得内分泌学和肿瘤学的原则，以及如何恰当地使用和解释各种影像学检查；但这些内容在其他一些内分泌手术书籍已经得到阐述。这本《内分泌外科手术技术图谱》着重强调了内分泌外科的手术技术，它对手术的每个步骤进行了图解说明。值得一提的是，完成一个手术通常可有几种术式。这些章节不是为了说明实施手术的唯一方法，而是提供案例分享有经验的外科医师如何安全有效地开展这些手术。外科医师的培训，器械的可用性以及患者的偏好都可影响一个手术的技术操作。我们希望这本书能够为那些从事治疗内分泌外科疾病的医师提供有用的指导。

目 录

Contents

第一部分

甲状腺手术
Thyroid Surgery

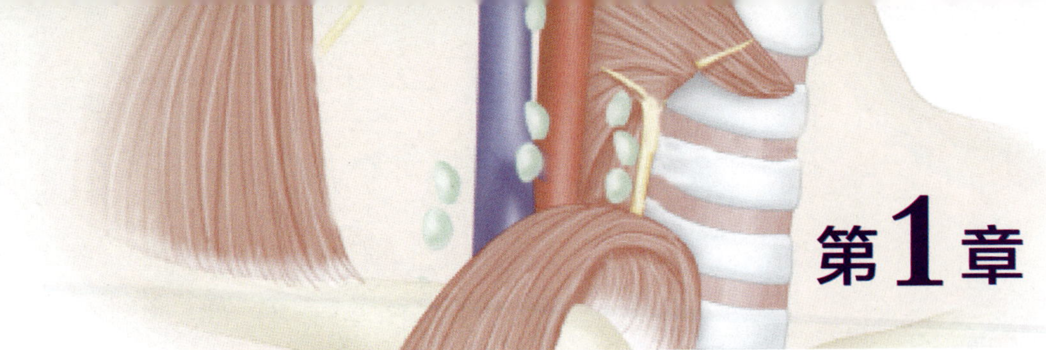

第1章

甲状腺结节或甲状腺微小癌手术

Christopher R. McHenry, MD

第一节 手术适应证

- 甲状腺切除术是最常见的内分泌手术，甲状腺结节则是最常见的内分泌疾病。
- 全世界5~6亿人患有甲状腺结节，碘缺乏是最重要的发病原因。
  - 在美国碘并不缺乏，可扪及的甲状腺结节发生率仍达4%~7%，因此确定其他一些尚未明确的病因显得尤为重要。
  - 可扪及的甲状腺结节每年的发病率大约0.1%，有头颈部部放射史的患者甲状腺结节的发病率高达2%。
  - 尸检发现有50%的患者隐存有甲状腺结节；最近的一系列超声影像研究发现，甲状腺结节发病率高达60%~70%。
- 只有5%的甲状腺结节是恶性的，细针穿刺活检（FNAB）是区分结节性质的重要检查，可以区分患者哪些需要随访，哪些需要手术治疗。
- 甲状腺结节FNAB结果为恶性或怀疑乳头状癌，符合滤泡状或嗜酸性细胞的肿瘤，以及多次刺穿仍难以诊断的结节都是手术指征。
- 良性甲状腺结节推荐采用手术治疗的情况包括：
  - 结节进行性增大；
  - 胸骨后甲状腺肿；
  - 有压迫症状的；
  - 影像学显示侵犯气管、食管或重要血管；
  - 发展为甲亢；
  - 影响美容或患者强烈要求手术。
- 有低剂量头或颈部放射史的甲状腺结节患者，因有40%的恶变率，故需行甲状腺全切除术。

第二节 术 前 准 备

- 甲状腺结节患者应该有完整的病史询问和体格检查。
  - ▲ 询问是否有甲亢、甲减、颈部疼痛、吞咽困难、呼吸困难、声音嘶哑、咳嗽或窒息的症状，是否有头颈部放射史、甲状腺癌家族史和其他内分泌疾病。
  - ▲ 体格检查应包括结节大小和特征、是否位于双侧腺叶、气管的位置以及颈部淋巴结是否转移等。
- 对进展期的甲状腺癌、有颈部手术史、声音嘶哑或其他声音改变的患者均推荐使用可弯曲的纤维喉镜检查以评估声带情况。
- 单个有功能的腺瘤或毒性结节性甲状腺肿患者可有甲亢的症状。颈部疼痛和甲减的症状是甲状腺炎的临床表现。
- 有放射暴露史，一级亲属有甲状腺癌病史，或其他伴有甲状腺癌的家族综合征（表 1–1）；质地较硬的固定的结节、声带麻痹、合并颈部淋巴结肿大，这些特征均提示甲状腺癌可能。
- 所有甲状腺结节患者都应筛查血清促甲状腺激素（TSH）水平来评估甲状腺功能。
- 如果血清 TSH 水平异常，应该查 FT_4 和 FT_3 水平。甲亢甲状腺毒血症患者在术前将 FT_4 和 FT_3 控制到正常水平是很重要的，可防止致命的甲状腺危象发生。
- 甲减可延缓麻醉药和药物代谢，应在手术前纠正。
- 美国甲状腺协会、美国临床内分泌协会和国家综合癌症网络（NCCN）均推荐手术前行甲状腺超声检查来确定结节的位置和范围。
- 虽然超声的敏感性和阴性预测值被认为高于特异性和阳性预测值，但是特异的超声影像标准在区分良恶性甲状腺结节（表 1–2）时仍会有帮助。没有任何标准可以 100% 可靠地来辨别良性和恶性甲状腺结节。
- 对于符合或怀疑甲状腺乳头状癌的结节，患者行中央区和颈侧区超声检查是很重要的，以识别是否合并淋巴结转移。体格检查可漏诊高达 40% 在超声下可见的颈部淋巴结转移。
  - ▲ 术前发现颈部淋巴结转移可及时改变手术方法，最大程度减少癌残留或复发。
- 一些特定的淋巴结超声影像特征更需怀疑是否为恶性（表 1–3）。
- 超声可用于引导常见 FNAB 不能诊断，结节很难扪及患者的穿刺病理检查，亦可用于确诊可疑淋巴结是否转移。

表1–1　甲状腺癌相关的家族性综合征
◆ 多发性内分泌腺瘤综合征，1A型和2B型
◆ 加德纳综合征
◆ 家族性腺瘤性息肉病
◆ Carney综合征
◆ 考登综合征
◆ 家族性非髓样甲状腺癌

表1-2 怀疑恶性可能的甲状腺结节超声影像特征
◆ 明显低回声（回声比带状肌弱）
◆ 形状不规则，前后径大于横径
◆ 针刺状的，微分叶状的边缘，或边界不清
◆ 微小钙化
◆ 结节内血流增快
◆ 外圈不完整的晕环

表1-3 高度怀疑淋巴结转移的超声标准
◆ 直径>1cm
◆ 不规则圆形的淋巴结,其长轴：短轴<1.5
◆ 淋巴门缺损（门回声缺损）
◆ 不均匀回声
◆ 囊性坏死
◆ 边缘不规则
◆ 微钙化

- 服用阿司匹林、非类固醇抗炎药和氯吡格雷的患者应在术前 7 d 停止。服用维生素 E 和任何影响凝血功能的中草药的患者亦应在术前 10 d 停用,以免影响凝血功能。华法林应在术前 5 d 停止服用。
- 颈部血肿虽然很少见,但却是威胁生命的手术并发症。当血液积聚在颈部,喉部静脉回流出现障碍,患者发生声门狭窄或关闭,表现为喘鸣、急性呼吸困难甚至死亡。因此,我们不用皮下注射肝素来预防深部静脉血栓,以免发生伤口血肿的危险。
  - ▲ 所有患者均使用一个持续的压缩装置来预防深静脉血栓。

手术治疗

- 甲状腺结节和 FNAB 结果为恶性的患者,通常行甲状腺全切除术。但当甲状腺乳头状癌肿直径小于 1cm,且局限于甲状腺内无转移者,行甲状腺单侧腺叶加峡部切除即可。
- 甲状腺髓样癌患者需行甲状腺全切除加中央区颈淋巴结清扫术加(或不加)单侧或双侧改良颈淋巴结清扫术。
- 分化型甲状腺癌伴喉前、气管前、气管旁或前纵隔淋巴结转移的患者需行中央区颈淋巴结清扫术。一些专家推荐甲状腺乳头状癌或嗜酸性细胞癌患者应常规行中央区颈淋巴结清扫术。
- 分化型甲状腺癌伴肉眼可见颈部淋巴结转移的患者需行改良颈淋巴结清扫术。
- 甲状腺结节行 FNAB 细针穿刺细胞学检查怀疑甲状腺乳头状癌的患者或多次穿刺仍难以诊断的患者需行甲状腺腺叶切除及峡部切除,并做冷冻切片病理检查。

- 如果冰冻切片检查结果示甲状腺癌,则行甲状腺全切除术。
- 符合甲状腺滤泡状或嗜酸细胞肿瘤的甲状腺结节患者,在无冰冻切片检查时,需行甲状腺单侧腺叶加峡部切除术。最后病理诊断为浸润性甲状腺滤泡状或嗜酸性细胞癌的患者建议再次追加甲状腺全切除术。
- "微侵袭性"的甲状腺滤泡状癌(包膜内或微侵犯包膜)适合腺叶一侧加峡部切除术。
- 良性甲状腺结节患者行手术治疗,结节仅限于一侧腺叶的患者可行腺叶加峡部切除。所有接受手术治疗的患者,通过术前触诊、超声检查和术中触诊来排除对侧甲状腺疾病。双侧良性甲状腺结节的患者可行甲状腺近全切或甲状腺全切除术。

临床解剖

- "thyroid"一词来源于希腊语"thyreos",意思是"盾",正常甲状腺的外形似盾。
  - 甲状腺由两叶和一个峡部构成,重 15~20 g。30% ~50%的患者有一锥体叶,其为胚胎甲状舌管的存留(图 1–2)。在图 1–2,P 表示锥体叶,N 表示结节。
  - 锥体叶从峡部或一侧腺叶向上延伸。如果在手术时忽视,甲状腺癌患者行 ^{131}I 治疗时锥体叶可持续摄取。散发或地方性甲状腺肿患者锥体叶也可能增大。
- 甲状腺位于上部气管和喉前外侧面。
  - 甲状腺峡部位于环状软骨下方(图 1–1)。

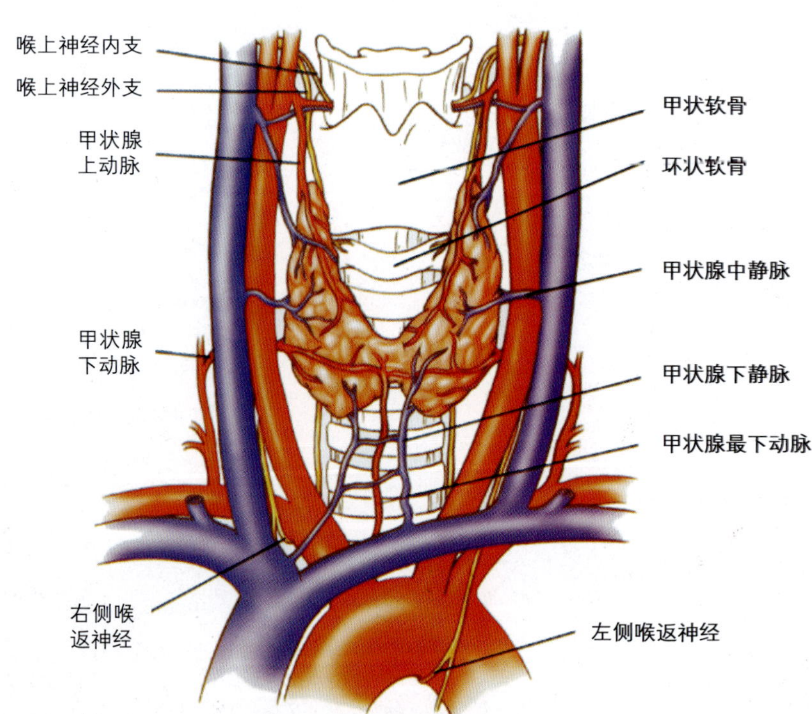

图1–1

- ▲ 甲状腺通过后方的悬韧带（Berry 韧带）固定于上部气管环和环状软骨。
- ◆ 甲状腺的血供主要来源于甲状腺上动脉和甲状腺下动脉（图 1–1）。
  - ▲ 甲状腺上动脉是颈外动脉第一分支，并向甲状腺锥体叶和峡部发出大的分支。
  - ▲ 甲状腺下动脉是起源于锁骨下动脉的甲状颈干的分支。
  - ▲ 甲状腺最下动脉有时存在，直接起于无名动脉或主动脉弓。
- ◆ 人类通常有 4 个甲状旁腺，10% ~15%可能存在 5 个或更多的甲状旁腺，只有 3%的人仅有 3 个甲状旁腺。
- ◆ 正常甲状旁腺呈椭圆形、豆形或球形，外观呈黄褐色，被脂肪组织包绕（图 1–3）。

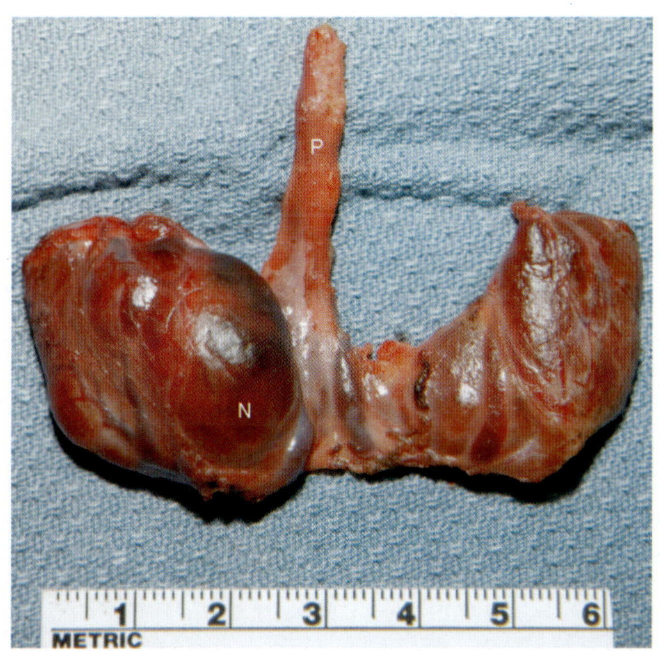

图1–2

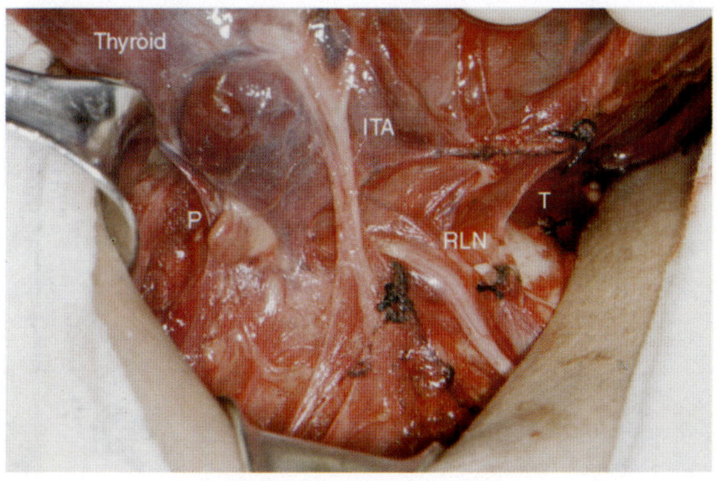

图1–3

- 甲状旁腺最大约 5 mm，重约 35 mg。当位于甲状腺外科被膜内时，其外观可呈扁平状。
- 通过激光多普勒血流仪记录证实，甲状旁腺的血液供应来自甲状腺下动脉、甲状腺上动脉和从甲状腺外科被膜内发出的小血管。
- 上位甲状旁腺通常位于喉返神经与甲状腺下动脉交叉点（约环状软骨水平）上方约 1 cm，在环状软骨水平处，喉返神经在此处从后方进入咽下缩肌（图 1–4）。上位甲状旁腺位于喉返神经的后上方位置。
- 下位甲状旁腺位于甲状腺下极的后侧面，喉返神经与甲状腺下动脉交叉点下方约 1 cm 处（图 1–4）。下位甲状旁腺最常位于喉返神经前方，较少位于甲状腺外科被膜下。下位甲状旁腺因胚胎迁移范围较广，故其异位可能更大。
- 85% ~90% 的患者其单侧或双侧一个或两个腺叶后侧缘可突出一部分的甲状腺组织实质，即后角或 Zuckerkandl 结节（图 1–5）。因为它与喉返神经和甲状旁腺的特殊关系，而成为一个重要的解剖标志。它通常只有 8~10 mm 大小。
  - ▲ 喉返神经通常沿气管食管间沟上行，在甲状腺外侧叶和 Zuckerkandl 结节下部之间行走，在后方进入喉部。在大多数患者，上位甲状旁腺紧邻 Zuckerkandl 结节或位于结节靠近头侧 5 mm 范围内，喉返神经和甲状腺下动脉后方。
  - ▲ 下位甲状旁腺毗邻 Zuckerkandl 结节尾侧，位于喉返神经和甲状腺下动脉前方。这一解

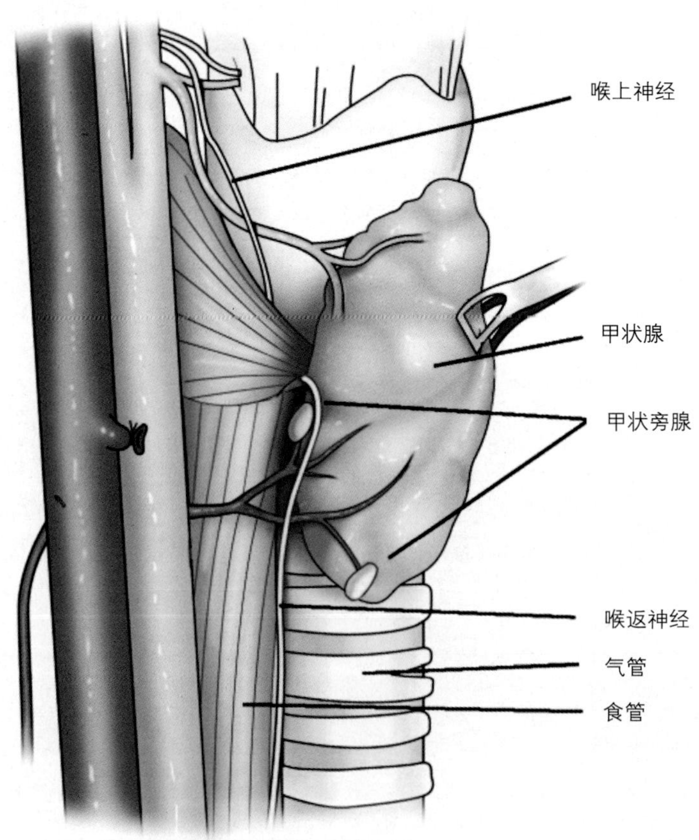

图1–4

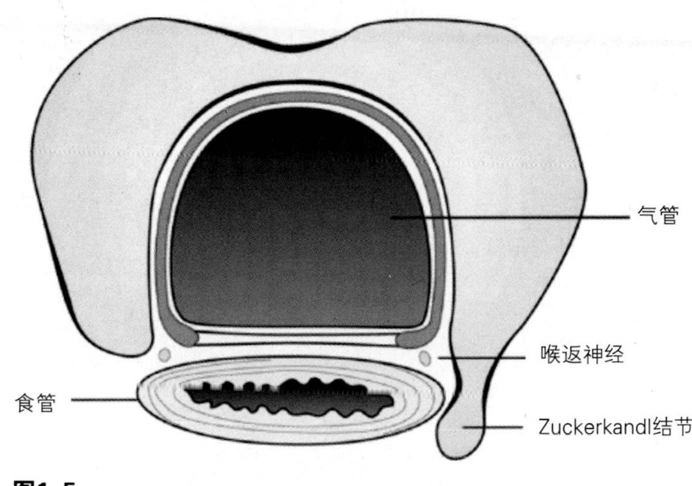

图1-5

剖标志的识别在甲状腺手术时对保护喉返神经及甲状旁腺很重要。

- 喉上神经是迷走神经的一个分支(图 1-1)。在甲状腺上极血管上方 2~3 cm 处,喉上神经分为内支和外支,内支提供喉声门上区和舌根的感觉,外支支配环甲肌的运动。
  - 喉上神经外支使声带紧张,提供正常的高音音调。
  - 著名的歌剧演员 Amelita Galli-Curci 在甲状腺手术时其喉上神经外支损伤,从而结束了她的歌剧生涯,之后喉上神经外支亦被称为 Amelita Galli-Curci 神经。
- 喉上神经外支的走行和它与上极血管的关系是可变的。
  - 在大多数患者,喉上神经外支在甲状腺上极血管与上极交叉点 1 cm 以上横跨甲状腺上极血管,然后沿着咽下缩肌向下行走。
  - 大约 20%的患者其喉上神经外支在甲状腺上极血管与上极交叉处横跨或紧贴甲状腺上极血管,使其极易受到损伤。
- 喉返神经的直径约 2 mm。
  - 右侧喉返神经在胸腔内锁骨下动脉水平由右侧迷走神经发出(图 1-1),从后绕此动脉,通过胸部上口上升进入颈部,然后在颈部沿气管食管沟上行。
  - 左侧喉返神经在主动脉弓水平由左侧迷走神经向前分出,绕主动脉弓下方外侧动脉韧带,上升入胸廓入口处,在颈部气管食管沟上行(图 1-1)。左侧喉返神经进入颈部时较右侧喉返神经更靠近内侧或气管旁。
- 由于喉返神经上行通过颈部,从外侧向内侧行走,穿过甲状腺下动脉于最后 1cm 行程位于气管旁位置,然后从咽下缩肌下缘后部入喉(图 1-3 和图 1-4)。在图 1-3,P 表示甲状旁腺、T 表示气管。
- 喉返神经在入喉前可分为后面的感觉支和前面的运动支(图 1-6)。
- 喉返神经和甲状腺下动脉及其分支的解剖关系有许多变异。
  - 喉返神经穿过甲状腺下动脉分支之间的占 50%,位于甲状腺下动脉分支后方的占 25%,位于甲状腺下动脉分支前方的占 25%。

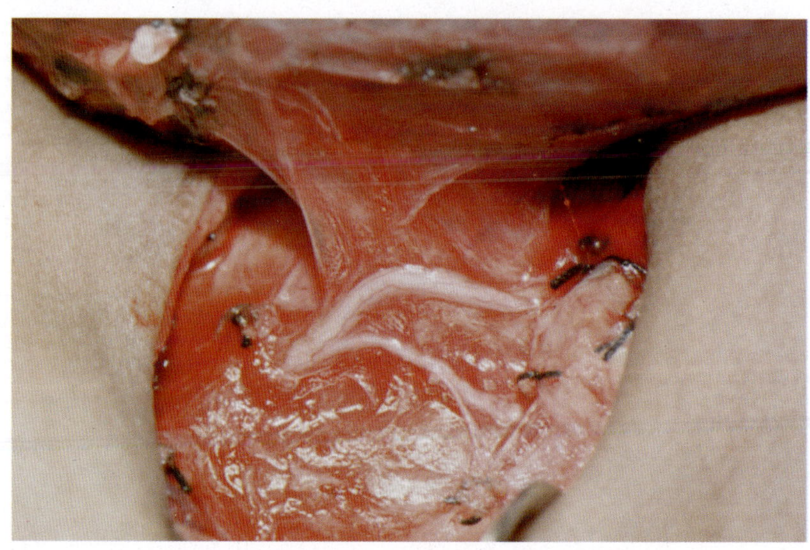

图1-6

▲ 喉返神经在入喉前 40% ~80% 的患者分成两个或更多的分支。

▲ 0.5% ~1% 的患者存在喉不返神经，其来源于迷走神经，在环状软骨水平直接入喉。喉不返神经最常发生在右侧，是右锁骨下动脉胚胎发育变异的结果，右锁骨下动脉起源于位居中线左侧的主动脉弓，沿食管后走行。

第三节 手 术 步 骤

◆ Theodore Kocher 被称为现代甲状腺外科之父。他在 1909 年因甲状腺生理学、病理学和外科手术学的公认贡献获得诺贝尔医学和生理学奖。他也是第一位获得诺贝尔奖的外科医师。

◆ 他对手术技术和止血方法的改进明显降低了甲状腺术后出血、败血症、手足抽搐及总死亡率。Kocher 在 Berne 大学前 10 年做了 101 例甲状腺手术，其死亡率为 12.8%，在以后的从医生涯中大约做了 5000 例甲状腺手术，成功地将死亡率降至 0.5%。

◆ 除了提高甲状腺手术技术外，Kocher 对认知甲状腺全切除后导致黏液性水肿也做出了贡献。

◆ Johns Hopkins 医院的首任外科主任 William Stuart Halsted 教授对甲状腺外科也做出了许多重要贡献。

  ▲ 他以基本解剖及生理学原理为基础对甲状腺切除手术技术的标准化做出了贡献。

  ▲ 他通过注射研究了解了甲状旁腺的血供，证实了通过注射甲状旁腺提取物或甲状旁腺移植可缓解手足抽搐。

  ▲ 他帮助开发和设计了许多重要的手术器械，因此提高了甲状腺手术的安全性。1920 年，

学者们广为引用他的语录，“甲状腺切除术较其他任何手术更能体现出一个外科医师精湛的手术艺术”。

- 澳大利亚外科医师 Thomas Peale Dunhill 被公认为是甲亢手术的先驱者。他采用甲状腺次全切除术治疗甲亢患者，对提高手术安全性和成功率做出了贡献。
- Charles Mayo 博士被称为美国甲状腺外科之父，他倡导离断带状肌来暴露更大的术野。他强调通过保护甲状旁腺来防止手足抽搐的重要性。
  - ▲ 和 George W Crile、Frank H Lahey 等手术大师一样，Mayo 以甲状腺手术而闻名。
- 由于这些外科前辈的贡献，甲状腺切除术已经成为普外科医师最安全的手术之一，其 30 d 死亡率仅为 0.19%。

体位

- 患者取仰卧位，肩部以软垫纵向垫高使颈部伸展，从而使甲状腺暴露更充分(图 1-7)。枕部垫软的泡沫类头枕以维持术中头部稳定。患者双手应包卷放于身体两侧，着力部位以泡

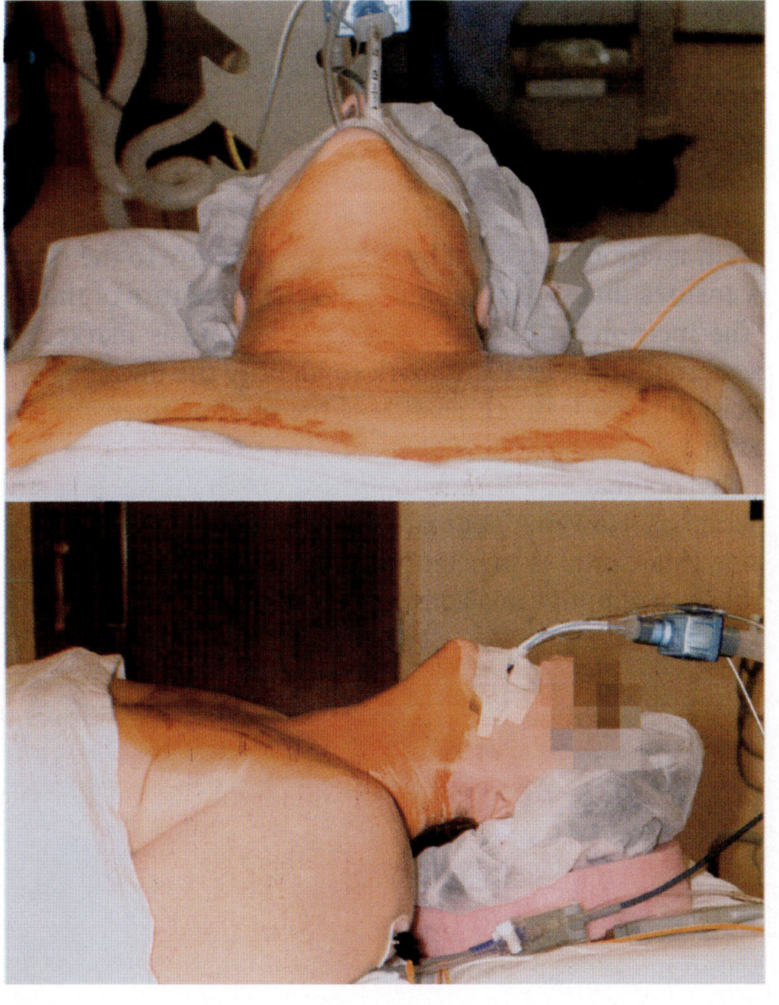

图 1-7

沫衬垫。

- 双腿用持续的压缩装置来预防深静脉血栓形成。手术床放置为头高脚低位，以减小静脉压力，可减少出血。
- 手术通常在气管内插管全麻下进行，在一些特定的患者中也可采用局麻加镇静剂。
- 用聚维酮碘（碘伏）或氯己定（洗必泰）溶液消毒手术区域，铺无菌手术巾。

切口

- 在胸骨切迹上大约两横指处沿正常皮肤皱褶做一横行弧形切口。切口长度根据所需切除甲状腺大小而变化。对于大多数甲状腺结节和小的甲状腺癌患者来说，4 ~ 6 cm 长的切口是足够的。
- 标记重要的解剖平面对决定在何处做切口是有用的（图 1–8）。
  - ▲ 解剖标志包括甲状软骨的突起（TC）、胸骨切迹（SN）和环状软骨（C）。
  - ▲ 应确认甲状腺结节（N）和这些标志的关系。
- 可用 0 号丝线在颈部施压来标记皮肤切口的位置（图 1–9），这样可确保切口与颈部的弧度相吻合，并保持对称。用尺测量切口的长度，利用胸骨上切迹的中点作为辨别颈白线的标志，并在皮肤上标记。
- 中线两侧各做 2 ~ 3 cm 的切口，确保切口对称和获得最佳的美容效果。
- 和所有手术一样，充分暴露可更好地辨别解剖结构，对减少并发症是必要的。不过，充分暴露并不一定意味着做一个长的切口。
- 在做皮肤切口前，预先在皮肤切处注入 0.5% 布比卡因（麻卡因）镇痛可提高患者术后的舒适度。

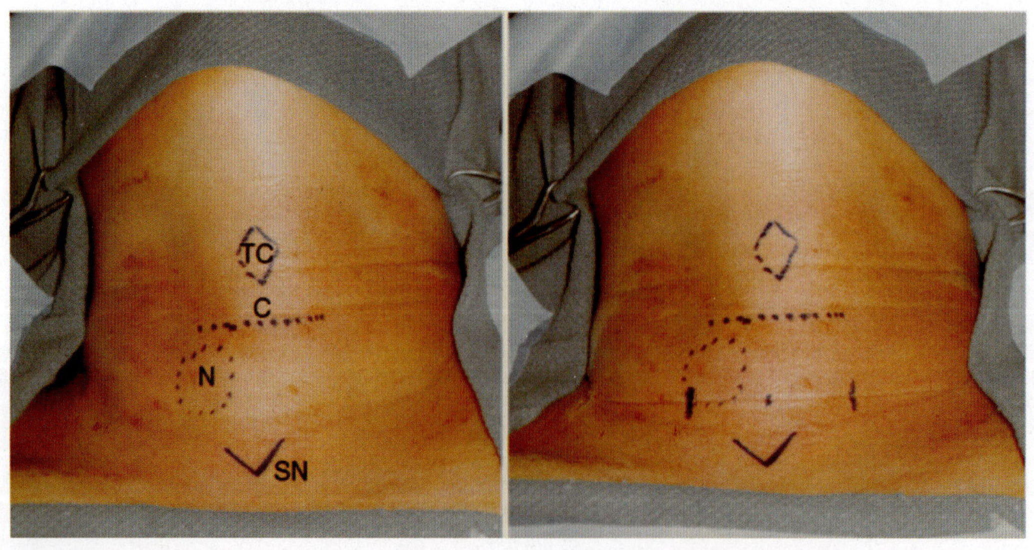

图 1–8

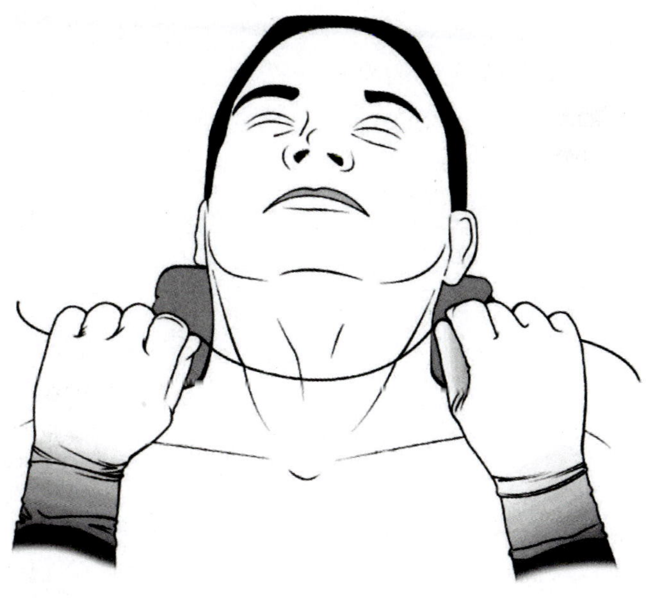

图1-9

翻转皮瓣

- 用电刀切开皮下组织及颈阔肌，横向暴露胸锁乳突肌。
- 注意暴露和保护位于胸骨舌骨肌表面的颈前静脉（AJV）（图 1-10）。必要时可结扎和离断，不会带来不良后果。
- 在颈阔肌下紧靠颈前静脉的前面，用电刀分离上、下皮瓣，多数情况下此区域为无血管区。使用双臂皮肤拉钩拉起皮瓣，当需要深部暴露时，可使用 Richardson 拉钩（图 1-10）。颈阔肌下皮瓣分离范围，上至甲状软骨的突起，下至胸骨切迹，外侧到胸锁乳突肌。

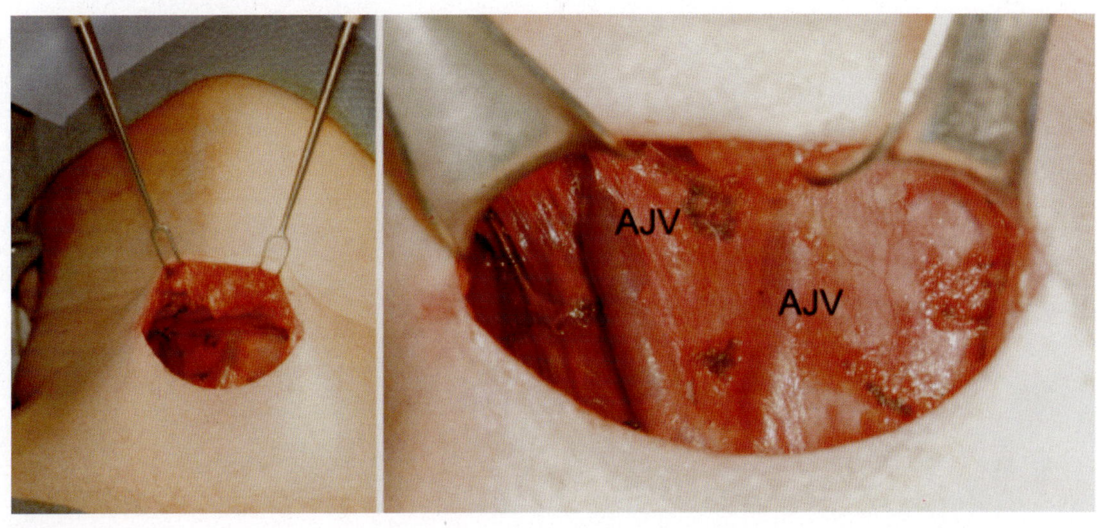

图1-10

分离带状肌

- 颈白线由甲状腺筋膜融合而成，沿中线将胸骨舌骨肌一分为二（图 1–11），可暴露甲状腺的前表面。
- 将胸骨甲状肌从甲状腺上钝性分离，以暴露下面的结节（图 1–12）。
- 向外牵拉胸骨甲状肌，向前内侧提拉甲状腺腺叶。
- 必要时可切断胸骨舌骨肌和胸骨甲状肌使暴露更加充分。
- 因颈袢在环状软骨下方进入带状肌，故应在此水平离断带状肌，以保护颈袢。这有利于甲状腺向前内侧游离，可最大限度地降低甲状腺明显肿大患者的失血。然而，对于甲状腺结节或微癌患者来说几乎没有必要。
- 甲状腺中静脉构成了甲状腺主要的静脉回流，可结扎、离断（图 1–13）。采用钝性、锐性相结合分离甲状腺和颈总动脉间的结缔组织。向前内侧牵拉甲状腺，同时向外侧牵拉颈总动脉便于分离。

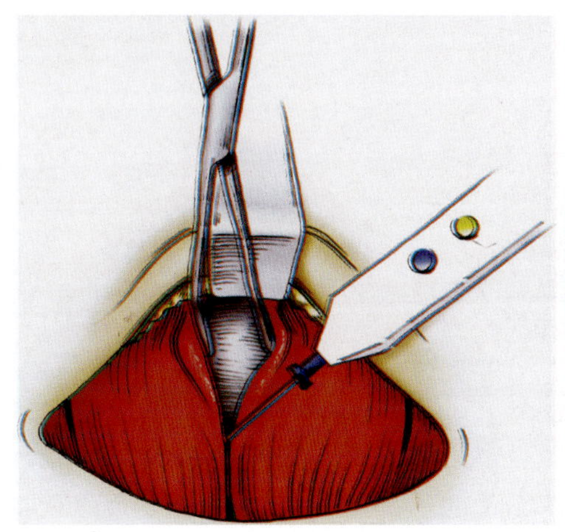

图 1–11

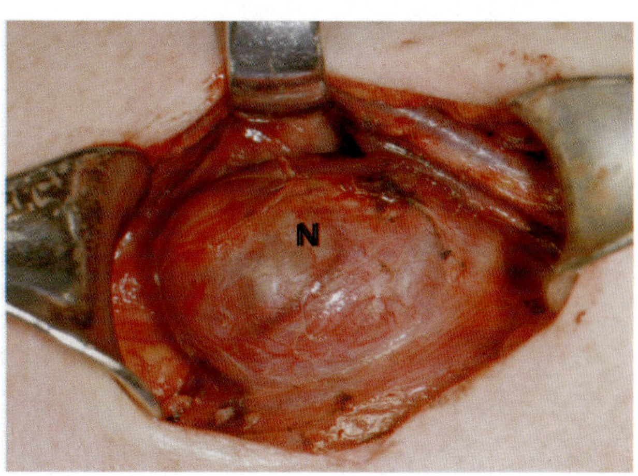

图1–12

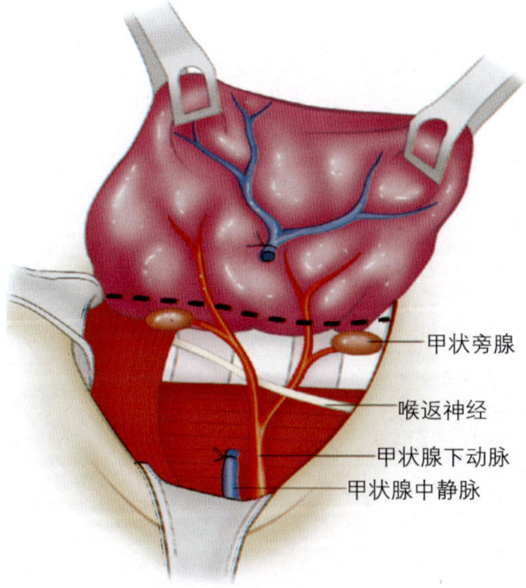

图1–13

分离上极血管

- 向外侧和足侧牵拉甲状腺上极组织有助于暴露上极血管。用蚊式钳轻轻分开环甲间隙。
- 为保护喉上神经的外支,上极血管应靠近甲状腺被膜逐一结扎(图 1–14)。我们偏向于用 2–0 丝线结扎上极血管。
  - 可应用双极电刀或超声刀紧贴甲状腺切断上极血管。
  - 业已证明,两种方法切断结扎甲状腺血管都是安全、有效的,均可减少手术时间。我们偏向于用缝线结扎甲状腺中静脉和甲状腺上、下动脉,而用超声刀切断小直径血管。
- 不常规暴露喉上神经,至少 20% 的病例喉上神经外支的远端被咽缩肌纤维完全覆盖,因此只有做肌内分离时才能被发现。
- 为了避免损伤喉上神经,在咽喉部肌肉的外侧,紧靠甲状腺被膜逐一离断甲状腺上极血管是非常重要的(图 1–14)。喉上神经的外支,较细,支配环甲肌,通常沿甲状腺上极血管内侧缘行走(图 1–14)。

辨别喉返神经和游离甲状腺下极

- 常规辨别和全程暴露喉返神经(图 1–3 和图 1–4)。常规暴露喉返神经已证实可以降低神经损伤的发生率。
- 使用蚊式钳在神经前方平行地分离紧贴神经的疏松组织,暴露神经的走行。甲状腺下动脉和 Zuckerkandl 结节是辨别喉返神经的有用标志。我们倾向首先紧靠甲状腺下动脉下方暴露神经,在这里神经走行是最恒定的。
- 在多数情况下,喉返神经在甲状腺下动脉的分支间穿过(图 1–13)。
- 直到喉返神经暴露,并明确其与甲状腺下动脉的关系后,才可以结扎甲状腺下动脉和靠近甲状腺的条索状结构。只有这样,甲状腺下极才可游离。为保护下位甲状旁腺的血供,下极动静脉的第三级分支在结扎离断时应紧靠甲状腺被膜(图 1–15,图 1–13)。
- 暴露气管的前壁,向前内侧牵拉甲状腺上、下极,进一步暴露位于头侧至甲状腺下动脉之间的喉返神经剩余部分。
- 应避免牵拉喉返神经,以免造成损伤。
- 一旦在甲状腺下动脉上方暴露喉返神经,为保护甲状旁腺的血供,用 3–0 丝线紧靠甲状腺实质结扎离断甲状腺下动脉的分支(图 1–13 虚线所指)。
- 用细 Gemini 直角钳或蚊式钳将甲状腺叶残余部分和 Berry 韧带从喉返神经上游离开,用 3–0 丝线结扎离断。
  - 重要的是,甲状腺从喉返神经分开时,一定要保证神经在视野内。
  - 喉返神经最易受损伤的地方是在与甲状腺刚刚接触、入喉前的 Berry 韧带处。
  - 在此处残留少量甲状腺组织可保护神经的完整性。
- 喉返神经损伤最常见的机制是在 Berry 韧带水平对神经的前运动支的牵拉(图 1–3,图 1–4,图 1–6)。另一个较少见的原因是结扎 Berry 韧带处或附近小血管时误将神经一起扎入。神经周围区域应避免电刀热损伤。热损伤也是公认的导致喉返神经轻度瘫痪和麻痹的原因。

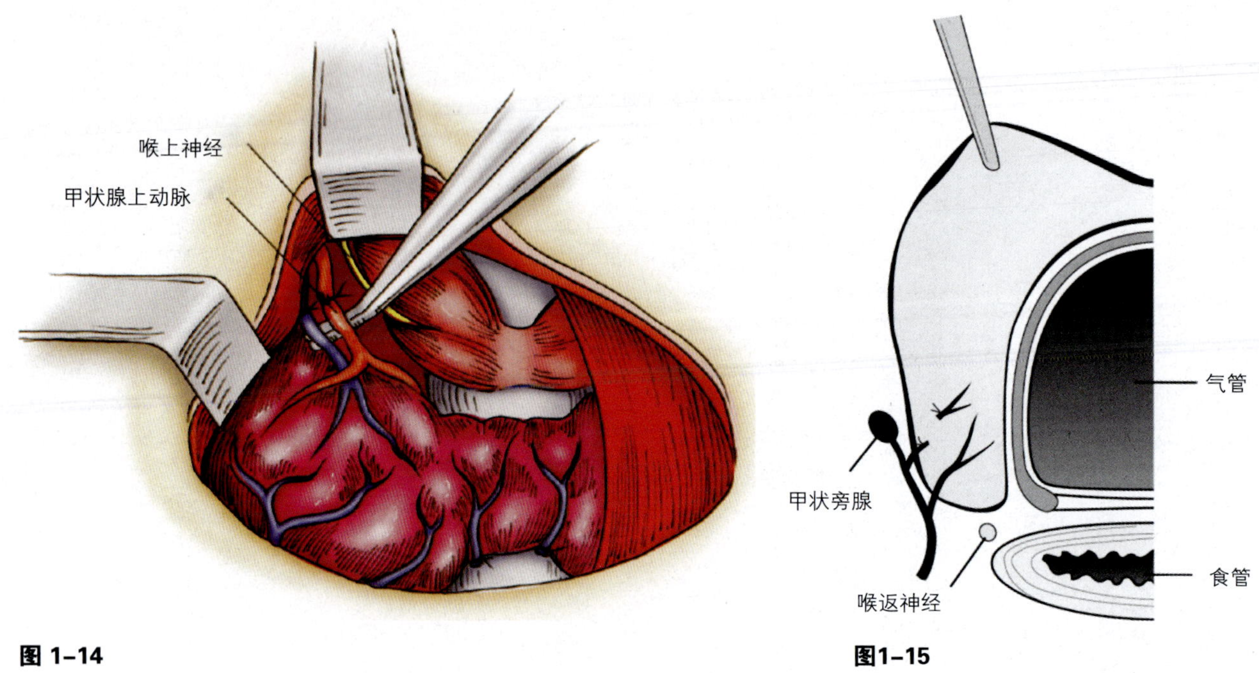

图 1-14

图1-15

保护甲状旁腺

- 甲状旁腺的处理应按照每个腺体是患者的最后一个的标准来对待。最好在原位保留甲状旁腺，可在甲状腺被膜处将其向下分离。在结扎和离断甲状腺的血管分支时应紧靠甲状腺包膜，以保护甲状旁腺的血供（图 1-13，图 1-15）。甲状腺下动脉应避免在主干结扎，以保存到甲状旁腺的小动脉分支。如有必要，可残留少量正常甲状腺组织来保护原位的甲状旁腺。
- 当一个甲状旁腺不能在原位保留时，可切除。腺体的一小部分做冰冻切片检查，以明确是否为甲状旁腺组织。
- 该腺体的其余部分用新的 15# 手术刀剁碎，以增加其表面积。剁碎的腺体，自体移植到胸锁乳突肌"口袋"内，然后用不可吸收线缝合关闭。在胸锁乳突肌做"口袋"时，避免血肿形成是非常重要的，因为这可能影响自体移植甲状旁腺的存活。

切除甲状腺

- 一旦甲状腺腺叶成功地和喉返神经分开后，向内侧牵拉，可用 Metzenbaum 剪刀将悬韧带的残余部分从气管上锐性剪开，然后在气管前分离峡部。此处如存在锥体叶时，应一并切除。锥体叶位于中线，从峡部或一侧腺叶的内侧发出向上颈部延伸。
- 向气管的对侧游离甲状腺腺叶和峡部（图 1-16）。在图 1-16，*I* 表示峡部，*L* 表示左叶，*R* 表示右叶。Kelly 钳横置于对侧甲状腺叶内侧面，用手术刀离断甲状腺，切除同侧腺叶和甲状腺峡部(图 1-16)。

- 残余甲状腺叶切缘用 2-0 Vicryl 缝线连续缝合(图 1-17)。切除甲状腺峡部,一方面以防甲状腺结节直接在气管前复发,另一方面防止峡部肥大,峡部肥大有时可影响美容。要常规触摸对侧腺叶,直到带状肌表面,以排除结节的存在。

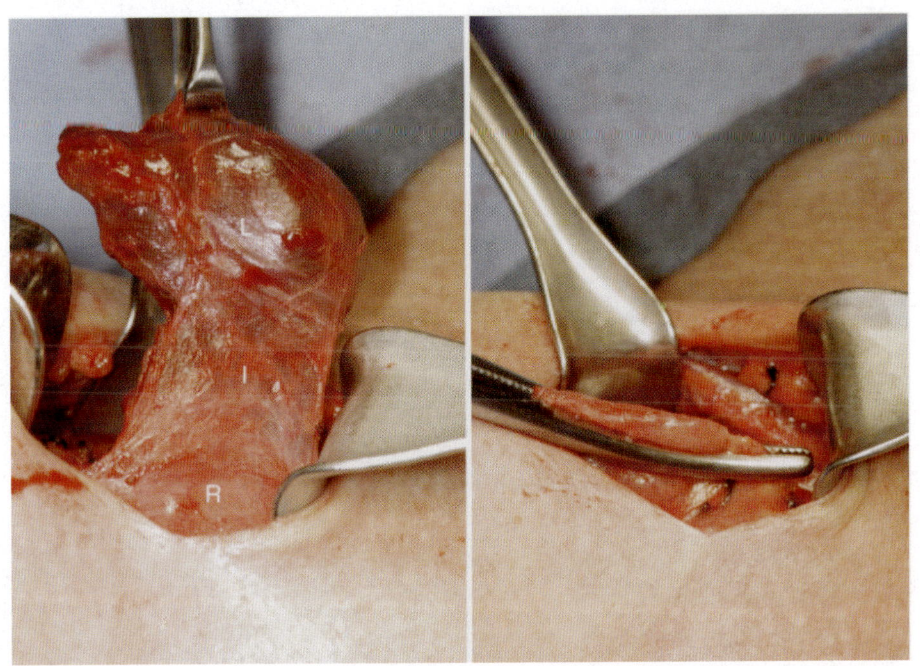

图 1-16

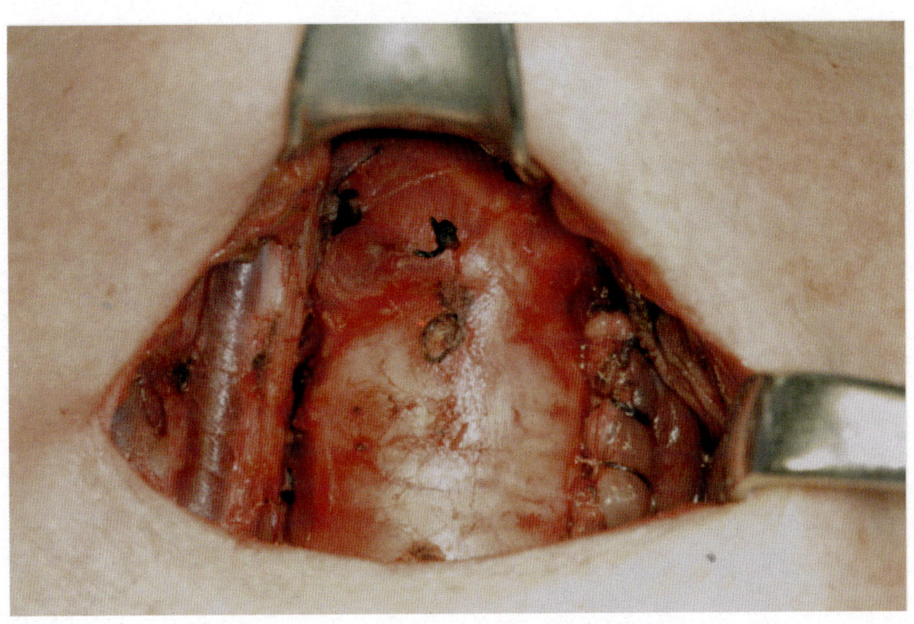

图 1-17

关闭切口

- 检查伤口是否出血，彻底止血。
- 对喉返神经附近区域的渗血，可用小块明胶海绵，合用或不用凝血酶，而不宜冒险使用电刀，以免神经的热损伤，也不宜缝合止血以免缝住神经。明胶海绵是可降解的，其表面是血小板聚合体。因此，留在患者体内是安全的。
- 在中线处用 2–0 Vicryl 缝线连续缝合胸骨舌骨肌。
- 胸骨舌骨肌的最下面要留有超过 3 ~ 4 cm 的距离不缝合，一旦发生术后出血，可渗到皮下组织。这有助于早期发现术后出血和延迟呼吸困难的发生。
- 皮下组织及颈阔肌用 3–0 Vicryl 线缝合，无需放置引流。
- 用 4–0 Monocryl 缝线皮内缝合关闭皮肤切口，用 Mastisol 液体胶黏合，覆盖灭菌带和 2 × 2 纱布垫各一，外用敷料包扎(图 1–18)。

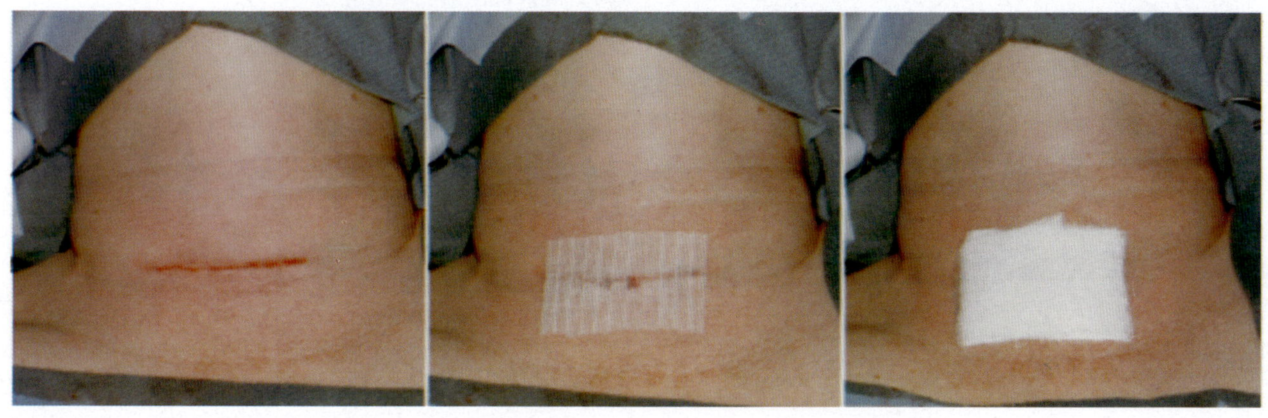

图 1–18

第四节　术 后 处 理

- 简单的甲状腺腺叶加峡部切除术后，患者在日间病房观察 4 h。
- 在患者出院前，应检查颈部肿胀情况。甲状腺腺叶切除术后危及生命的颈部血肿很少见，其发生率仅为 0.3%，且多发生在术后 4 h 内。
- 当担心术后出血或有抗凝、抗血小板治疗的患者观察时间常规延长至 23 h。
- 危险生命的血肿在双侧甲状腺切除后更常见，其发生率为 1.1%。因此，行双侧甲状腺切除术的患者术后常规观察 23 h。
- 行双侧甲状腺切除术的患者术后次日清晨应检查血钙水平。
  - ▲ 所有有症状或血钙低于 2 mmol/L 的患者需给予口服钙剂治疗。
  - ▲ 口服钙剂治疗后仍有持续低钙症状的患者尚需给予维生素 D 治疗。
- 敷料覆盖 48 h，术后 2 周随访。

参考文献

[1] AACE/AME Task Force on Thyroid Nodules: American Association of Clinical Endocrinologists and Associazione Medici Endocrinologi medical guidelines for clinical practice for the diagnosis and management of thyroid nodules. Endocr Pract 2006; 39(12):63-102.

[2] Ander S, Johansson K, Lennquist S, Smed S: Human parathyroid blood supply determined by laser Doppler flowmetry. World J Surg 1994; 18(3):417-420.

[3] Cooper DS, Doherty GM, Haugen BR, et al: Management guidelines for patients with thyroid nodules and differentiated thyroid cancer. Thyroid 2006; 16:109-142.

[4] Ezzat S, Sarti DA, Cain DR, Braunstein GD: Thyroid incidentalomas: Prevalence by palpation and ultrasonography. Arch Intern Med 1994, 154.1838-1840.

[5] Hall BL, Hirbe M, Yan Y, et al: Thyroid and parathyroid operations in Veterans' Affairs and university medical centers: Results of patient safety study. J Am Coll Surg 2007; 204:1222-1234.

[6] Matovinovic J: Endemic goiter and cretinism at the dawn of the third millennium. Annu Rev Nutr 1983; 3:341-412.

[7] Modlin IM: Surgical triumvirate of Theodor Kocher, Harvey Cushing and William Halsted. World J Surg 1998; 22:103-113.

[8] Mortenson JD, Woolner LB, Bennett WA: Gross and microscopic findings in clinically normal thyroid glands. J Clin Endocrinol Metab 1955; 15:1270-1280.

[9] Rosenbaum MA, Haridas M, McHenry CR: Life threatening neck hematoma complicating thyroid and parathyroid surgery. Am J Surg 2008; 195:339-343.

[10] Schneider AB, Beckerman C, Leland J, et al: Thyroid nodules in the follow-up of irradiated individuals: Comparison of thyroid ultrasound with scanning and palpation. J Clin Endocrinol Metab 1997; 82:4020-4027.

[11] Sherman SI, Angelos P, Ball DW, et al: NCCN Clinical Practice Guidelines in Oncology v. 2.2007. National Comprehensive Cancer.

[12] Network. Available at: http://www.nccn.org/physician_gls/f_guidelines.html.

[13] Tan GH, Gharib H: Thyroid incidentalomas: Management approaches to nonpalpable nodules discovered incidentally on thyroid imaging. Ann Intern Med 1997; 126:226-231.

第2章

局部晚期甲状腺癌的手术治疗

Ashok R.Shaha, MD, FACS

- 甲状腺癌的发病率在美国快速增长，每年有3.5万例患者。有趣的是，过去25年里甲状腺癌的死亡率却维持不变。
- 甲状腺癌的增多也许和研究其他问题带来的“偶发”甲状腺癌有关，也与病理学家能够进行连续深切片诊断甲状腺“微癌”有关。
- 分化良好的甲状腺癌的长期预后一直良好，其5年生存率超过95%。尽管如此，有10%~15%的患者表现为局部晚期甲状腺癌，其病灶侵犯颈部中央区的邻近组织结构。这些患者的外科治疗包括整个肿块的切除、仔细关注甲状腺外侵犯、适度的手术切除同时保留重要组织结构。
- 晚期甲状腺癌的发生率在病程较长的甲状腺肿瘤中较高，在那些组织病理类型为侵袭性（如高柱状细胞、岛状细胞以及低分化癌）的老年男性患者中也比较高。肿瘤的体积越大，越易局部侵犯颈部中央区的其他组织。显而易见，这些个体局部复发以及区域或远处转移的可能性较大。
- 来自Memorial Sloan-Kettering癌症中心的资料显示，在一组表现为甲状腺外侵犯的患者中，其局部复发率为48%，淋巴结转移率为41%，远处转移率则为37%（图2-1）。提高患者长期生存率的关键是获得最佳的局部控制。最常累及的结构包括带状肌、喉返神经和气管壁（图2-2），而很少累及食管和喉。
- 中央区肿瘤复发的患者，其肿瘤还可侵犯中央区的周围结构。其中大多数需要行适当的手术切除，部分患者术后还需辅以放射性碘及外照射治疗。

第一节 外科解剖

- 右侧喉返神经起源于迷走神经,绕过锁骨下动脉,沿气管食管沟上行,向上到达环状软骨后入喉。
- 在大约25%的情况下,喉返神经位于甲状腺下动脉之前或分支之间。
- 喉返神经走行于气管食管沟,在横过甲状腺下动脉时有可能受到损伤,但最常见的是在Berry韧带处。Berry韧带处细小的血管可引起恼人的出血,尝试止血则有损伤神经的可能。
- 右侧颈部喉不返神经可能出现在1%的人群中,如果术前CT扫描提示食管后锁骨下动脉(称arteria lusoria),则可能出现喉不返神经。左侧发生喉不返神经很罕见。肿瘤如与环状软骨或者第一气管环粘连则完整地切除肿瘤很关键,因为此处如出现肿瘤复发,进一步的控制和再次手术切除将变得非常困难。

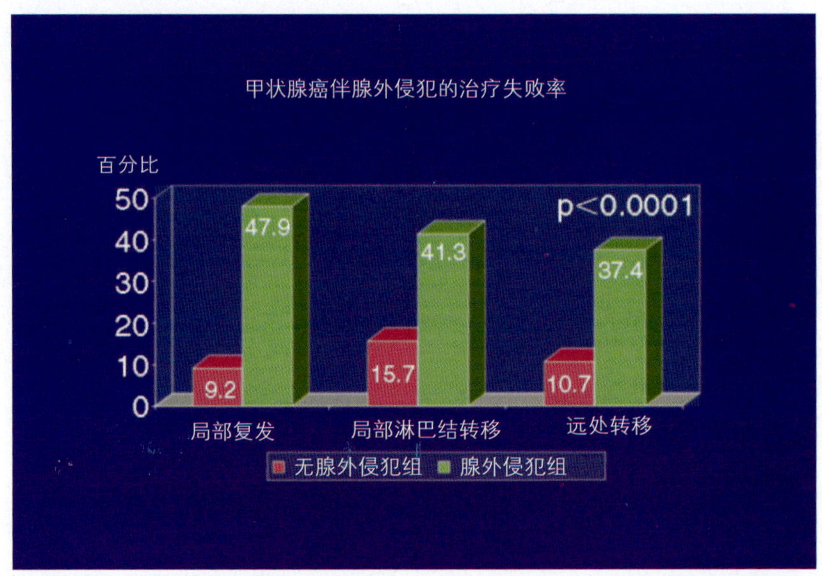

图2-1

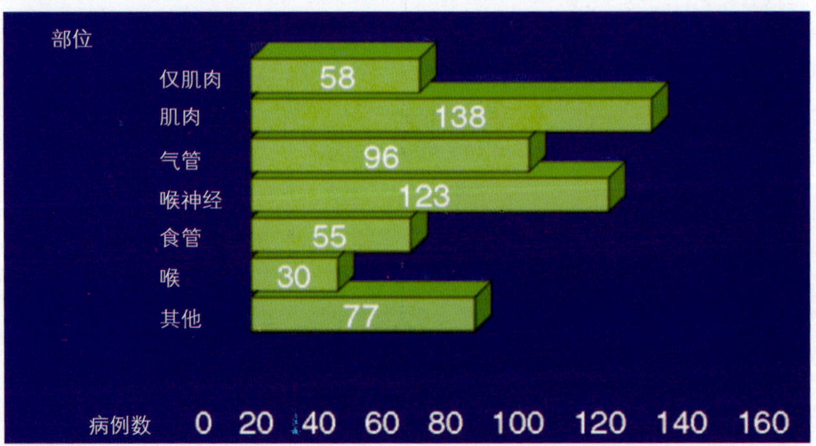

图2-2

- 喉上神经起源于迷走神经的下神经节，沿着甲状腺上动脉的内侧走行，进入环甲肌。避免喉上神经损伤的最好办法是将甲状腺上极向下方和外侧牵引，打开甲状腺上极血管与环咽肌之间的间隙（Joll's 三角），靠近甲状腺腺体结扎血管。
- 辨认甲状腺表面的甲状旁腺，在甲状腺和旁腺之间分离，以保证甲状旁腺的血供完好。
- 如果甲状旁腺血供受到破坏，切取一小片组织冰冻切片证实，将剩余的旁腺切成碎片，自体植入对侧的胸锁乳突肌。对于有局部侵袭的甲状腺癌患者，甲状旁腺可能难于辨认，故暂时性或永久性甲状旁腺功能减退的发生率明显增高。

第二节 术前准备

- 评估病变的准确范围很重要，局部晚期甲状腺癌患者可能表现为声音嘶哑、颈部紧缩感、吞咽困难或呼吸急促等症状。如果出现任何以上症状，即暗示"冰冻"中央区，或者肿瘤可能侵犯了颈部周围结构。术前评估应包括间接喉镜检查以了解声带功能，以及超声和 CT 扫描等适当的影像学检查。
- 为便于术后放射性碘治疗，最好行 CT 平扫，如果检查效果不满意，则可行增强 CT 扫描，以便更好地评估病变范围。多数情况下，术前细针穿刺可明确肿瘤的良恶性。影像学检查可有效地评估肿瘤与气管或喉粘连甚至侵犯至黏膜下层和管腔等情况。手术的切除范围根据各种情况而有所不同。包括肺功能测试在内的医学评估是很重要的。如有黏膜下层或管腔内肿瘤侵犯，术前食管镜、喉镜以及支气管镜检查，将有助于评估病情。图 2-3 显示了整个左侧甲状腺叶的局部侵袭性癌侵犯甲状腺峡部和食管肌群的晚期特征，图 2-4 显示了局部侵袭性甲状腺癌发生钙化并导致左侧声带麻痹。

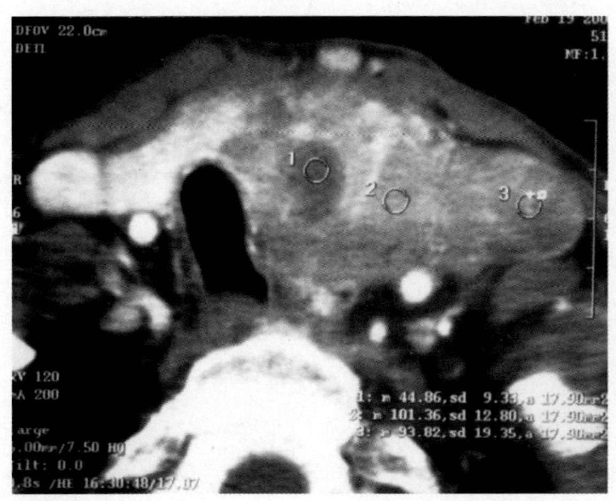

图2-3

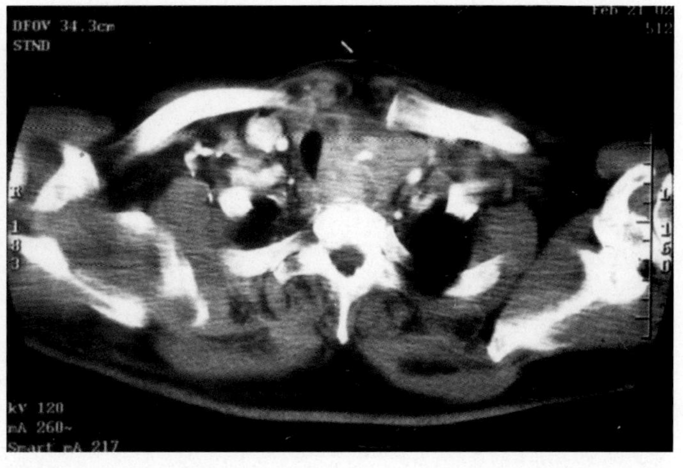

图2-4

- 若患者气道受侵，则需行适当的气管切除。图 2-5 显示了环状软骨受到广泛侵犯甚至破坏，需行全喉切除术。食管黏膜受侵犯相当少见。但复发性甲状腺癌中这些结构的侵犯相当常见。如果患者既往有手术史，则对以前的手术记录、病理学检查、手术和病变范围以及复发的性质进行全面评估重要的术前准备。
- 声带功能检测非常重要。如患者表现为同侧声带麻痹，应高度注意保护对侧喉返神经，尽可能完整地切除同侧气管食管沟内的肿瘤而无需保留同侧无功能的喉返神经。
- 超声检查和超声引导下细针穿刺活检有助于恶性肿瘤的确诊，以便施行合适的全切术。患有晚期甲状腺癌需切除重要器官的老年患者，应行 PET 检查以评估远处转移的可能性。超声引导下细针穿刺活检可有助于明确诊断，并排除甲状腺未分化癌。如果肿瘤快速增大并侵犯到神经气管，怀疑有甲状腺未分化癌的可能时，应考虑行粗针穿刺活检，因为绝大多数甲状腺未分化癌的患者不适合行根治性切除术。图 2-6 示病程较长的局部晚期甲状腺癌广泛侵犯气管后和食管区域并发生钙化。
- 虽然对于常规甲状腺手术，抗生素并非必须，但若预计要在中央区行广泛切除，也可在术前 24 h 使用抗生素。通常采用广谱抗生素如头孢菌素类和克林霉素。

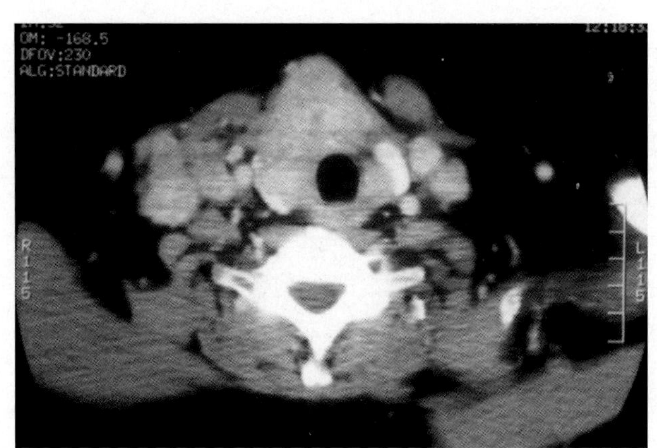

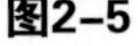
图2-5

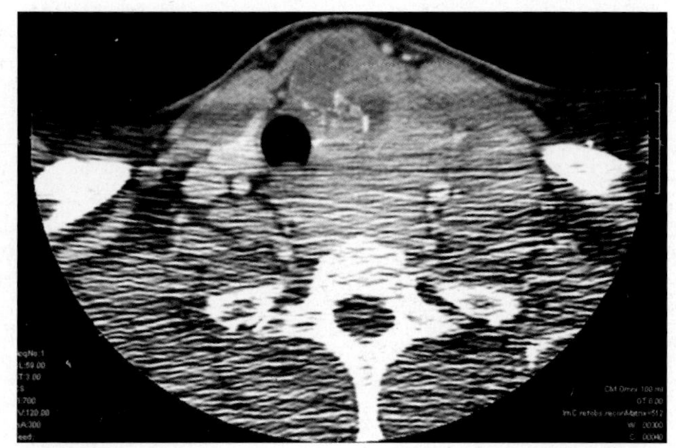

图2-6

第三节 手 术 步 骤

麻醉

- 临床术前评估可以指导操作医师更容易地对局部晚期甲状腺癌患者行气管插管。
- 气管插管应当是无创的，以避免术后喉头水肿或者气道刺激。
- 应选用小号的气管内套管如 6 号或 6 号半。
- 气管内套管的尖端应当放在声带下方以远，以避免气囊充气带来的声带损伤。

- 气管内套管应该置入到 24~26 cm 的位置，因为气管内套管相当易于松弛和脱出，导致气囊卡入声带。

体位

- 标准甲状腺手术体位，患者仰卧位，头置于头板上，以便在必要时头部可以伸展。肩部下面垫放三层扁平布单，以使颈部保持合适的伸展。
- 颈部的准备应该从嘴唇到乳头，如果考虑到手术的范围可能会扩大，如为了控制纵隔内出血或充分切除肿瘤而劈开胸骨，应对胸部进行准备。
- 气管内套管应该固定可靠，贴附于气管内套管和下颌处的透明布帘有助于观察气管内套管的位置以及与麻醉机的连接状况。
- 颈项部应该用无菌巾与手术区域完全隔离，以免手术器械接触到这一未经消毒的部位导致污染。
- 患者双手应该包卷放在身体的两侧。

特殊设备

- 尽管绝大多数患者不需要特殊的器械，但使用自动拉钩和微型钳对喉返神经周围组织进行细致和精确的分离却大有帮助。
- 术中可采用单极或双极电刀，尤其是为了控制喉返神经附近组织出血。
- 在根治性手术中，切断颈部带状肌以及结扎甲状腺上极时，使用超声刀很有帮助，但需要适当考虑这些设备的花费。
- 虽然神经监测系统（Medtronic 或 Gyrus）并非每个患者所必须，但对于那些起初就表现为单侧声带麻痹的患者，对于保护对侧神经避免受到损伤，可能有一定的优势。但是，手术医师熟知神经监测系统出现的假阴性错误是至关重要的。进行神经监测时需要一个特殊的气管内套管。
- 在手术结束时，可以采用合适的止血剂，比如氧化纤维素、明胶海绵、阿维烯。

气管旁和中央区清扫（包括上纵隔）

- 表现为局部晚期甲状腺癌的患者中，出现中央区淋巴转移的概率很高。合适的做法是辨认出喉返神经，并在气管旁进行清扫。
- 应该尽一切努力来避免损伤甲状旁腺。由于血管较细小，手术解剖可能相当乏味，适当采用双极电刀能有所帮助。
- 清扫气管旁的淋巴结应尽可能低至上纵隔，包括Ⅵ区和Ⅶ区淋巴结。上纵隔的清扫比较容易，下至无名血管。再次强调，应该努力避免胸腺区的出血。
  - ▲ 可在上纵隔牵拉胸腺，或下推胸腺至纵隔深处，然后将上纵隔的淋巴结全部清除。这对局部晚期甲状腺癌或髓样癌患者更重要。
- 这一区域的淋巴管是开放的，软组织最好采用不可吸收缝线结扎。

喉返神经（表2-1）

- 术前评估喉返神经的功能很关键，如果术前有喉返神经麻痹，尽最大努力避免损伤对侧喉返神经是很重要的。否则，患者术后需行永久性的气管造口。
  - 可能需要做出是否有必要切除对侧甲状腺叶的决策。通常情况下，切除对侧腺叶对实施术后放射性碘消融很重要。但是，对于放射性碘不吸收的老年侵袭性甲状腺癌患者，对侧叶则应该保留。
- 如果术前喉返神经因为肿瘤已出现麻痹，为了合适地清扫气管旁区，那么该神经也应该被一并切除。在最关键的部位——环状软骨区域，肿瘤可能和环甲肌粘连，如果肿瘤与环状软骨粘连，则有必要剔除环状软骨前面。
- 有功能的喉返神经在手术中极少切除，除非有肉眼肿瘤残留。如果要切除有功能的喉返神经，那么评估对侧喉返神经非常重要，因为肿瘤也有可能和对侧喉返神经粘连。喉返神经可能和气管旁淋巴结发生粘连，因此要仔细解剖喉返神经，将其从肿瘤上剥离。神经小拉钩有助于仔细牵引神经。避免对神经或神经营养血管造成牵拉性损伤是至关重要的。
- 气管旁淋巴结也可能和喉返神经发生粘连，应努力分离病变，小心避免神经或其营养血管的损伤。神经小拉钩有助于回牵喉返神经并将气管旁淋巴结与其分离。

表2-1 喉返神经
◆ 单侧vs双侧
◆ 术前声带麻痹
◆ 评估双侧甲状腺叶
◆ 努力保护有功能的喉返神经
◆ 在切除有功能的喉返神经前，仔细检查对侧的情况
◆ 神经移植
◆ 喉成形术

喉（表2-2）

- 喉部受到甲状腺癌的侵犯相当少见。但是，肿瘤可能和甲状软骨的前壁发生粘连，合理的切除需要剥除软骨膜，或者部分切除甲状软骨。如果切除小部分甲状软骨，喉部的框架仍然存在，气道也仍然是安全的。但是，如果喉受到直接侵犯同时伴有甲状软骨的破坏，患者也许需要行部分喉切除术。
- 在甲状腺癌初次手术中，很少行全喉切除。但是，若喉部广泛受到肿瘤侵犯，那么患者初次就需要行全喉切除术（图 2-5）。图 2-7 显示了局部晚期甲状腺癌侵犯了环状软骨和声门下喉部，如果仅仅施行了全喉切除术而保留颈部食管或下咽部，可通过残留咽部黏膜容易地完成一期闭合。
- 不论行一期或二期手术，都可通过气管食管穿刺术行嗓音重建。

◆ 如果肿瘤广泛侵及喉或部分下咽，患者可能需行全喉咽－颈段食管切除术。如果肿瘤仅侵及食管上端，可以先行颈段食管切除，再利用前臂桡骨游离皮瓣或者间置空肠，采用微血管吻合术进行重建。但是，如果肿瘤侵及中 1/3 食管，患者则可能需行全喉咽－食管切除术，并将胃上提。

▲ 这种根治性的术式以及将胃上提目前在甲状腺癌的患者中很少采用。但是，这种方法应当作为甲状腺外科医师的“备用武器”，以应对侵犯相当部分颈段和中段食管的广泛复发的甲状腺癌患者。

◆ 如果上纵隔受到广泛的侵犯，或者气管旁出现复发，为了更好地暴露纵隔和切除复发的肿瘤或淋巴结，可能需要劈开胸骨，这种方法更多地用于甲状腺髓样癌或者低分化甲状腺癌。图 2-8 说明了甲状腺乳头状癌的高柱状细胞变异类型。

表2-2 喉
◆ 切除软骨
◆ 喉部分切除术
◆ 剥除喉部肿瘤
◆ 少见的初次喉切除术

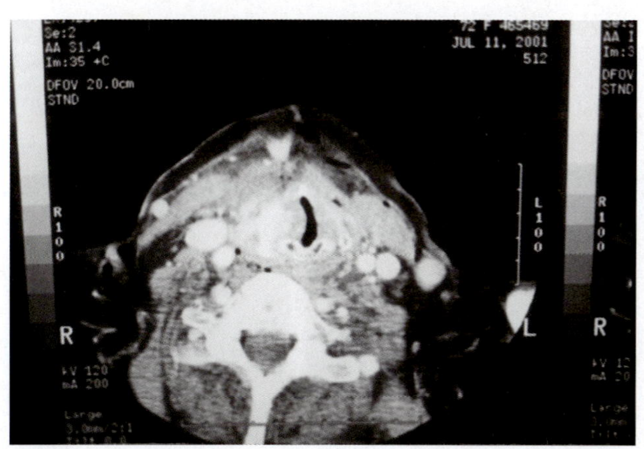

图2-7

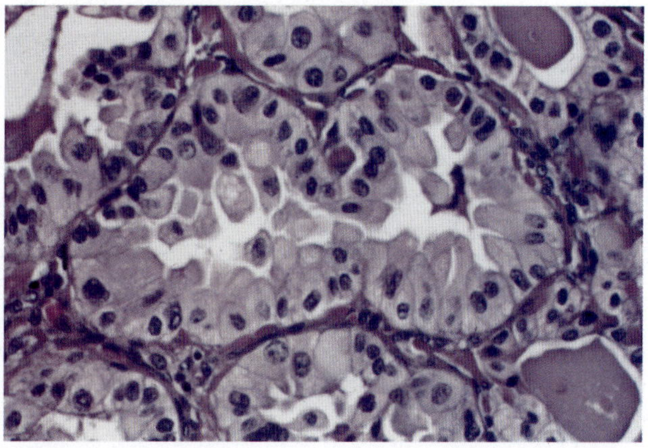

图2-8

气管（表2-3）

◆ 术前通过一些适当的影像学检查（CT、MRI 或 PET/CT 扫描），以及术中内窥镜检查（气管镜、支气管镜以及食管镜）来评估疾病的范围和气管很关键。图 2-9 中的内镜显示局部侵袭性甲状腺癌侵及气管腔内，需行气管切除术，肿瘤已经导致了很明显的气管内腔狭窄。

◆ 如果术前已经明确喉返神经麻痹，应该适当地切除麻痹神经。如果肿瘤已经粘连到环状软骨，应考虑适当剔除环状软骨的侧面。肿瘤也有可能粘连咽部肌肉或环咽肌，有必要切除其中的一部分。

- 如果甲状旁腺血供受损,应将其一小部分送冰冻切片,以证实其为甲状旁腺,以免自体移植的为甲状腺癌组织。
- 应该仔细评估同侧的颈静脉区域,以了解有无颈侧方淋巴结。如果沿着颈静脉区有明显的转移病灶,应该考虑恰当地进行颈部Ⅱ、Ⅲ、Ⅳ区的清扫。
- 气管受到侵及的情况应该分为两种:一种是肿瘤与气管发生粘连,另一种是肿瘤侵犯了气管。区分这两种情况很关键,因为对于肿瘤侵犯了气管的患者,需要适当地切除气管。但是,如果肿瘤仅仅与气管发生了粘连,则能容易地从气管剥除。图 2-10 的气道图片显示了气管由于受到甲状腺癌向管腔内侵犯而出现了狭窄;肿瘤出现在第二气管环区域,远低于声带下方。
- 基本原则应该是切除所有肉眼肿瘤,并且尽可能保护有功能的重要结构。如果肿瘤侵犯了气管,并且扩散到黏膜下层或者管腔内,这时就需要适当地切除气管,其又可以分为以下两种情况:
  - ▲ 气管开窗和气管小部分周径切除;
  - ▲ 气管的袖套状切除,然后行端端吻合术。
- 评价管腔内的病变程度和其靠近声门下区和气管隆突的距离十分重要。如果肿瘤十分接近气管隆突,则气管切除应扩展到 5~7 个软骨环,这可能被视为手术禁忌。于声门下区应留有适当的距离,一般为 1 cm,以便进行一期气管吻合。
- 如果肿瘤十分接近气管隆突或者切除的下缘于纵隔深处,则袖套样切除不可能实施,即患者被认为不宜手术或手术不可切除,此时应该考虑替代治疗方案。
- 在术中进行冰冻切片,应保证适当的切缘。如果施行了气管开窗,此区域可以用带状肌、胸锁乳突肌或者锁骨骨膜瓣来覆盖。

表2-3 气 管
◆ 术前评估
◆ 内镜检查(图2-9)
◆ 切除所有肉眼肿瘤
◆ 剔除肿瘤
◆ 气管开窗及重建
◆ 节段切除和一期吻合
◆ 环状软骨和声门下区的切除

- 要评估气道由于与肿瘤粘连而受到累及的程度,最好通过术前临床判断,术中发现以及影像学检查。如果肿瘤仅与气管粘着,而没有累及管壁。在多数情况下,肿瘤可以轻易地剥离开来。但是,如果肿瘤侵犯管壁,则合理的手术过程还应该包括切除受到侵犯的气道,如果仅需要切除小部分管壁,可以轻易地用带状肌或者附带着胸锁乳突肌的锁骨骨膜瓣关闭,用胸锁乳突肌皮瓣关闭也较容易。
- 如果缺损较大,可计划实施气管造口术,气管造口插管可在 1~2 周内去除。但是通过伤口处行气管造口术,患者有较高的感染率。图 2-11 阐述了由于局灶侵袭性甲状腺癌侵犯而

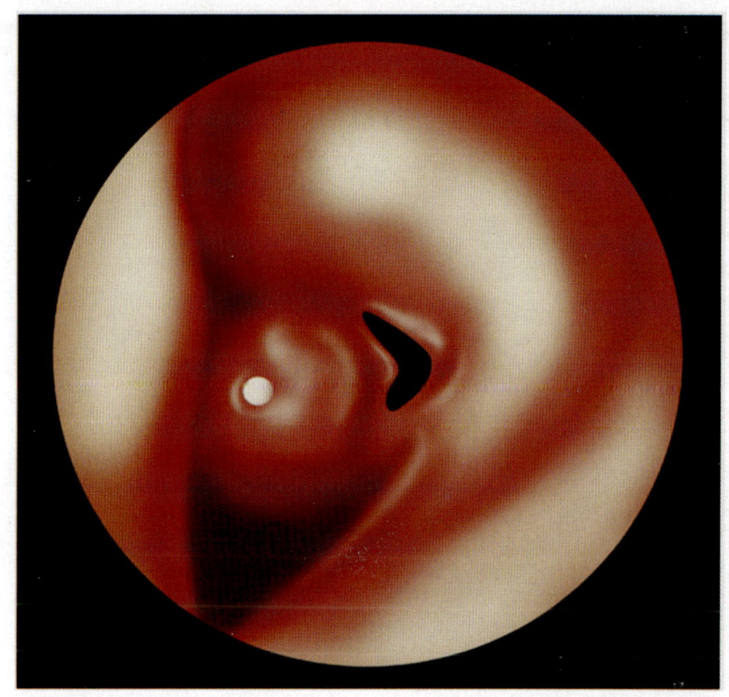

图2-9

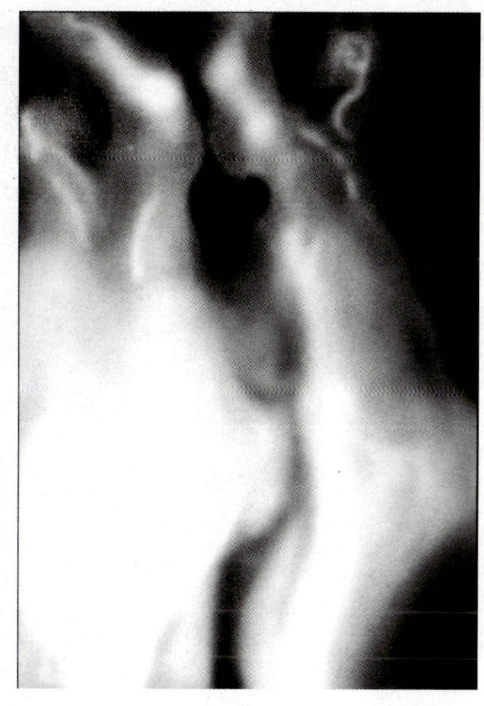

图2-10

进行的气管壁切除术。像这样的缺损难以关闭,环周切除和一期闭合是最适合的。

气管袖套样切除（手术步骤）

- 当完成了全甲状腺切除术,肿瘤仍然与气管壁粘连。则在气管的下部行一横切口,在第 6 或者第 7 气管环处暴露气管管腔。气管内套管应留在原位,应该避免损伤气管内套管的气囊。
- 当明确下切缘并打开气管后,应把注意力集中到上面。同样应该保留有适当的切缘,使用尖锐的手术刀切开气管的上部。
- 气管的整个一周都应当被切除。使用烟卷引流,将气管和食管分开。此步应极为仔细,以避免损伤食管黏膜。将气管内套管取出,然后切除一段气管,并尽快将气管内套管重新置放。
- 用 Monocryl 或 Prolene 缝线,对气管进行端端吻合。图 2-12 显示了气管节段切除后,将第 1 和第 5 气管环进行一期吻合。有时,为便于缝合气道后壁,可能需将气管内套管取出。气管前壁可以采用间断缝合。气管的缝合应密不透气,可通过正压通气后注水来检测。
- 使用闭式负压吸引引流,或者也可使用烟卷引流。
- 需采用粗的尼龙线或 Prolene 缝线将下颌缝到胸部,以便达到颈部屈曲(图 2-13),避免气管吻合口的张力。缝线应保留 10~14 d。
- 患者最好在手术室拔管,以确保不发生气道相关问题。
- 对于行气管切除术的患者,至少保留一侧有功能的喉返神经极其重要。否则会出现严重的通气危险。

关闭

- 逐层适当地缝合切口。如果带状肌仍然存在，将其和邻近颈阔肌一样，使用 Vicryl 缝线对合。皮肤的缝合可以使用尼龙线、皮下 Monocryl 缝线，如果有广泛的分离也可采用订书钉。
- 尽管在标准的甲状腺全切除术中，很少使用引流，但是，对于广泛分离的患者，引流可能是必要的，以引流血液和血清，甚至乳糜液。

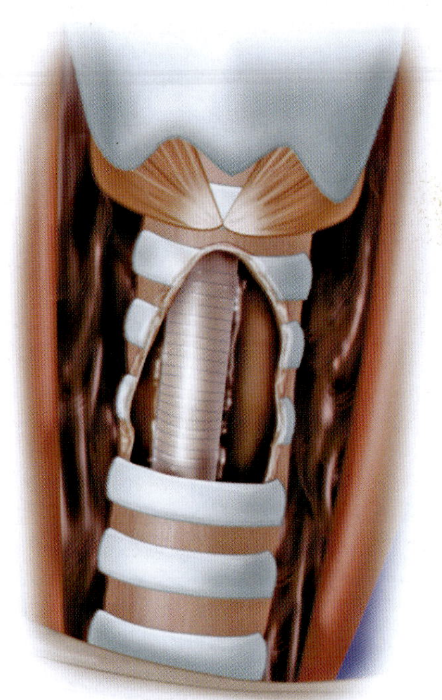

图2-11

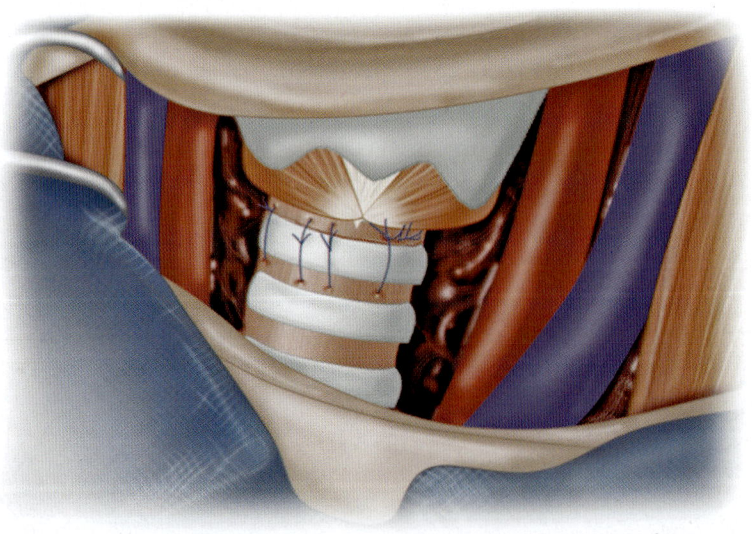

图2-12

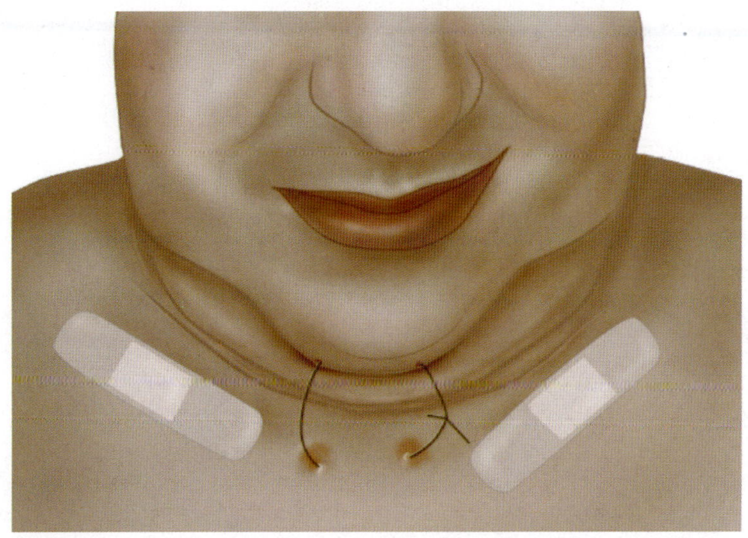

图2-13

第四节 术 后 处 理

- 在行气管旁分离或对局部晚期甲状腺癌行淋巴清扫术之后宜在手术室拔管,仔细观察气道通气状况。如果患者出现喘鸣或者呼吸道窘迫,则需再次插管,保留 24 h 或 48 h 后在适宜的条件下拔管并密切监护。光纤喉镜对评估声带功能可能很有帮助。尽量避免行气管造口术,因为开放的气道伤口会导致伤口感染率增高。
- 合适的甲状腺素替代物须在术后第一天就开始使用,并仔细监测血钙水平,由于对气管旁和中央区进行了广泛清扫,甲状旁腺功能低下的发生率很高,需要给予钙剂和维生素 D。
- 通常患者在拔除引流后不久就可出院。
- 图 12-14 显示了甲状腺癌侵及气管的演进过程(改编自 Grillo 及其同事,麻省总院)。对于Ⅰ型和Ⅱ型,“剔除” 即可,但是对于Ⅲ型和Ⅳ型需要节段切除。

食管(表2-4)

- 食管受到甲状腺癌侵犯非常少见,但是如果患者表现出吞咽困难或明显的体重减轻,那么应该通过食管钡餐检查或适时采用食管镜评估食管。
- 如果食管受到肿瘤直接侵犯,应提前准备食管的切除手术。如果肿瘤与食管的肌层发生粘连,可以容易地切除肌层而不需进入黏膜层。如果发生轻微的黏膜撕裂,可以马上关闭。但是,避免出现食管瘘很关键,因为出现纵隔感染或纵隔瘘可以导致很严重的并发症。
- 如果食管广泛受到侵犯,该患者可能需要考虑行食管节段切除并重建,或者实施喉咽食管切除术,然后再采用胃上提或带微小血管蒂的空肠转移完成重建。

表2-4 食 管
◆ 将肿瘤从食管黏膜剥离
◆ 切除食管肌肉组织
◆ 避免黏膜撕裂
◆ 极少数情况下，行食管切除和胃上提或空肠间置术

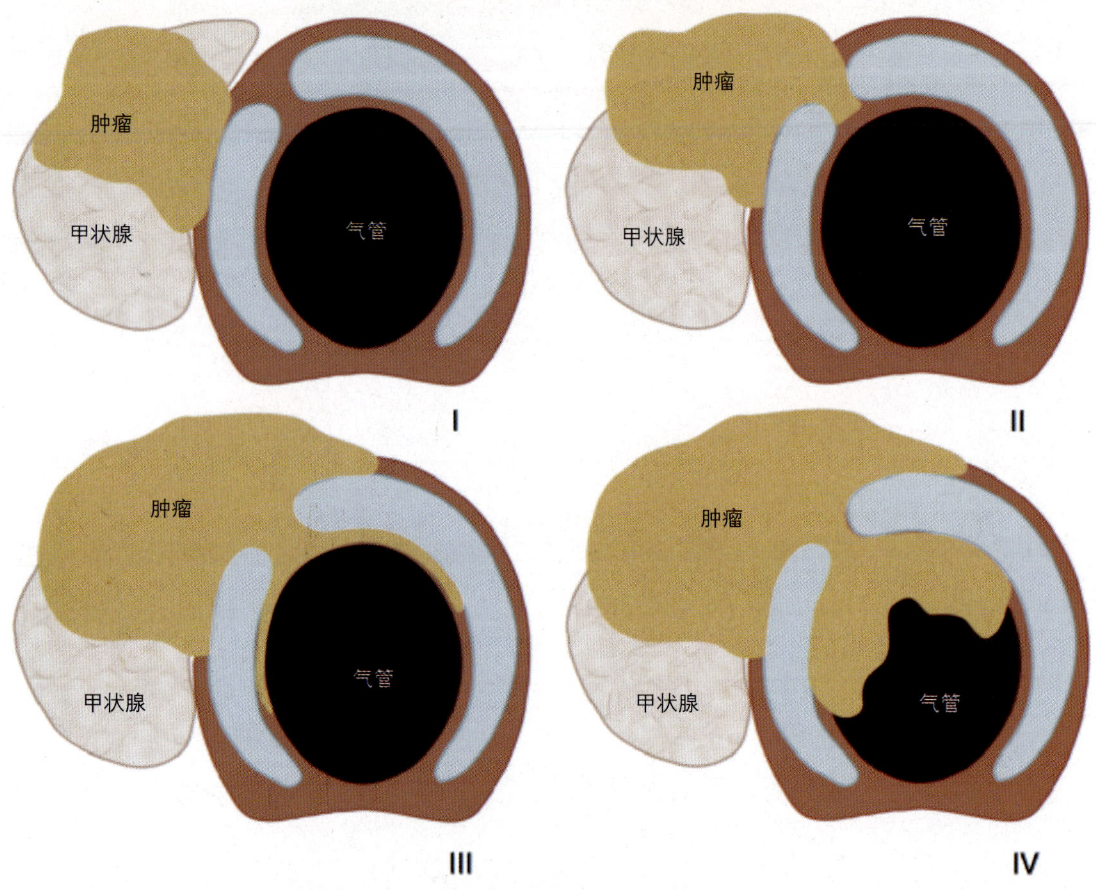

图 2-14

中央区清扫

- 局部晚期甲状腺癌患者气管旁淋巴结经常受到侵犯，应当考虑合理地清扫颈部Ⅵ区和Ⅶ区以及上纵隔的淋巴结。这对甲状腺髓样癌患者尤为重要。气管旁淋巴结可能直接和喉返神经有关，应该仔细辨别喉返神经，并从淋巴结剥离。此处使用神经拉钩也许会有帮助。应该避免任何由于牵引造成的神经损伤或神经营养血管损伤。
- 上纵隔清扫应下至无名静脉。在上纵隔，通过触摸其搏动，可以容易地触摸到无名动脉。在这一区域应该高度小心，以避免损伤甲状腺下静脉或者甲状腺最下动脉。这些血管应当仔细结扎，使用超声刀可能会有帮助。
- 胸腺可以向上拉或者向下推，可以通过打开胸腺囊对上纵隔进行合适的淋巴结清扫。

- 应当将紧邻的带状肌和颈阔肌分层缝合，通常选择负压吸引，但部分手术医师喜好放置烟卷引流。应当采用尼龙线缝合伤口或者订书钉钉合。
- 局部晚期甲状腺癌可以分为前区和后区。前区的甲状腺外侵犯累及带状肌，可以很轻易地被切除。
- 多数情况下，都需要将胸骨甲状肌切除。但是有时肿瘤会于中线处黏附胸骨舌骨肌，这时需将其一并切除。
- 很少的情况下，如果肿瘤粘连到甲状腺外侧面，胸锁乳突肌的内侧部分也可能需要切除。

复发甲状腺癌

- 复发在颈部中央区的甲状腺癌手术在技术上有难度。
- 术前评估应包括声带功能、手术范围、病理报告以及以前手术医师撰写的手术记录。病变的整个范围应该明确，包括肿瘤与气管或喉的粘连以及对纵隔的侵犯。
- 组织病理学检查有助于区别真正高分化的甲状腺癌和其他形式更具侵袭性的甲状腺癌。
- 应该告知患者有一侧或者双侧喉返神经损伤的可能，术中喉返神经监测可能会有帮助，但是手术者应该认识到假阴性的情况。
- 多数情况下，肿瘤都可以轻松地从气管或者食管剥离下来。但是，如上所述，一旦气管或食管受到侵犯，应考虑实施合适的气管或者食管切除术。
- 患者多数需要辅助治疗，包括放射性碘或者外放射治疗。对于高危甲状腺癌患者，优选强化放射治疗，因为其不良反应较少。

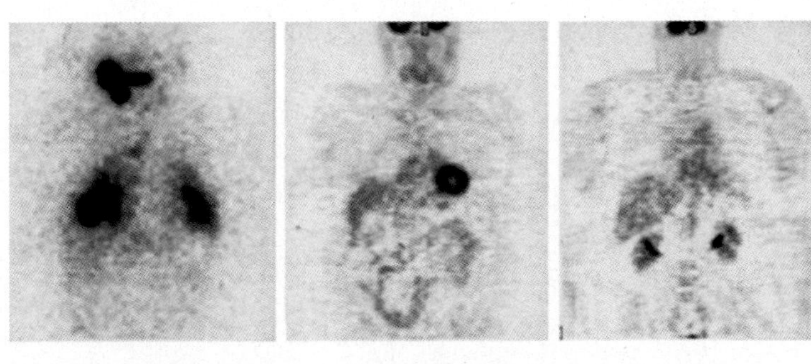

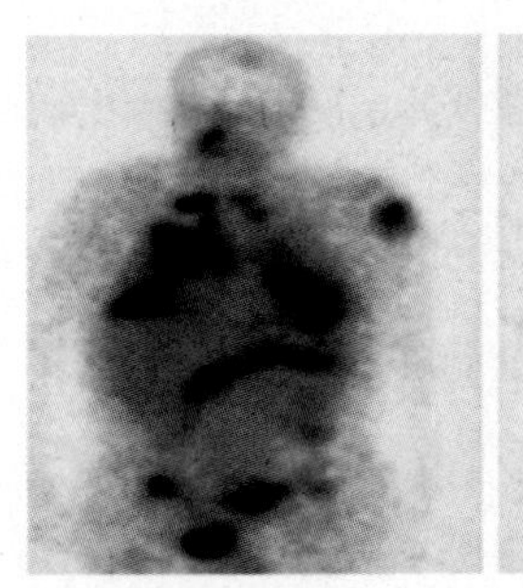
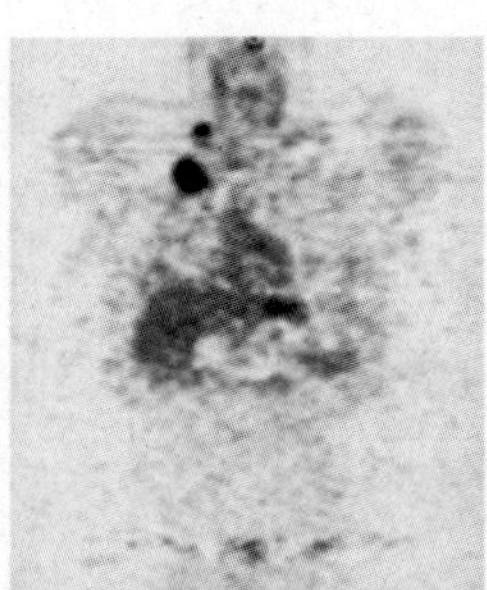
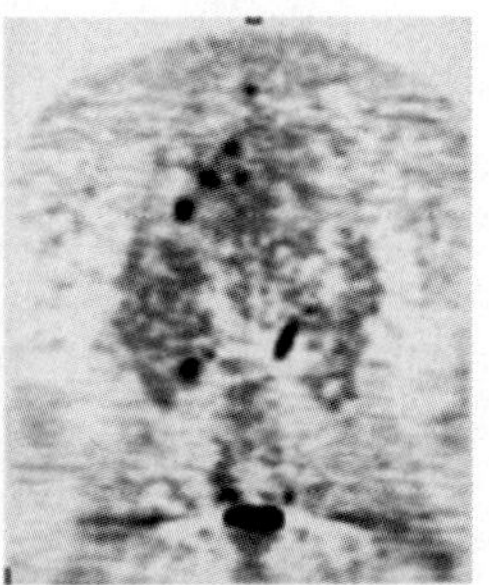

图 2-15

术后处理

- 在复苏室应该密切观察患者，特别是呼吸。最好在手术室拔管。
- 患者可能需要在复苏室密切观察一晚，尤其是在行双侧气管旁清扫术后。
- 密切观察患者术后有无血肿；如有，应立即在床旁敞开切口，然后将患者送回手术室，清除血肿并控制出血。
- 还应当密切监测患者术后血钙水平，适当的钙和维生素 D 的补充是必要的，尤其是患者表现出缺钙症状或血钙水平低于 1.875 mmol/ L 时。
- 最终病理报告应当认真审阅。对局部晚期甲状腺癌的患者还应行适当的辅助治疗。其局部复发率、淋巴结和远处转移率都很高，因此应密切随访患者全身扫描、颈部超声和血甲状腺球蛋白，部分患者可加做 PET 扫描。图 2-15 中 FDG-PET 显示了转移性甲状腺癌。

第五节 经验和教训

- 局部晚期甲状腺癌的处理，对外科来说仍然是一个挑战，需要外科、放射科、内分泌科、放射治疗科和核医学科医师紧密地行多科协作诊治。
- 术前评估声带功能和病变范围很关键，手术之前还应适当地评估气管和食管。
- 局部晚期甲状腺癌手术的目的是切除整个肿块，保留功能性器官，避免切除一些关键器官（比如喉返神经、气管、食管以及喉），除非这些器官受到直接侵犯。
- 如果肿瘤侵犯到气管腔内，那么应对气管行适当的袖带样切除，并行端端吻合。
- 分化良好的甲状腺癌患者，很少需行全喉切除术。
- 病理学检查可分辨出分化良好或不良的甲状腺癌。
- 多数患者需要辅助放射性碘消融治疗，部分患者还需外放射治疗。
- 患者应以适当的检查密切随访，如颈部超声或 PET 扫描。
- 如果肉眼肿瘤都已切除，其预后一般较好。但是，如果颈部有肿瘤残留或者切缘阳性，其复发率会增高。

参考文献

[1] Andersen PE, Kinsella J, Loree TR, et al: Differentiated carcinoma of the thyroid with extrathyroidal extension. Am J Surg 1995; 170:467-470.

[2] Breaux GP Jr， Guillamondegui OM: Treatment of locally invasive carcinoma of the thyroid: how radical?Am J Surg 1980; 140:514-517.

[3] Cody hS III, Shah JP: Locally invasive, well-differentiated thyroid cancer: 22 years’ experience at Memorial Sloan-Kettering Cancer Center. Am J Surg 1981; 42:480-483.

[4] Czaja JM, McCaffrey TV: The surgical management of laryngotracheal invasion by well-differentiated papillary thyroid carcinoma. Arch Otolaryngol head Neck Surg 1997; 123:484-490.

[5] Friedman M: Surgical management of thyroid carcinoma with laryngotracheal invasion. Otolaryngol Clin

North Am 1990; 23:495-507.

[6] Gillenwater AM, Goepfert H: Surgical management of laryngotracheal and esophageal involvement by locally advanced thyroid cancer. Semin Surg Oncol 1999; 16:19-29.

[7] Grillo HC, Suen HC, Mathisen DJ, et al: Resectional management of thyroid carcinoma invading the airway. Ann Thorac Surg 1992; 54:3-9.

[8] Grillo HC, Zannini P: Resectional management of airway invasion by thyroid carcinoma. Ann Thorac Surg 1986; 42:287-298.

[9] Kebebew E, Clark OH: Locally advanced differentiated thyroid cancer. Surg Oncol 2003; 12:91-99.

[10] Kim TH, Yang DS, Jung KY, et al: Value of external irradiation for locally advanced papillary thyroid cancer. Int J Radiat Oncol Biol Phys 2003; 55:1006-1012.

[11] Kowalski LP, Filho JG: Results of the treatment of locally invasive thyroid carcinoma. head Neck 2002; 24:340-344.

[12] Lipton RJ, McCaffrey TV, van heerden JA: Surgical treatment of invasion of the upper aerodigestive tract by well-differentiated thyroid carcinoma. Am J Surg 1987; 154:363-367.

[13] Machens A, hinze R, Lautenschlager C, et al: Thyroid carcinoma invading the cervicovisceral axis: Routes of invasion and clinical implications. Surgery 2001; 129:23-28.

[14] McCaffrey JC: Evaluation and treatment of aerodigestive tract invasion by well-differentiated thyroid carcinoma. Cancer Control 2000; 7:246-252.

[15] McCaffrey TV, Bergstralh EJ, hay ID: Locally invasive papillary thyroid carcinoma: 1940–1990. head Neck 1994; 16:165-172.

[16] Melliere DJ, Ben Yahia NE, Becquemin JP, et al: Thyroid carcinoma with tracheal or esophageal involvement: Limited or maximal surgery? Surgery 1993; 113:166-172.

[17] Musholt TJ, Musholt PB, Behrend M, et al: Invasive differentiated thyroid carcinoma: Tracheal resection and reconstruction procedures in the hands of the endocrine surgeon. Surgery 1999; 126:1078-1087.

[18] Shaha AR: Controversies in the management of thyroid nodule. Laryngoscope 2000; 110:183-193.

[19] Shaha AR: Implications of prognostic factors and risk groups in the management of differentiated thyroid cancer. Laryngoscope 2004; 114:393-402.

第3章

胸骨后巨大甲状腺肿切除术

Shane Y.Morita, MD, and
Martha A.Zeiger, MD, FACS,FACE

第一节 外 科 解 剖

- 公元 2 世纪，Galen 首次对“甲状腺”这个名词进行了文字记录，1656 年，解剖学家 Thomas Wharton 从希腊文“thyreos”即“盾牌”创造了“thyroid”即“甲状腺”用语，而“Goiter”即甲状腺肿大，则来源于拉丁语中的“tumidum guttur”或“咽喉肿”。
  - ▲ 碘缺乏是全世界甲状腺肿最常见的病因。在美国，淋巴细胞性甲状腺炎是最常见的发病原因。
  - ▲ 尽管对于甲状腺肿的定义没有争议，但是对于如何描述其超出胸廓入口的程度仍存在很大的分歧，胸廓入口的定义为前为胸骨柄上缘，后到第一胸椎，两侧至第一肋及肋软骨。既往胸骨后（retrosternal）、胸骨下（substernal）、胸廓内（intrathoracic）和纵隔（mediastinal）甲状腺肿等称谓均被使用过。
- Albert von Haller 在 1749 年第一次提出胸骨后甲状腺肿这个概念。目前胸骨后甲状腺肿的发生率约为 1/5 000。
  - ▲ 按照 deSouza 和 Smith 的描述，通常认为胸骨后甲状腺肿一词是指一半以上的甲状腺体位于胸廓入口以下。
  - ▲ 其他学者认为，应该根据和主动脉弓的关系进行描述。Huins 和他的同事还在 2007 年提出了按必须考虑的手术途径进行分类：Ⅰ度，主动脉弓以上（经颈途径）；Ⅱ度，主动脉弓到心包（胸骨柄切开术）；Ⅲ度，右心房以下（胸骨正中劈开术）。
- 甲状腺通常位于气管前，重约 20 g。分为左右两叶，中间以峡部相连。向上延伸至喉结正下方，下至第 6 气管环，完全被气管前筋膜包裹。紧贴甲状腺前面的是带状肌，包括胸骨舌骨肌、胸骨甲状肌、甲状舌骨肌和肩胛舌骨肌。
  - ▲ 甲状腺主要的动脉血供来源由颈外动脉发出的甲状腺上动脉和甲状颈干发出的甲状腺

下动脉组成，另外有不到 10% 的人存在甲状腺最下动脉，它发自主动脉弓或头臂干。

▲ 静脉回流包括成对的甲状腺上静脉和中静脉、成对的甲状腺下静脉。

◆ 手术医师必须熟知喉返神经和喉上神经外支的精细解剖。

▲ 右侧喉返神经起自迷走神经，先绕过右锁骨下动脉，在后方走向颈动脉，最后沿气管食管沟上行至环甲肌。在极少数情况下（< 1%）尚存在喉不返神经，这种情况通常与右锁骨下动脉直接从主动脉弓发出有关。

▲ 左侧的喉返神经同样起自迷走神经，在主动脉弓下方穿过后在气管食管沟内上行。左侧喉不返神经更罕见，仅发生在内脏反位使主动脉弓位于右侧的情况下。喉上神经外支的解剖同样需要十分当心。Cernea 和他的同事根据其发出终末分支前主干的走行路径进行分类：Ⅰ型，在甲状腺上极上方 1 cm 以远穿越甲状腺上动脉；Ⅱa 型，在甲状腺上极上方 1 cm 以内穿越甲状腺上动脉；Ⅱb 型，在甲状腺上极的下方穿越甲状腺上动脉。

◆ 熟知甲状旁腺与甲状腺的解剖关系同样十分重要。四个甲状旁腺通常与甲状腺紧紧相邻。两个上位甲状旁腺起源于第四咽囊，常位于喉返神经的后方。两个下位甲状旁腺起源于第三咽囊，常位于喉返神经前方。然而，所有甲状旁腺的位置都可以更靠前，与甲状腺更“亲密”。下位甲状旁腺亦可位于胸腺内。

第二节 术前准备

◆ 巨大甲状腺肿手术难度较大，特别是复发性或位于胸廓内。

▲ 1998 年 Pulli 和 Coniglio 报道一组胸骨后甲状腺肿患者施行甲状腺切除术，术后甲状腺肿的复发率高达 37%。然而，导致如此高的复发率的最常见原因是未行甲状腺全切除术。尽管一些学者在对侧甲状腺存在结节时仍主张单侧甲状腺叶切除术，但是对于多结节性甲状腺肿通常还是推荐甲状腺全切术。

▲ 目前，巨大甲状腺肿进入胸腔内的发生率约为 20%。甲状腺肿也可以延伸到后纵隔，因此，相比“胸骨后甲状腺肿（substernal）”，“胸廓内甲状腺肿（intrathoracic）”是更恰当描述甲状腺肿程度的术语。

◆ 可能导致甲状腺肿移位的因素包括重力、胸内负压以及纵隔存在潜在的腔隙。偶尔甲状腺肿可直接起源于纵隔。手术医师认识到这一点是重要的，因为纵隔甲状腺的血供也来源于纵隔，所以手术时可能需要行胸骨正中劈开术。但是，多数胸骨后甲状腺肿仍能通过颈部切口切除。

◆ 巨大或胸骨后甲状腺肿的手术指征包括：甲状腺激素替代治疗后仍增大，或存在喘鸣、呼吸困难或端坐呼吸等压迫症状。须行手术干预的其他症状还包括吞咽困难、静脉淤血、喉返神经麻痹和甲亢。影像学提示气管移位或狭窄时亦有必要手术。一些医师甚至主张，无论是否有症状，甲状腺肿一旦进入胸腔，均应行甲状腺切除术。与局限于颈部的甲状腺肿相比，巨大或胸骨后甲状腺肿行甲状腺切除术后的并发症更为常见。

- 巨大或胸骨后甲状腺肿患者的难点之一是对患者气道的评估。术前应行直接或者间接喉镜检查患者气道，以明确是否存在声带麻痹、明显的气管移位或狭窄。
- 颈部和胸部的CT检查将有助于了解气管狭窄程度和胸廓入口以下的病变范围（图3–1，图3–2，图3–3）。在临床病史或体格检查考虑有气道压迫或者胸骨后甲状腺肿时，应行此项检查。
- 术前应行甲状腺功能检查，以评估是否有甲减或甲亢。对于严重甲减或甲亢患者，手术前应给予最佳的药物治疗。
- 影响手术途径的因素包括甲状腺肿的大小、病变是否为双侧、是否有颈部或纵隔手术史、是否累及后纵隔、是否延伸至主动脉弓以下、是否存在上腔静脉综合征、是否为局部晚期恶性肿瘤，以及是否存在气管梗阻。尽管胸骨正中劈开术很少应用，但对纵隔甲状腺肿、特别大的胸骨后甲状腺肿或既往有手术史的患者可能是必须的。De Perrot和他的同事近年研究发现，必须行胸骨正中劈开术的两个因素是异位甲状腺肿和侵润性癌。

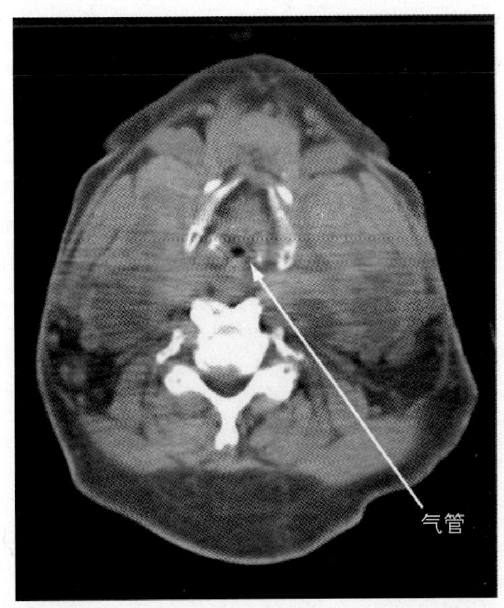

图 3–1

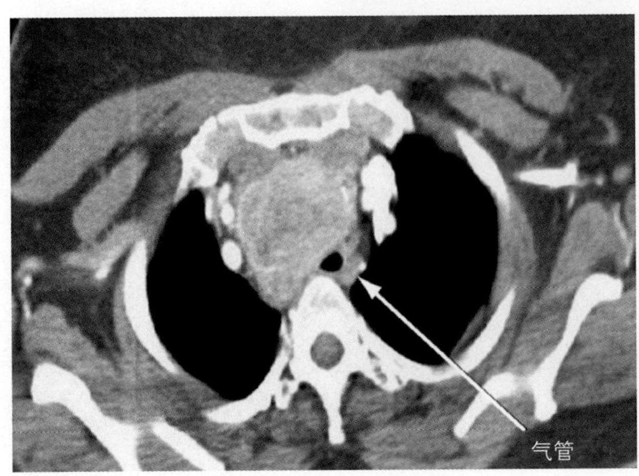

图 3–2

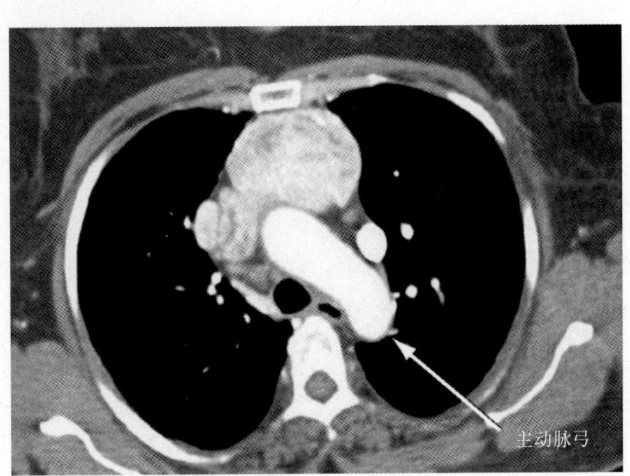

图 3–3

第三节 手术步骤

- 巨大或胸骨后甲状腺肿多能通过颈部途径行手术切除，仅极少数例外。
  - 患者取半卧位，颈部过伸（图 3-4）。
  - 在颈部做横切口，切开皮肤和颈阔肌（图 3-5）。游离皮瓣上至甲状上切迹，下至胸骨切迹。
  - 纵行切开包绕带状肌的浅筋膜（图 3-6）。必要时可横断肩胛舌骨肌肌腱。纵行切开颈深筋膜。然后，结扎切断甲状腺中静脉以便游离甲状腺。进一步横向离断下方的带状肌，从切口内剜出巨大甲状腺肿。
  - 向内上方牵拉甲状腺，仔细将颈筋膜后层从甲状腺上剥离（图 3-7，图 3-8）。
  - 为避免损伤喉上神经外支，应在腺体表面结扎切断甲状腺上动静脉（图 3-9）。
  - 巨大甲状腺肿可能难于辨认喉返神经和甲状旁腺，因此手术时最好采用包膜下分离，向外侧钝性剥离出包膜外所有组织。同样的，需要辨认甲状腺胸腺韧带，然后紧靠甲状腺表面进行结扎切断，以免不小心切除下位甲状旁腺。通常，甲状旁腺位于甲状腺肿的前侧面，需小心地分离开后予以保留。
  - 结扎切断甲状腺下极血管（甲状腺下动、静脉），注意不要误切下位甲状旁腺（图 3-10）。如怀疑甲状旁腺缺血，可在冰盐水中将腺体切成 1 mm 的小碎片，然后移植到同侧的胸锁乳突肌内。
  - 如果担心可能损伤喉返神经，甲状腺近全切除术是个好选择。可保留 Zuckerkandl 结节处的甲状腺组织。
- 以下几种少见的情况需行胸骨正中劈开术：严重的桥甲状腺炎所致的胸骨后甲状腺肿；再次手术；甲状腺肿远超过主动脉弓。但是由于甲状腺的血供来源于颈部，所以几乎所有的胸骨后甲状腺肿均可安全地从颈部切口切除。带状肌对合后，关闭皮肤切口（图 3-11，图 3-12）。不管巨大或胸骨后甲状腺肿采取何种途径手术，外科医师的经验对避免不必要的并发症和死亡是有益的。

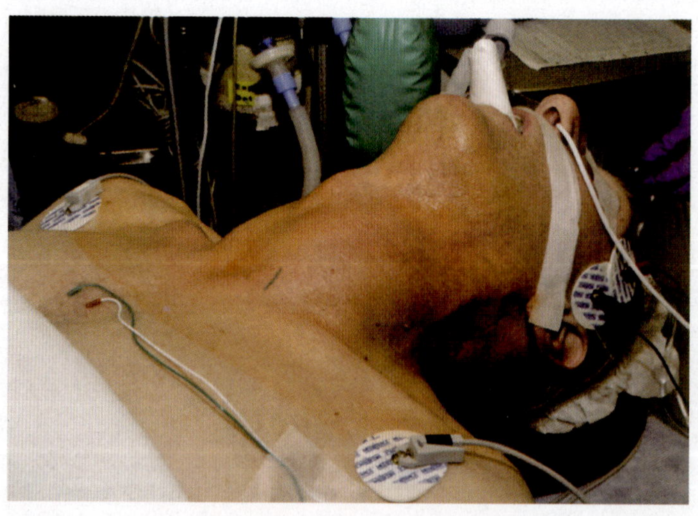

图 3-4

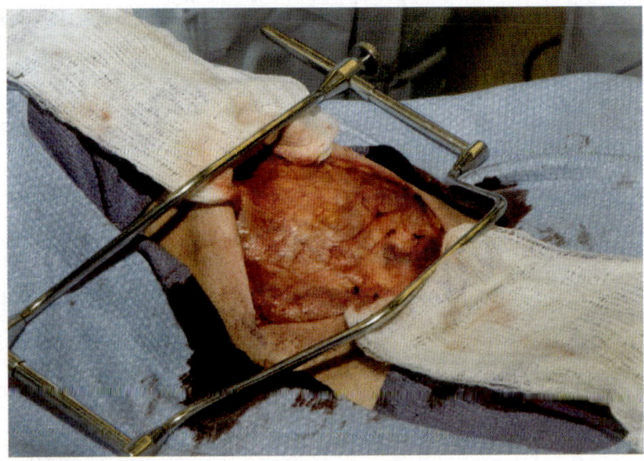
图 3-5

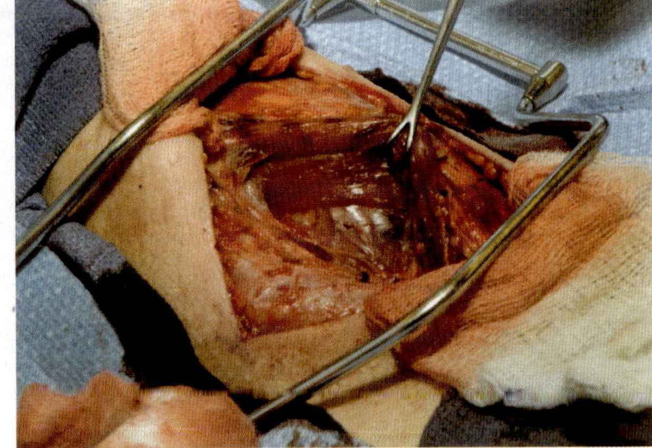
图 3-6

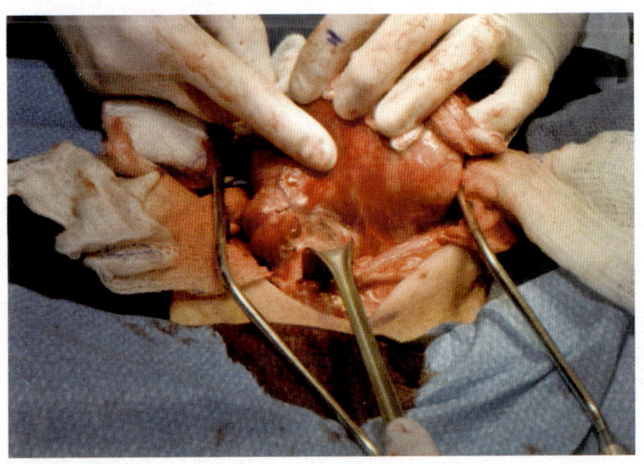
图 3-7

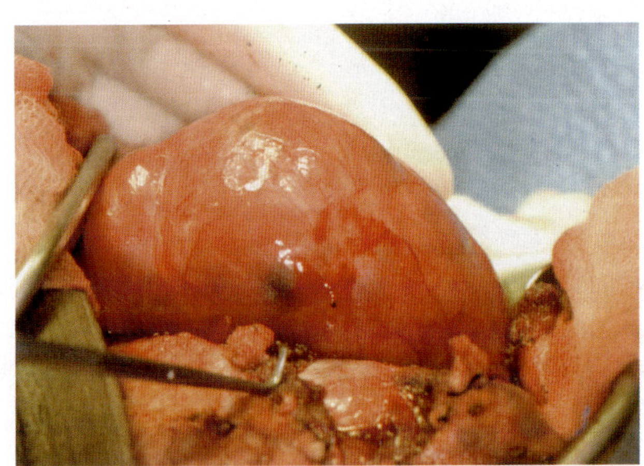
图 3-8

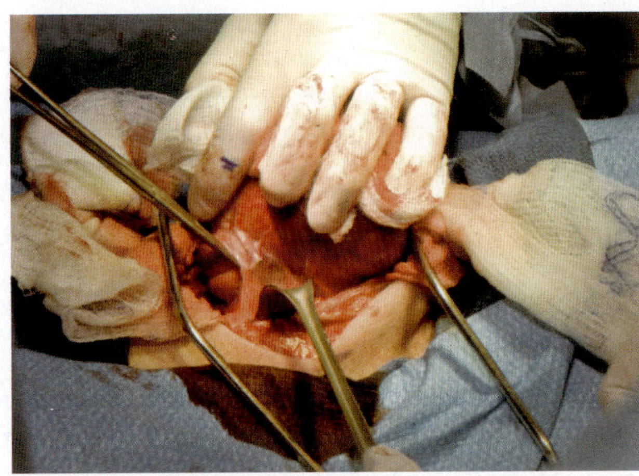
图 3-9

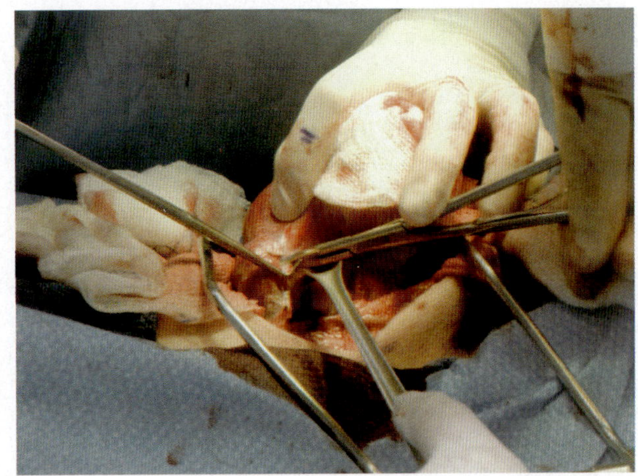
图 3-10

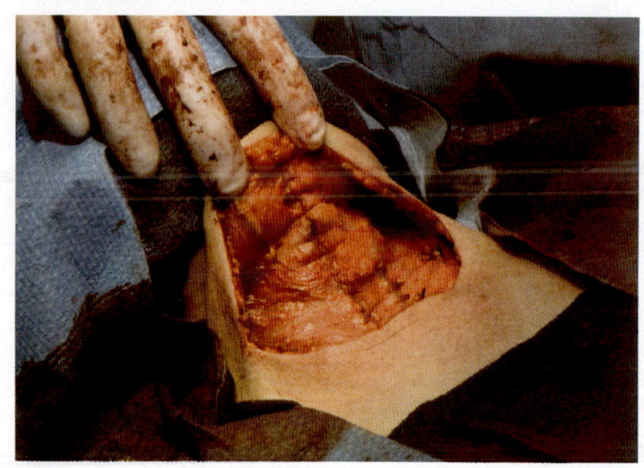

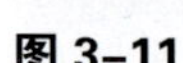

图 3–11

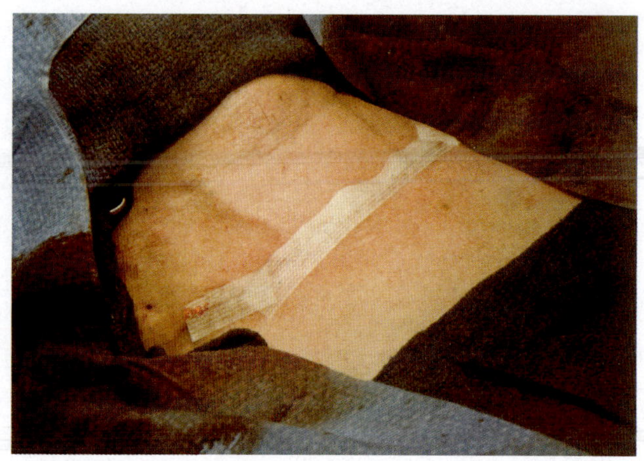

图 3–12

第四节 术 后 处 理

- 报告显示喉返神经麻痹的发生率高达 8%，暂时性低钙血症发生率为 40%，永久性甲状旁腺功能减退则罕见，为 2%。另一种罕见但很可怕的并发症为气管软化，能容易地通过隔夜延迟拔管得到处理。其他可能出现的气道并发症有颈部血肿和气道水肿，需要延长插管时间，其死亡率较低，为 1.1%。
- 只有在术中发生明显的局部出血时，才放置引流。
- 巨大或胸骨后甲状腺肿患者术后一般应到监护室观察。此外，隔夜呼吸机支持治疗，虽然很少采用，但对插管非常困难、术中广泛分离或存在气道水肿的患者可能是必须的。

第五节 经 验 和 教 训

- 巨大或胸骨后甲状腺肿的手术风险很大，按照以下建议能降低风险。

术前

- 尽管一些学者提倡，即使对侧甲状腺叶也存在结节，仍行单侧腺叶切除，然而，普遍认为，甲状腺全切除术是多结节性甲状腺肿的首选术式。
- 极少数甲状腺肿可直接来源于纵隔内，但是，多数胸骨后甲状腺肿能通过颈部切口切除。
- 巨大或胸骨后甲状腺肿的手术指征包括：为抑制促甲状腺素而给予甲状腺激素治疗后腺体仍然增大；或者患者有压迫症状。压迫食管出现吞咽困难、静脉淤血、喉返神经麻痹、甲亢时都需要手术治疗。影像学提示气管移位也需手术。
- 患者术前应行直接喉镜检查，了解是否存在声带麻痹、气管严重移位或狭窄。颈部和胸部的 CT 扫描将有助于明确胸骨后病变范围和气管狭窄程度。

- 极少数情况下，当存在纵隔甲状腺、特别巨大的胸骨后甲状腺肿或有手术史的患者可能需行胸骨正中劈开。

术中

- 除极少数外，巨大或胸骨后甲状腺肿均能通过颈部途径手术切除。
- 在游离甲状腺前，可进一步横断下方的带状肌，以扩大甲状腺的暴露范围。
- 巨大甲状腺肿可能难于辨认喉返神经和甲状旁腺，因此最好采用包膜下分离，向外侧钝性剥离出包膜外所有组织。同样的，需要辨认甲状腺胸腺韧带，然后紧靠甲状腺表面进行结扎切断，以免不小心切除下位甲状旁腺。
- 如果担心对喉返神经产生潜在损伤，甲状腺近全切除术是一个好的选择，可保留Zuckerkandl结节处的甲状腺组织。
- 不管巨大或胸骨后甲状腺肿采用何种途径手术，外科医师的经验对避免不必要的并发症和死亡有明确的益处。

术后

- 和较小甲状腺手术相比，巨大或胸骨后甲状腺肿术后的并发症更常见。
- 关于术后引流，目前尚无相关的研究来验证其效果，因此，目前是仅根据外科医师的偏好来决定。
- 巨大或胸骨后甲状腺肿患者术后多需到监护室观察。

参考文献

[1] De Perrot M, Fadel E, Mercier O, et al: Surgical management of mediastinal goiters: When is a sternotomy required?. Thorac Cardiovasc Surg 2007; 55:39-43.

[2] Hedayati N, McHenry C: The clinical presentation and operative management of nodular and diffuse substernal thyroid disease. Am Surgeon 2002; 68:245-252.

[3] Huins CT, Georgalas C, Mehrzad H, Tolley NS: A new classification system for retrosternal goitre based on a systematic review of its complications and management. Int J Surg 2008; 6:71-76.

[4] Kadhim AL, Sheahan P, Timon C: Management of life-threatening airway obstruction caused by benign thyroid disease. J Laryngol Otol 2006; 120:1038-1041.

[5] Pulli RS, Coniglio JU: Surgical management of the substernal thyroid gland. Laryngoscope 1998; 108:358-361.

[6] Sancho JJ, Kraimps JL, Sanchez-Blanco JM, et al: Increased mortality and morbidity associated with thyroidectomy for intrathoracic goiters reaching the carina tracheae. Arch Surg 2006; 141:82-85.

[7] Shen WT, Kebebew E, Duh QY, et al: Predictors of airway complications after thyroidectomy for substernal goiter. Arch Surg 2004; 139:656-660.

[8] Sitges-Serra A, Sancho JJ: Surgical management of recurrent and intrathoracic goiters. In Clark OH, Duh QY, Kebebew E, ed. *Textbook of Endocrine* Surgery, 2nd ed. Philadelphia: Saunders Elsevier; 2005:304-317.

[9] Zarnegar R, Brunaud L, Clark OH: Prevention, evaluation, and management of complications following thyroidectomy for thyroid carcinoma. Endocrinol Metab Clin North Am 2003; 32:483-502.

第4章

甲状腺再手术

Jacob Moalem, MD, and Wen T.Shen, MD

第一节　外科解剖

- 甲状腺再次手术是内分泌外科中技术要求最高和并发症最多的手术之一。术后粘连使喉返神经、甲状旁腺和残留或复发的甲状腺之间的解剖关系发生了改变，正常甲状旁腺组织难以与复发性甲状腺结节或淋巴结区分，都增加了甲状腺再手术的难度。
- 在这一章中，我们将讨论甲状腺再次手术的适应证、术前评估和术中策略，确保手术安全。

适应证（表4-1）

良性疾病

- 虽然结节性甲状腺肿（MNG）在全甲状腺切除术后基本不复发，但非甲状腺全切除术后复发率可能高达42%。有人报道，Graves病行非甲状腺切除术后其复发率为16%。
- MNG和Graves病，再手术的适应证与初次手术类似，但以下情况可使手术风险增大5倍：因气管食管压迫导致呼吸困难或吞咽困难；由于喉返神经受牵拉引起声音嘶哑；甲状腺肿向胸骨后广泛延伸。再手术的一个相对适应证是颈部甲状腺肿复发影响美观。对于Graves病，患者甲亢症状复发可能是再手术的适应证，特别是当患者存在碘消融禁忌时。

表 4-1　甲状腺手术适应证
良性疾病
结节性甲状腺肿
◆ 压迫气管
◆ 压迫食管
◆ 压迫上腔静脉
◆ 声嘶（喉返神经牵拉所致）
◆ 胸骨后甲状腺肿
◆ 影响外观
Graves病
◆ 甲亢复发症状
甲状腺癌
局部复发
淋巴结复发
◆ 中央区或颈侧区

甲状腺癌

- 甲状腺癌复发时，无论是乳头状、滤泡状或髓样癌，都是颈部再手术的适应证。分化良好的甲状腺癌导致死亡是罕见的，其最常见的原因是局部复发压迫气道，手术难以切除。因此，及早发现分化型甲状腺癌复发并予以切除是极为重要的。
- 甲状腺髓样癌患者施行全甲状腺切除术、双侧中央区淋巴结清扫及功能性侧方淋巴结清扫后，大约一半明显复发。只要手术能控制疾病就是再手术的适应证。
- 患者之前如有甲状旁腺手术、颈椎间盘融合术、咽食管憩室手术则再次手术风险较高应采取下述所有的预防措施。

第二节　术 前 准 备

- 所有甲状腺癌患者接受甲状腺手术前，应行颈部超声检查，特别是淋巴结。超声检查改变了多达 39% 患者的手术入路；可避免因初次手术时残留的淋巴结而再次手术。
- 所有患者术后应密切随访，以便及早发现疾病复发。业已表明，联用血清甲状腺球蛋白检测和颈部超声检查，对复发性甲状腺癌的早期诊断是有效的。良性甲状腺疾病施行甲状腺手术后，应常规行超声检查，以判断疾病是否复发。

- 颈部再次手术前，应仔细查阅上次手术记录。了解前次手术时甲状腺的游离和切除范围，甲状旁腺确认和保留的数目及喉返神经的辨认情况是至关重要的。还应了解相关的最终病理报告。
- 除了对所有再手术患者进行标准的术前评估外，还应在门诊进行喉镜检查。
  - 在临床上高达32%的单侧喉返神经损伤患者没有症状，因为麻痹的声带处于中间位。这些患者仅行气管内插管足可诱发声音嘶哑，增加误吸风险。
  - 此外，双侧声带功能状态是影响术前和术中决策的关键因素：知晓患侧有声带麻痹，在该侧手术时，外科医师应积极大胆，而对侧有声带麻痹时，则应谨小慎微，应尽力避免双侧声带麻痹及术后气管造口。

第三节 手 术 步 骤

患者体位

- 甲状腺再手术患者的体位和初始手术相同。无论是仰卧位保持头部伸展，还是沙滩椅样体位，对颈部的中央区和颈侧区，及多数胸骨后甲状腺肿都提供了很好的显露。
- 如有必要，可施行胸骨部分或完全劈开术。我们的经验表明，将头部转向病灶对侧，对手术视野并无多大改善，却改变了对喉返神经和甲状旁腺的解剖关系的辨认。

喉返神经监测

- 虽然没有研究明确表明，术中喉返神经监测可降低损伤率，但是，有足够的证据(无对照)显示，这可能是辨认喉返神经有用的辅助方法。由于大多数的监测系统需要一个专门的气管内套管，如要使用这种技术最好在术前就做出决定。另外一个替代方法是，可使用标准的神经刺激器直接刺激可疑的喉返神经，此时外科医师将手指放在咽后间隙，感受是否诱发了环咽肌收缩。
- 如手术结束时喉返神经仍不能辨认，外科医师可直接刺激迷走神经。
  - 使用电刀打开颈动脉鞘，在鞘内颈动脉和颈内静脉之间的深处辨认出迷走神经。
  - 如果刺激迷走神经仍不能诱发环咽肌的收缩，如果不是刺激探头失灵，或是气管内套管错位，那就是喉返神经已经损伤。

术前抗生素

- 虽然再次手术时曾经手术过的组织供氧不足，但并不特别推荐预防性使用抗生素，而且没有证据表明，颈部再次手术后手术部位感染更常见。实际上，对颈部手术，我们不常规预防性使用抗生素，而且，不论患者以前有多少次手术，我们同样不改变这一原则。

淋巴结复发

- 甲状腺乳头状癌的淋巴结转移是可预见的、逐步进展的。
  - ▲ 几乎 3/4 病例有同侧中央区(Ⅵ区)转移,其中 1/4 仅限此区。
  - ▲ 37% ~54%的患者存在同侧颈侧区转移,只有 10% ~20%的病例可转移至对侧中央区。
- 有充分的证据表明,对有淋巴结转移的患者,选择性淋巴结清扫(或择区淋巴结清扫)要优于单个摘除式切除只能摸到的淋巴结(berry picking)。后者与早期复发率增高相关。

中央区

- 越来越多的外科医师提倡,对甲状腺乳头状癌患者常规施行预防性颈部中央区(Ⅵ区)淋巴结清扫(图 4-1)。
  - ▲ 支持积极的外科手术方法的论据是高达 90%的颈淋巴结转移率;事实上,甲状腺全切除术后 10% ~15%的患者最终发生中央区复发。
  - ▲ 反对者则引证:中央区淋巴结清扫术后甲状旁腺功能减退的发病率较高;淋巴结复发对生存的影响饱受质疑;事实上,多数淋巴结转移是镜下的,可有效地采用放射性碘治疗。
- 尽管如此,所有甲状腺癌复发中,75%发生在淋巴结,其中有些患者将因此死亡。所以,我们相信,这些复发一旦确诊就有切除指证。如果以前未做正规的中央区淋巴结清扫,应该按如下所述施行正规的Ⅵ区清扫:
  - ▲ 重新切开领式切口,在颈阔肌下游离。
  - ▲ 在中线分开带状肌,并向外侧牵拉。如暴露仍不充分,可切断带状肌。
  - ▲ 辨认双侧喉返神经,从环甲膜到颈根部进行清晰的解剖。然后,向侧方牵引喉返神经并加以保护,对位于舌骨和下方头臂血管、左右颈动脉鞘之间的整个区域进行骨骼化清扫,其内含有胸腺和纤维脂肪组织。
  - ▲ 由于左侧喉返神经比右侧更靠后,左侧在神经前方做完整的清扫即可。而右侧,在喉返神经后方,通常还有一组淋巴结需清扫。
  - ▲ 手术中对下位甲状旁腺及其血管蒂进行保护是至为重要的。通常,上位甲状旁腺更靠后,较容易辨别。下位甲状旁腺难以辨认时,可能位于胸腺囊内。因此,在将胸腺标本送病理检查前,应该在手术室就像切面包片一样进行连续切片。当存在胸腺内甲状旁腺时,应能辨认,冰冻切片证实后,自体移植到同侧胸锁乳突肌。
- 在甲状腺切除手术中,用 3-0 Vicryl 缝线缝合带状肌群和颈阔肌,4-0 Monocryl 缝线连续缝合皮下组织以对合皮肤边缘。

颈侧区

- 对分化型甲状腺癌颈侧区复发的患者,有实施功能性或改良的根治性淋巴结清扫术的指征(图 4-2)。此术式与其他头颈部恶性肿瘤所用的更彻底的清扫有实质性的差别。

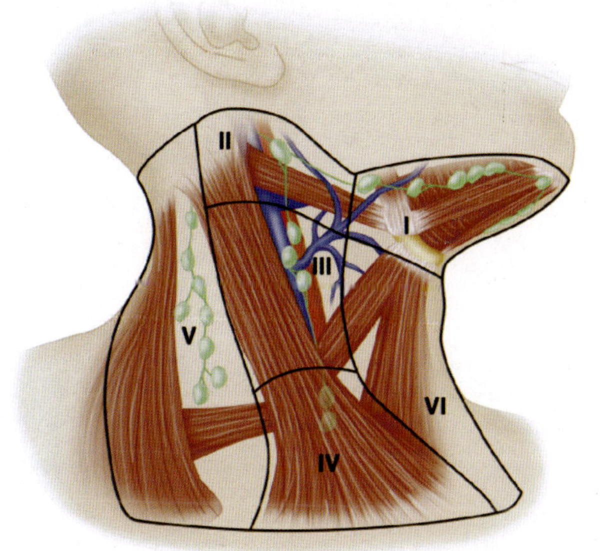

图4-1

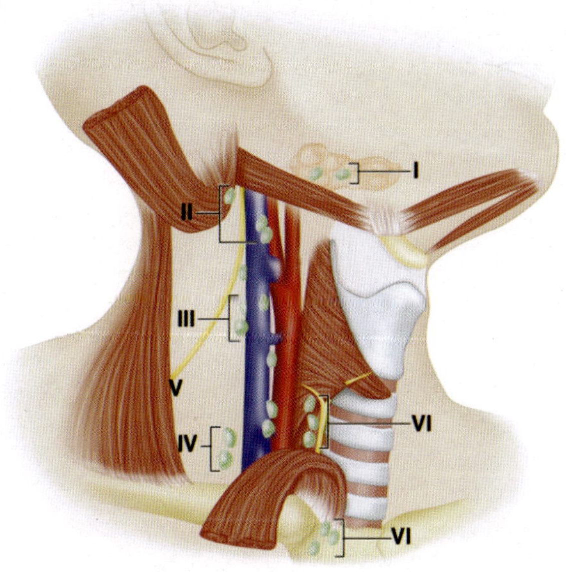

图4-2

- ▲ 可通过患者原有的领式切口完成，必要时可延伸至同侧胸锁乳突肌外侧缘。
- ▲ 有时，行颈部高位淋巴结（Ⅱ区）清扫时，需另做一横切口以保证安全。
- ▲ 牵拉上方皮瓣应特别谨慎，因为面神经下颌缘支正好位于下颌骨深面，向头侧过度牵拉可致损伤。

- ◆ 颈侧区淋巴清扫术沿其内侧边界开始暴露颈内静脉，并结扎所有行向外侧淋巴结转移区域的分支，之后向外侧钝性清扫所有含有淋巴结的组织，远离颈静脉。颈袢在该区走行，应尽可能予以保存。
- ◆ 然后向外侧牵拉胸锁乳突肌，清扫其深面的筋膜组织，直到斜方肌边缘，其为清扫的外侧边界。一旦内侧和外侧的边界清扫完成后，向头侧牵拉标本，便于向锁骨下静脉水平做尾端清扫（其中大部分是钝性分离）：这里可能损伤左侧的胸导管或右侧的淋巴导管。清扫过程中遇到的所有淋巴分支都应夹闭，以减少术后淋巴漏的风险。
- ◆ 完成这部分分离后，应该看到和保护颈横动脉、臂丛神经、膈神经和颈感觉神经丛。颈横动脉发出前支进入淋巴组织，应予以结扎和离断，完成Ⅳ区清扫。
- ◆ 一旦完成Ⅳ区清扫，切断肩胛舌骨肌头侧并与下方纤维脂肪组织分离。在其下方将标本拉向Ⅲ区。同样，将含有淋巴结的组织从周围筋膜中钝性分离出来。
- ◆ 有时，能通过领状切口达到位置较低的Ⅱ区淋巴结（在下颌角的水平）。否则，需在颈侧区的较高处做一个单独的横切口。这个切口应低于下颌角一指宽，以免损伤面神经的下颌缘支。交替地向内侧和外侧牵引标本，以暴露筋膜附着处，并使用电刀离断。
- ◆ 继续向二腹肌后腹的水平分离，整块切除该标本。可以看见副神经在Ⅱ区进入胸锁乳突肌深面。将标本送病理科检查。颈部手术后，我们不常规放置引流。
- ◆ 使用 3-0 Vicryl 缝线间断缝合胸锁乳突肌内侧缘和胸骨甲状肌外侧缘。同样用 3-0 Vicryl 缝合颈阔肌，4-0 Monocryl 缝线连续行皮下缝合。

再次淋巴结复发

- 尽管以前进行了功能性或改良根治性淋巴结清扫术，偶尔仍会出现淋巴结复发。此时尤其危险，因为颈部切除甲状腺和所有纤维脂肪组织后，正常的解剖关系变得模糊不清。为了便于这些患者的手术解剖，我们使用围术期的定位方法。
- 当患者麻醉后，我们采用超声定位淋巴结复发的部位。在超声引导下，将 0.1 ml 稀释亚甲蓝（10%~50%）直接注射到可疑淋巴结。另外，可以使用金属线定位技术，将金属线钩直接置入可疑淋巴结（图 4–3）。在多数情况下，重新切开原有的颈部切口，一直分离到亚甲蓝或金属线处。在极少数情况下，当淋巴结距离很远时需再做一个单独的切口（尽可能选在皮肤皱褶内）。
- 我们的经验表明，这种方法获得很高的成功率有几个原因：它最大限度地减少了未能识别可疑淋巴结的风险，也最大限度地减少了切除其他淋巴结（虽有增大，但明显不同于术前超声所识别的淋巴结）的可能性。我们通常将切除的淋巴结或肿块送冰冻切片证实。

外侧入路（图4–4）

- 如预计患者采用颈部中间切口会遇到大量瘢痕，我们宁愿选择外侧切口。特殊的例子包括甲状腺的追加全切，或同侧甲状腺手术后拟行甲状旁腺手术。
- 在这种情况下，切开以前的颈部切口，暴露胸锁乳突肌前缘。
  - ▲ 然后用电刀切开胸锁乳突肌和胸骨甲状肌之间的平面（图 4–5），这个平面直接通向气管食管沟，因此分离时很早就会发现甲状旁腺和喉返神经，必须加以辨认。
  - ▲ 一旦这些关键结构得到辨认，就能继续安全地进行手术（甲状腺切除或甲状旁腺切除术）。外科医师应该注意，此径路并未绕开喉返神经或甲状旁腺附近的粘连。如果以前手术曾经暴露过神经或甲状旁腺，附近可能存在致密粘连。
- 在缺乏经验时，这种方法的主要优点即对颈部重要结构的早期辨别可能反而是不利的，有些采用外侧入路的报告显示发生喉返神经麻痹的概率较高。对于不常使用这种入路的医师来说，在手术解剖时过早“遭遇”喉返神经和甲状旁腺，可能更容易损伤，这可能是造成术后并发症较高的原因。

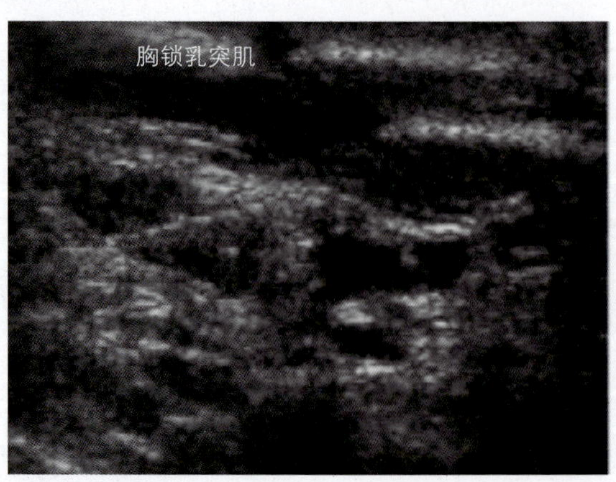

图4–3

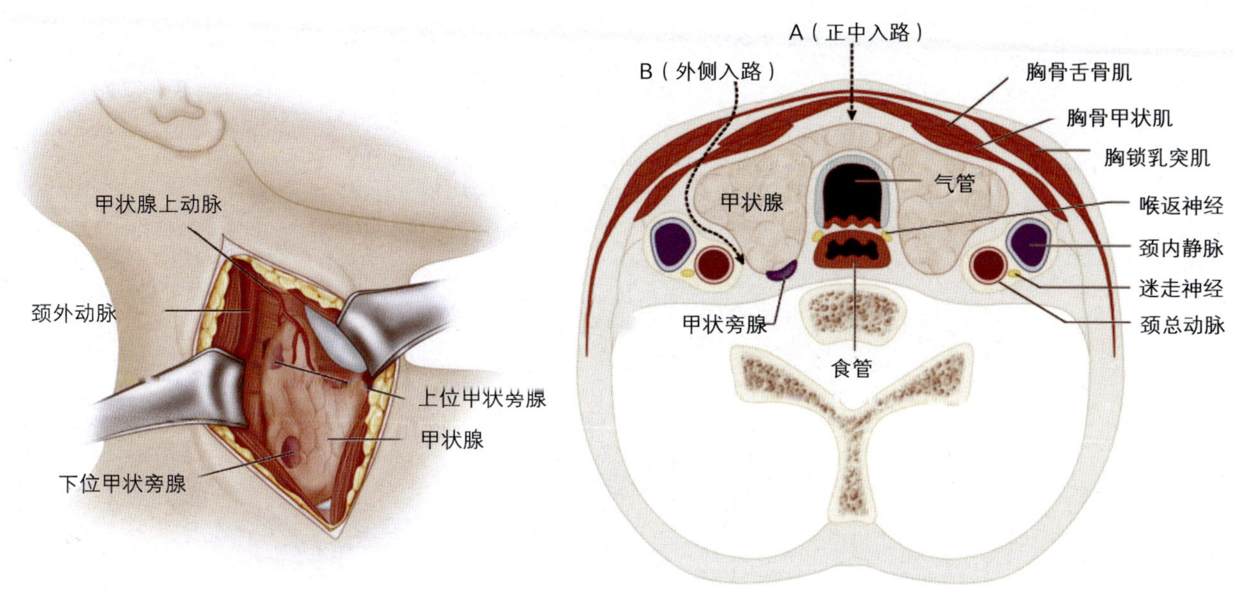

图4-4

图4-5

神经吻合技术

- 虽然喉返神经两切端的吻合不能恢复正常的声带功能，但是，如果术中发现损伤，努力直接修复有几个优势。这有助于防止喉肌的失神经萎缩，尽管它也可能导致喉肌的不协调收缩，如喉内收肌和外展肌纤维的同时收缩。神经修复可改善患者的声音，并降低误吸的风险。
- 灼伤的神经节段应给予清创修剪，游离两侧神经残端，避免张力。应采用7-0或8-0 Prolene缝线间断缝合神经束膜三或四针，对齐神经两端。另外，如果不能分辨喉返神经近端时，可离断颈袢，将颈袢近端吻合到喉返神经远端。

参考文献

[1] Bellantone R, Lombardi CP, Boscherini M, et al. Predictive factors for recurrence after thyroid lobectomy for unilateral nontoxic goiter in an endemic area: Results of a multivariate analysis. Surgery 2004; 136(6):1247-1251.

[2] Gibelin H, Sierra M, Mothes D, et al. Risk factors for recurrent nodular goiter after thyroidectomy for benign disease: Case-control study of 244 patients. World J Surg 2004; 28(11):1079-1082.

[3] Pappalardo G, Guadalaxara A, Frattaroli FM, et al. Total compared with subtotal thyroidectomy in benign nodular disease: Personal series and review of published reports. Eur J Surg 1998; 164(7):501-506.

[4] Snook KL, Stalberg PL, Sidhu SB, et al. Recurrence after total thyroidectomy for benign multinodular goiter. World J Surg 2007; 31(3):593-598.

[5] Subbiah S, Collins BJ, Schneider AB. Factors related to the recurrence of thyroid nodules after surgery for benign radiation-related nodules. Thyroid 2007; 17(1):41-47.

[6] Rojdmark J, Jarhult J. High long-term recurrence rate after subtotal thyroidectomy for nodular goitre. Eur J Surg 1995; 161(10):725-727.

[7] Mittendorf EA, McHenry CR. Thyroidectomy for selected patients with thyrotoxicosis. Arch Otolaryngol Head Neck Surg 2001; 127(1):61-65.

[8] Moalem J, Clark OH. How to avoid injury to the inferior laryngeal nerve. In: Cernea C., ed. Pearls and Pit-

falls in Head and Neck Surgery, Basel, Switzerland: Krager; 2008:2-3.

[9] Yang CC, Lee CH, Wang LS, et al. Resectional treatment for thyroid cancer with tracheal invasion: A long-term follow-up study. Arch Surg 2000; 135(6):704-707.

[10] Kouvaraki MA, Shapiro SE, Fornage BD, et al.Role of preoperative ultrasonography in the surgical management of patients with thyroid cancer. Surgery 2003; 134(6):946-954.

[11] Mazzaferri EL, Robbins RJ, Spencer CA, et al. A consensus report of the role of serum thyroglobulin as a monitoring method for low-risk patients with papillary thyroid carcinoma. J Clin Endocrinol Metab 2003; 88(4):1433-1441.

[12] Farrag TY, Lin FR, Cummings CW, et al. Importance of routine evaluation of the thyroid gland prior to open partial laryngectomy. Arch Otolaryngol Head Neck Surg 2006; 132(10):1047-1051.

[13] Moalem J, Suh I, Duh QY. Treatment and prevention of recurrence of multinodular goiter: An evidence-based review of the literature. World J Surg 2008; 32(7):1301-1312.

[14] Dralle H, Sekulla C, Haerting J, et al. Risk factors of paralysis and functional outcome after recurrent laryngeal nerve monitoring in thyroid surgery. Surgery 2004; 136(6):1310-1322.

[15] Gimm O, Rath FW, Dralle H. Pattern of lymph node metastases in papillary thyroid carcinoma. Br J Surg 1998; 85(2):252-254.

[16] Musacchio MJ, Kim AW, Vijungco JD, et al. Greater local recurrence occurs with "berry picking" than neck dissection in thyroid cancer. Am Surg 2003; 69(3):191-196.

[17] Grodski S, Cornford L, Sywak M, et al. Routine level VI lymph node dissection for papillary thyroid cancer: Surgical technique. Austral NZ J Surg 2007; 77(4):203-208.

[18] Sippel RS, Elaraj DM, Poder L, et al. Localization of recurrent thyroid cancer using intraoperative ultrasound-guided dye injection. World J Surg 2009; 33(3):434-439.

[19] Triponez F, Poder L, Zarnegar R, et al. Hook needle–guided excision of recurrent differentiated thyroid cancer in previously operated neck compartments: A safe technique for small, nonpalpable recurrent disease. J Clin Endocrinol Metab 2006; 91(12):4943-4947.

[20] Su WF, Hsu YD, Chen HC, et al. Laryngeal reinnervation by ansa cervicalis nerve implantation for unilateral vocal cord paralysis in humans. J Am Coll Surg 2007; 204(1):64-72.

[21] Lee WT, Milstein C, Hicks D, et al. Results of ansa to recurrent laryngeal nerve reinnervation. Otolaryngol Head Neck Surg 2007; 136(3):450-454.

第5章

甲状腺癌淋巴结清扫

Miriam N. Lango, MD, and John A. Ridge, MD, PhD

第一节 外科解剖

- 行颈部淋巴结清扫必须透彻掌握解剖结构。

颈部淋巴结分区

- 颈部淋巴结分区(见图 5-1)。
  - Ⅰ区淋巴结包括颏下和下颌下淋巴结。
  - Ⅱ区至Ⅳ区淋巴结包括颈内静脉旁、胸锁乳突肌以内的淋巴结。颈动脉分叉处为Ⅱ区、Ⅲ区分界标志;肩胛舌骨肌上腹是Ⅲ区与Ⅳ区的分界标志。
  - Ⅴ区,即颈后三角区,以胸锁乳突肌后缘、斜方肌前缘和锁骨为界。胸锁乳突肌内侧的锁骨上淋巴结是甲状腺癌最常转移的颈外淋巴结群。

副神经

- 副神经自颅底出颅,于颈内静脉后方,沿二腹肌后腹和茎突舌骨肌深面行走,大约于乳突尖下方 2 cm 处由胸锁乳突肌内侧进入肌内。
- 副神经通常在胸锁乳突肌处发出一分支进入此肌,继续前行至颈后三角支配斜方肌。偶尔,副神经在穿过胸锁乳突肌前即发出分支。
- 颈后三角中,耳大神经于 Erb 点绕过胸锁乳突肌的后缘,可在 Erb 点上方 1 cm 处找到副神经。副神经沿颈后三角的后下方在较浅层面行走,再沿斜方肌内侧面走行并支配此肌。

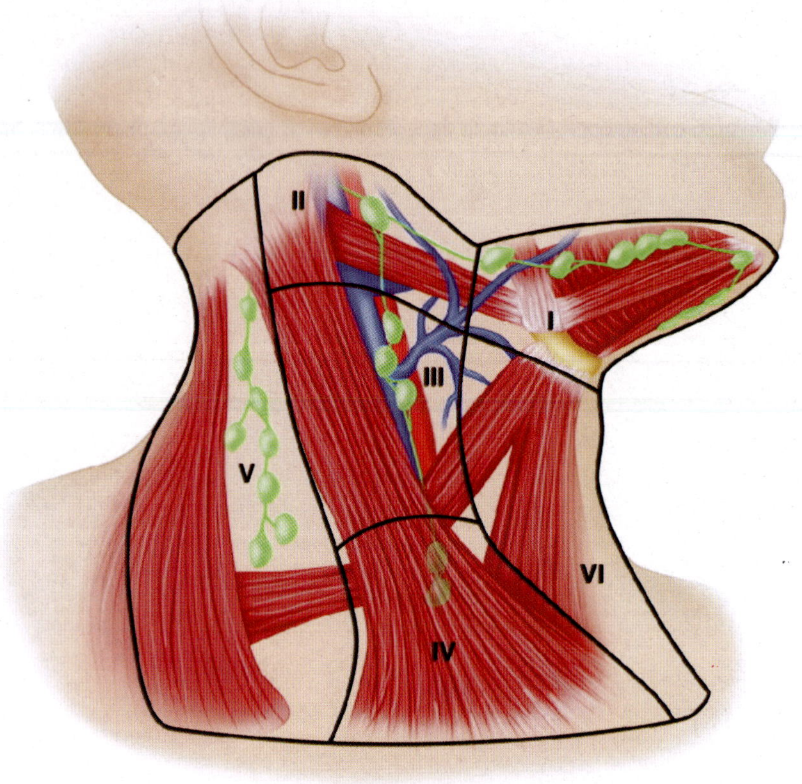

图5-1

胸导管

- 转移性甲状腺癌常累及Ⅳ区。作为甲状腺癌颈部淋巴结清扫的重要步骤，彻底的Ⅳ区清扫有损伤胸导管的危险。
- 胸导管自颈总动脉后方进入颈根部，向前外方走行，越过前斜角肌和膈神经的前面，经颈内静脉和锁骨下静脉交角注入静脉系统。在注入之前，胸导管常分为数支壁薄的小管，增加了损伤可能。

斜方肌和肩胛提肌

- 斜方肌是一块扇叶状的肌肉，与其他肌肉，如肩胛提肌和菱形肌在上肢运动时起到稳定肩胛骨和肩带的作用。损伤副神经或第4、5颈神经（支配肩提肌）易导致肩痛和功能障碍，其特征为肩部下垂和上肢外展受限。轻柔和仔细地分离副神经，保护支配肩胛提肌的神经，能预防这些后遗症。

颈丛（图5-2）

- 颈丛，由颈1至颈4神经的前支组成，发出耳大、枕小、枕大、颈横和锁骨上神经，司头颈部的感觉。这些感觉神经常常在颈清手术中被切断，但有时可以保留。

- 牺牲支配颈部深层肌肉(肩胛提肌、头夹肌、斜角肌)的神经运动支,会加重颈清术后肩部功能障碍。可保留副神经的交通支。
- 为避免损伤膈神经,宜靠近标本结扎颈神经小分支。

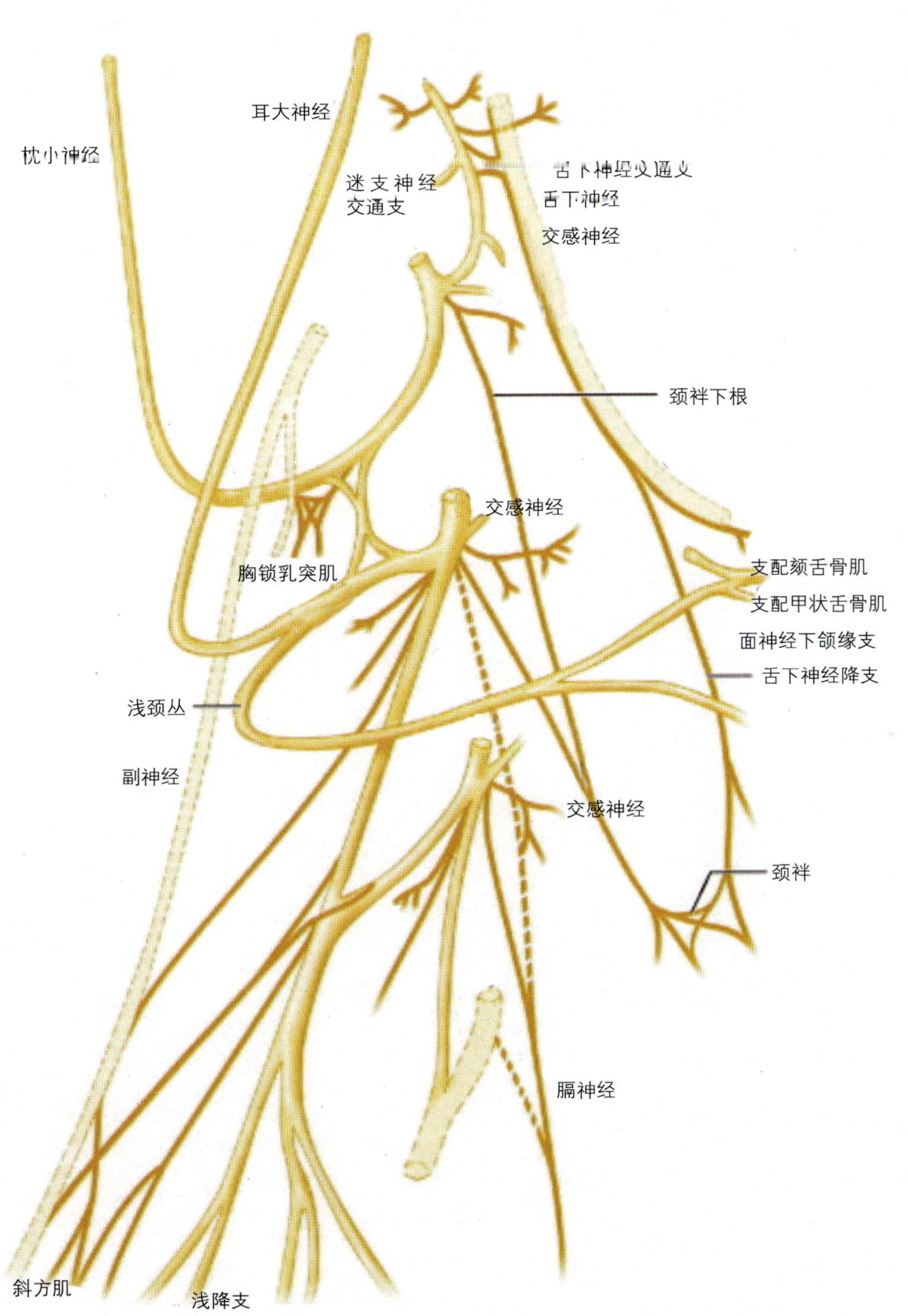

图5–2

第二节 术 前 准 备

术前阶段

- 作为术前分期必备，甲状腺癌患者应在术前行甲状腺和颈部超声检查。可在术前辨认颈侧区的异常淋巴结，然后就能告知患者需行颈侧区淋巴结清扫。
- 颈部 CT 扫描一般不作为甲状腺癌的常规检查，但转移性乳头状癌在 CT 上可有特殊表现。
- 预防性颈侧区淋巴结清扫并不增加生存率，但是，影像学检查（如超声）发现有淋巴转移的患者如接受颈侧区淋巴结清扫，则可增加无复发生存时间。因此，对这类患者推荐颈侧区淋巴清扫，以改善区域控制，提高术后放射性碘消融疗效。
- 乳头状癌和髓样癌的颈侧区转移率较高。据报道，乳头状癌的颈侧区转移率为 11%~80%。滤泡型乳头状癌的颈部转移率则较低。而滤泡状甲状腺癌的转移率更低。
- 与淋巴结转移相关的其他因素包括甲状腺外侵润和青少年患者。总而言之，淋巴转移增加局部复发危险，减少45岁以上患者的生存时间。转移至颈部各区淋巴结的发生率见图 5-4。

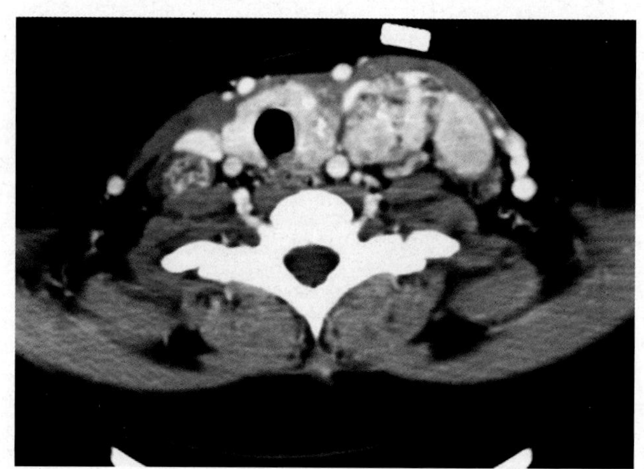

图5-3

乳头状癌颈部淋巴结转移

颈淋巴结区	研究1	研究2
I	6/16	1/7
IIa	7/34	23/44
IIb	22/51	
III	39/51	25/44
IV	30/51	18/44
V	14/50	9/44

图5-4

颈清的范围

- 甲状腺癌通常首先转移到气管旁淋巴结，但是跳跃转移至颈侧区也并不少见。回顾总结淋巴结转移的规律，发现多数患者有多区转移，其中Ⅱ～Ⅴ区转移最为常见。
- Ⅰ区淋巴结只在有临床证实存在转移时清扫。不彻底的淋巴清扫，包括淋巴结摘除，可出现较高的局部复发率。由此，在临床明确有颈侧区淋巴结转移时，主张Ⅱ～Ⅴ区的广泛颈清。

"功能性"颈清

- 通常，大部分转移性甲状腺癌患者实施保留副神经、颈内静脉和胸锁乳突肌的"功能性"颈淋巴结清扫术，因为乳头状癌较少侵犯这些组织。
- 因为许多患者术后生存时间长，改善生活质量就显得重要。然而，即使保留了神经，神经失用和以后的粘连性肩关节囊炎也可导致斜方肌无力。以下几条策略可减少这些并发症：颈后三角无创分离副神经，保留可能存在的副神经颈部交通支，积极进行理疗。
- 在我们医院，患者由康复科进行术前评估和宣教。在神经受损后的康复期，这些干预措施可保持患者一定的活动度。某些患者保留颈部神经，如耳大神经，可能加快术后感觉障碍的恢复。

第三节 手术步骤

切口（图5-5）

- 颈清手术可使用多种切口。
  - ▲ 甲状腺切除术切口可向两侧沿至斜方肌。

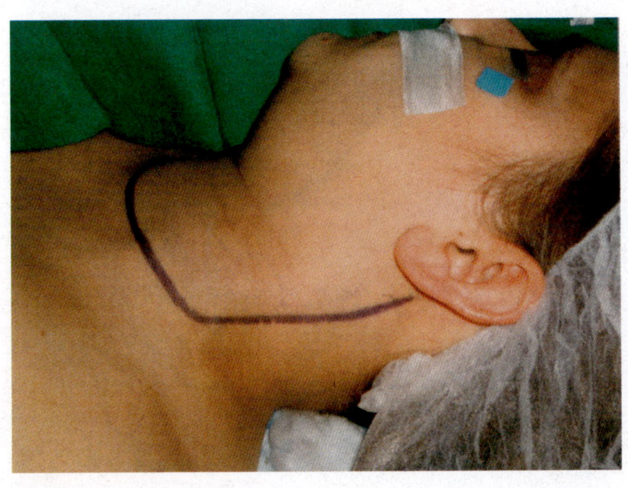

图5-5

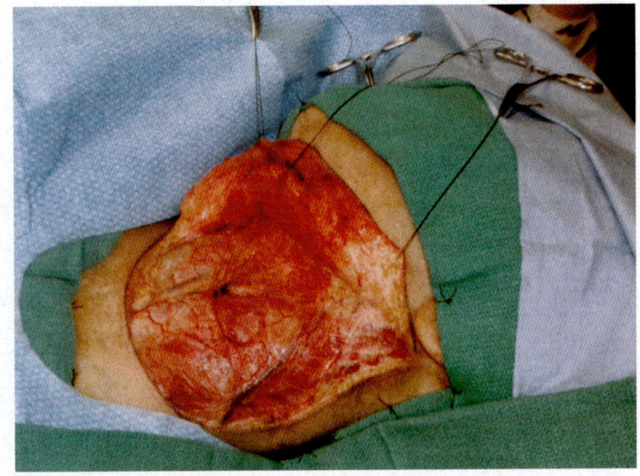

图5-6

- ▲ 沿皮肤皱褶的颈部高位小切口(改良 MacFee 切口)可用于上颈部较局限的手术野暴露。
- ▲ 或者改良围裙样切口,可更充分地暴露出颈侧区、中央区和甲状腺。

- 切口的选择取决于术者的喜好,但必须暴露充分。于颈阔肌下水平,向上分离一个裙状皮瓣,直到颌下腺。分离超过颌下腺,可能损伤下颌缘支,如没有 I 区转移的临床证据,不必清扫。
- 提起颈部后侧皮瓣,浅面可见颈外静脉、颈丛、腮腺尾部和胸锁乳突肌上段(图 5-6)。由于颈阔肌经常在颈后三角开裂,需避免分离皮瓣过浅导致损伤皮肤。
- 颈后三角分离过深可导致副神经损伤,后者在较浅层面穿过此区域,并紧靠淋巴结。颈后三角分离边界在上方、前方、后方、下方分别为二腹肌后腹、肩胛舌骨肌上腹、斜方肌和锁骨后。

颈前三角清扫

- 根据术者的喜好,从颈前三角或颈后三角开始颈清均可。向上拉开颌下腺(图 5-7)。钳夹并结扎下颌后静脉。辨认二腹肌后腹和茎突舌骨肌。前面从二腹肌中间腱开始,骨骼化解剖二腹肌下缘,向后至胸锁乳突肌,向下后方分离肩胛舌骨肌至胸锁乳突肌。
- 向后游离含有淋巴结的组织,注意避免损伤喉上神经及其血供,以及二腹肌下方的舌下神经。辨认出颈动脉、颈内静脉和副神经(图 5-8)。操作颈动脉球部导致的心动过缓可采用外膜下注射利多卡因处理,但在首次颈清手术中一般不会有大的影响。
- 从胸锁乳突肌前缘开始,向内分离直至乳突尖下方约 2 cm 暴露副神经(图 5-9)。将胸锁乳突肌内侧部分骨骼化。
- 离断副神经周围的软组织,神经向上游离到二腹肌后腹。因副神经比较靠近颈内静脉,可能自颈内静脉后方或前方通过、甚至穿过,所以分离副神经时可能损伤颈内静脉。
- 从颈部深层肌肉游离出肌间凹(IIB 区)的软组织(是大标本的一部分)直到副神经下方。
- 再将注意力转向颈后三角。辨认副神经后,将胸锁乳突肌的后缘从周围软组织分离,使其充分游离。须小心避免损伤沿胸锁乳突肌后缘行走的副神经。副神经可能与颈丛的某一感觉支混淆,采用神经刺激有助于手术医师辨别。

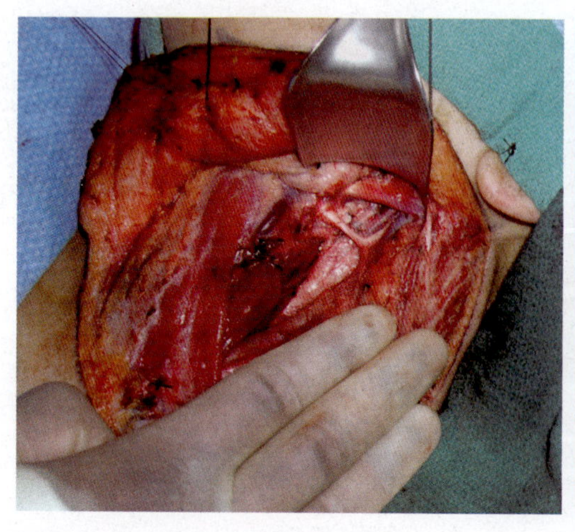

图5-7

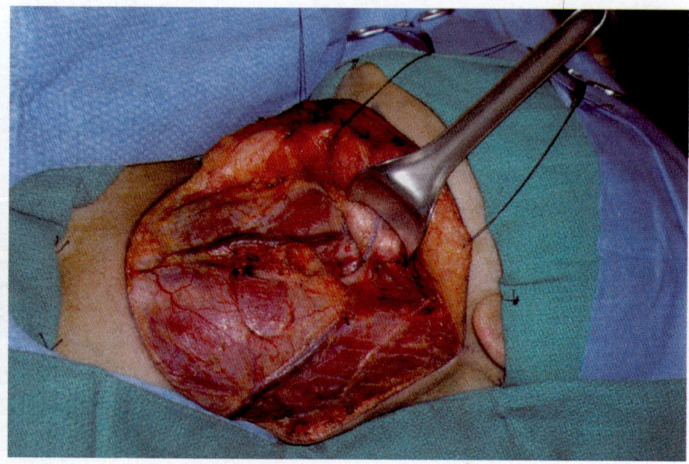

图5-8

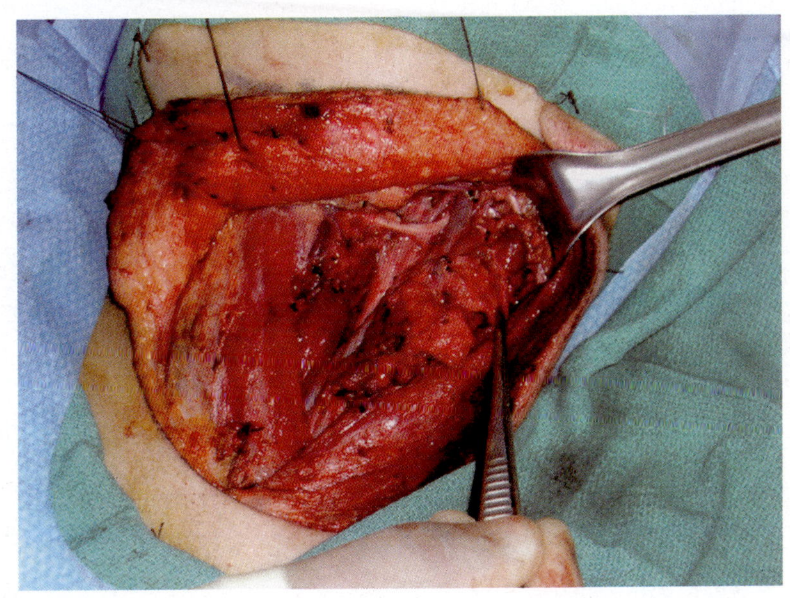

图5-9

颈后三角清扫

- 在颈后三角胸锁乳突肌后缘找到副神经，通常在 Erb 点 1 cm 范围以内（图 5-10），自胸锁乳突肌后缘向斜方肌分离副神经，并完全游离。
- 小心避免烧灼伤和牵拉伤，否则可能引起术后肩部功能障碍。沿斜方肌开始从后向前游离颈后三角脂肪和淋巴组织，使之与颈部深层肌肉分离。在神经上方切除标本，有时可保留感觉神经小支。通常可保留发自颈丛（C_3~ C_5）到副神经的运动神经纤维。
- 用宽的烟卷引流管牵拉胸锁乳突肌，将标本从肌肉下穿过。遇到膈神经、颈动脉、颈内静脉和迷走神经加以保护（图 5-11）。在下方，钳夹并结扎淋巴蒂。如果发现淋巴漏须及时修补。颈后部组织通过胸锁乳突肌下方与颈前部组织相连。放置闭式引流，逐层关闭切口（图 5-12 和图 5-13）。

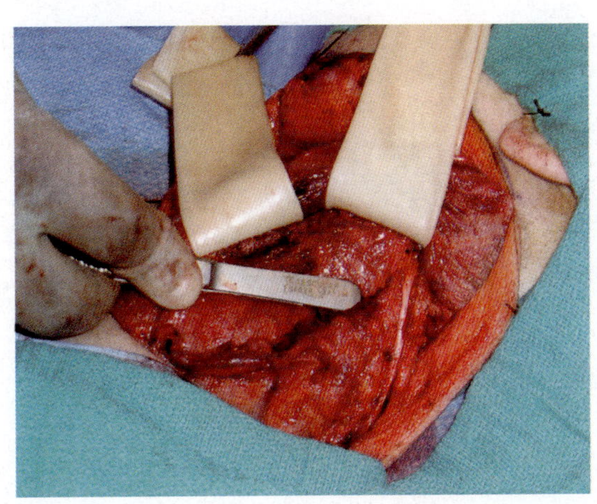

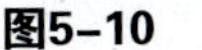

图5-10

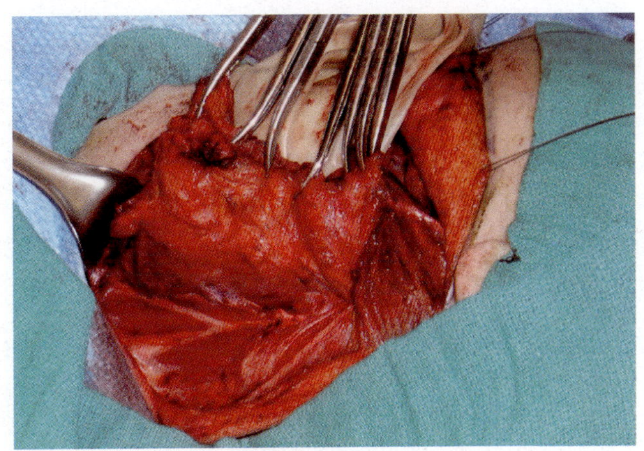

图5-11

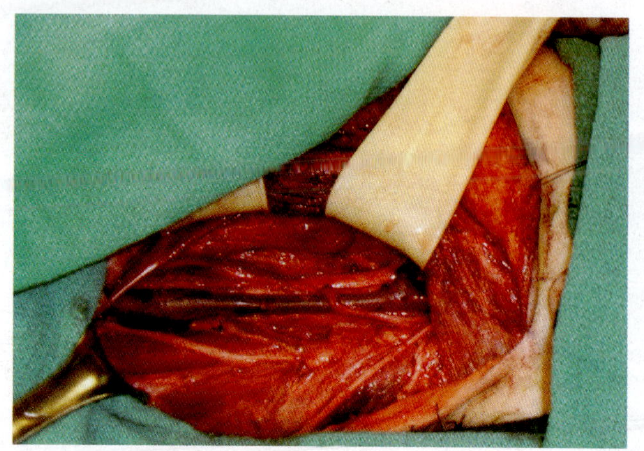
图5-12

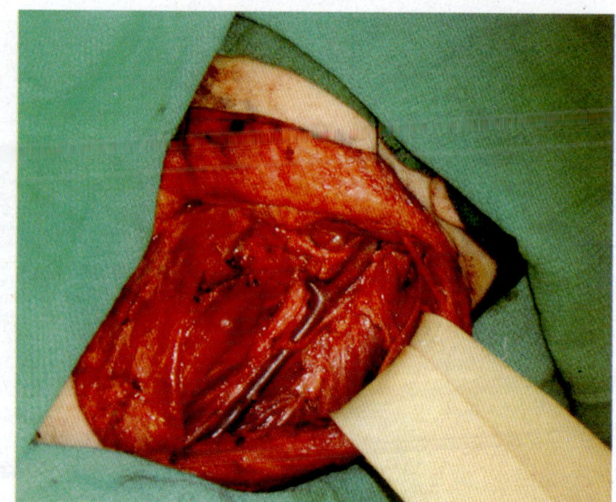
图5-13

第四节 术后处理

- 颈清术后住院时间为 1~3 d，患者通常需带引流管出院。术后 7~10 d，如淡血性引流液少于 30 ml/d，可拔除引流管。术后即开始理疗。

第五节 经验和教训

患者选择

- 有甲状腺癌颈部转移临床证据的患者须行颈侧区清扫。

手术问题

- 预防副神经损伤最好的措施是仔细无损伤的手术操作和术后积极的理疗。
- 术中发现乳糜漏应及时修补。如在术后发现乳糜漏每日引流小于 300ml，采用保守治疗和中链三酯甘油饮食，足以治愈，很少需要全肠外营养，也极少需要手术修补。

参考文献

[1] Binyousef HM, Alzahrani AS, Al-Sobhi SS, et al: Preoperative neck ultrasonographic mapping for persistent/recurrent papillary thyroid cancer. World J Surg 2004; 28(11):1110-1114.

[2] Caron NR, Tan YY, Ogilvie JB, et al: Selective modified radical neck dissection for papillary thyroid cancerIs level I, II and V dissection always necessary?World J Surg 2006; 30(5):833-840.

[3] Gimm O, Rath FW, Dralle H: Pattern of lymph node metastases in papillary thyroid carcinoma. Br J Surg 1998; 85(2):252-254.

[4] Grebe SK, Hay ID: Thyroid cancer nodal metastases: Biologic significance and therapeutic considerations. Surg Oncol Clin North Am 1996; 5(1):43-63.

[5] Hundahl SA, Cady B, Cunningham MP, et al: Initial results from a prospective cohort study of 5583 cases of thyroid carcinoma treated in the United States during 1996. U.S. and German Thyroid Cancer Study Group. An American College of Surgeons Commission on Cancer Patient Care Evaluation study. Cancer 2000; 89(1):202-217.

[6] Ito Y, Tomoda C, Uruno T, et al: Preoperative ultrasonographic examination for lymph node metastasis: Usefulness when designing lymph node dissection for papillary microcarcinoma of the thyroid. World J Surg 2004; 28(5):498-501.

[7] Kouvaraki MA, Shapiro SE, Fornage BD, et al: Role of preoperative ultrasonography in the surgical management of patients with thyroid cancer. Surgery 2003; 134(6):946-954.

[8] Kupferman ME, Patterson DM, Mandel SJ, et al: Safety of modified radical neck dissection for differentiated thyroid carcinoma. Laryngoscope 2004; 114(3):403-406.

[9] Kupferman ME, Patterson M, Mandel SJ, et al: Patterns of lateral neck metastasis in papillary thyroid carcinoma. Arch Otolaryngol Head Neck Surg 2004; 130(7):857-860.

[10] Noguchi M, Yamada H, Ohta N, et al: Regional lymph node metastases in well-differentiated thyroid carcinoma. Int Surg 1987; 72(2):100-103.

[11] Noguchi S, Murakami N, Yamashita H, et al: Papillary thyroid carcinoma: Modified radical neck dissection improves prognosis. Arch Surg 1998; 133(3):276-280.

[12] Pingpank JF,Jr. Sasson AR, Hanlon AL, et al: Tumor above the spinal accessory nerve in papillary thyroid cancer that involves lateral neck nodes: A common occurrence. Arch Otolaryngol Head Neck Surg 2002; 128(11):1275-1278.

[13] Roh JL, Park JY, Park CI: Total thyroidectomy plus neck dissection in differentiated papillary thyroid carcinoma patients: Pattern of nodal metastasis, morbidity, recurrence, and postoperative levels of serum parathyroid hormone. Ann Surg 2007; 245(4):604-610.

[14] Shaha AR: Management of the neck in thyroid cancer. Otolaryngol Clin North Am 1998; 31(5):823-831.

[15] Stulak JM, Grant CS, Farley DR, et al: Value of preoperative ultrasonography in the surgical management of initial and reoperative papillary thyroid cancer. Arch Surg 2006； 141（5）： 489-494.

第6章

外科解剖，术中神经监测以及喉上神经、喉返神经的手术处理

Gregory W. Randolph, MD

第一节　外 科 解 剖

- 喉主要由其上部的甲状软骨和下部指环样的环状软骨组成。
  - 甲状软骨的形状似盾形，分左右两叶薄板，后方通过软骨样环甲关节与环状软骨相连。声带约位于喉内甲状软骨中段的高度，由两片上皮覆盖的肌肉组成。甲状软骨中间突起形成喉结。
  - 环状软骨后部（环状软骨后板）上方有两枚杓状软骨，左右各一。声带向后连接于杓状软骨，向前则连接于甲状软骨中线的内面。杓状软骨与环状软骨间以环杓关节相连，其活动多变，基本运动方式为外旋和内旋，外旋则使声带外展，内旋使声带内收。图 6–1 示喉部的甲状软骨、环状软骨及颈部上段气管（甲状软骨左叶已去除）。
- 喉部的肌群可分为声带内收肌群和声带外展肌群。
  - 内收肌群包括甲杓肌（也称声带肌）、外侧环杓肌以及杓间肌，其中甲杓肌即声带的肌肉部分。
  - 最主要的外展肌为环杓后肌，位于环状软骨后板的背面。
- 环甲肌是在甲状腺手术野中唯一显现的喉部肌肉，位于喉的前外侧，甲状软骨下缘，环状软骨上缘。这样，环甲肌收缩使甲状软骨前屈，向环状软骨靠近，从而使声带紧张（图 6–2）。
- 喉返神经（RLN）沿途发出神经纤维支配咽下缩肌、环咽肌以及除环甲肌外的所有喉内肌。声带平面及以下喉部、食管上段以及气管的一般内脏传入神经纤维也进入 RLN。RLN 还向咽下部、喉、气管及食管上段发出交感纤维和副交感纤维。喉的皮质代表区向双侧神经核（主要是疑核）发出皮质束，神经核支配同侧喉部肌肉。
- RLN 平均直径为 1~3 mm，从迷走神经至喉的平均长度，在左侧约为 14 cm，右侧约为 12 cm。起始端 RLN 感觉纤维和运动纤维几乎各半。多数感觉纤维于入喉前分出，入喉后

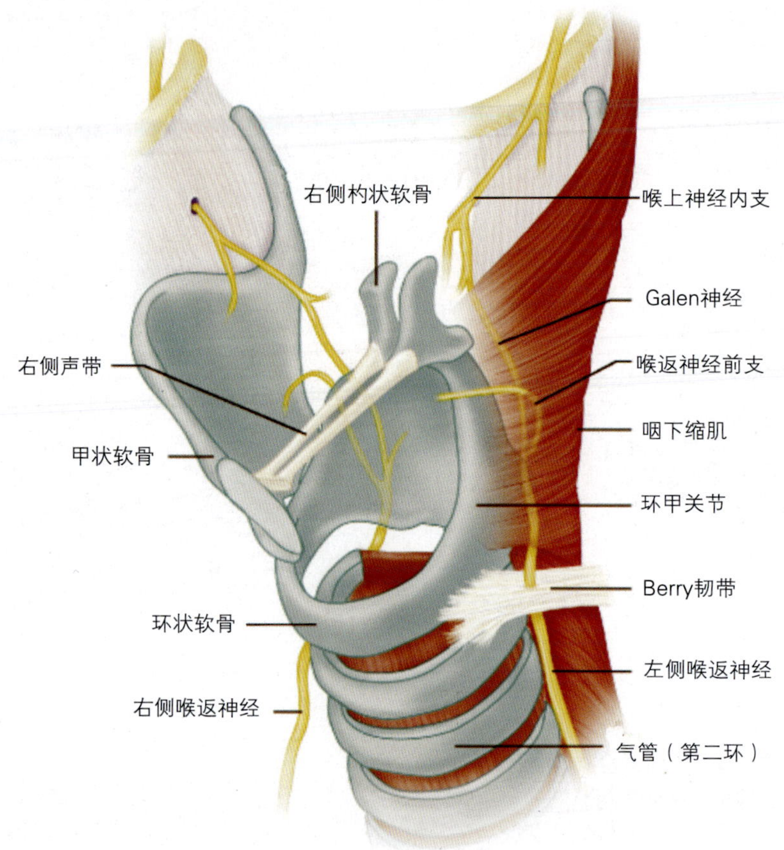

图6-1

近 80% 为运动纤维。

- RLN 的内收神经纤维（支配喉部内收肌）明显多于外展神经纤维，其比例约为 3∶1 或 4∶1。一般认为，这两者在喉返神经内在解剖上并无明显分隔。
- 喉上神经（SLN）是迷走神经最初的分支之一，通常发自迷走神经的结状神经节，其大致位于颈动脉分叉处上方 4 cm。SLN 分内、外支，前者在甲状舌骨膜外侧入喉，支配声门以上喉部的黏膜感觉；后者继续下行，发出分支支配环甲肌，穿过双侧环甲肌的头部，进入声带的前 1/3。
- 喉部的主要运动方式包括：内收，即声带向中线运动；外展，声带向外侧运动远离中线。吸气时，外展占主导地位，使声带向两侧移动，声门裂变宽，发音时内收占主导地位。
- 空气呼出通过部分关闭且紧张的声带产生声音。呼气运动引起被覆黏膜上皮的“声带盖”的震动，称为声带黏膜波。声调的细微变化来自于呼气时的肌肉张力。环甲肌收缩也能使声带紧张，产生更高的声调。
- 上皮波使人类声音特征化，这可通过喉高频摄像检查得到最好的显示。声带内腔表面发生任何细微的损伤或不规则改变均可导致发音破坏和声音改变（称为声嘶）。发声时声带对位不良引起的声音特征性变化，正如声带麻痹一样，这与其说是真正的声嘶，倒不如说是声音的呼吸质量改变。当觉察到声带麻痹的发声无力时，则具备呼气不良的特征。

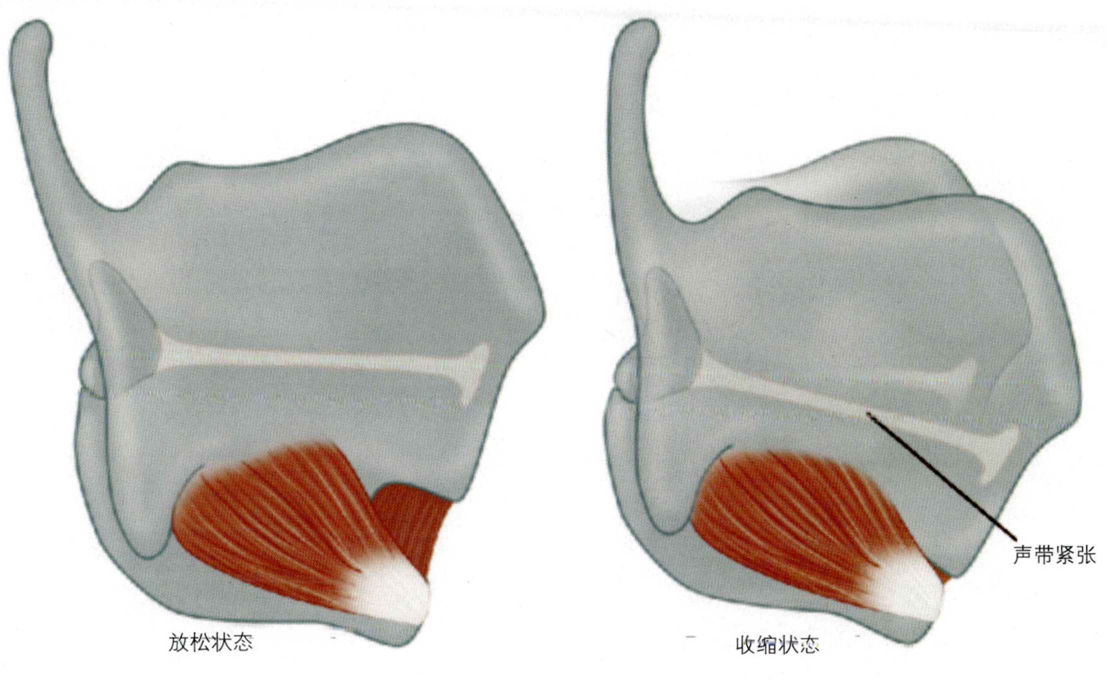

图6–2

第二节 术 前 准 备

- 我们不能仅凭患者的发声症状来判断声门功能，因此术前喉部检查对内分泌外科医师非常重要。存在我们熟知的发音症状和声门症状不一致的现象。即声音嘶哑的患者可能没有声带麻痹，反之亦然。
- 由于声带麻痹时声带位置的多变，以及对侧声带的代偿潜力，基于症状做出的评估是不可靠的。术前声带麻痹可因前次甲状腺或颈部手术时恶性肿瘤侵犯神经引起，也可出现在良性疾病中。我们调查的病例中，无手术史的声带麻痹患者仅占 4%。几组数据表明，50%~60% 的术前声带麻痹的患者是无症状的，考虑到恶性肿瘤侵犯神经的渐进性以及对侧声带的代偿倾向，这个结果并不意外。
- 我们推荐所有患者在甲状腺手术前都应接受检查。术前喉镜检查较易实施，如能确诊声带麻痹有助于术前发现甲状腺外疾病，使得外科医师可以更好地评估影像学检查情况，制定更加合理的手术方案，包括手术是否需要涉及气管或喉，同时也可以更加详尽地告知患者。
- 我们研究的病例中，70% 侵袭性疾病的患者有术前声带麻痹，但大部分患者术前并没有声音嘶哑。总之，术前声带麻痹可靠地提示侵袭性疾病的存在，对制定手术计划有重要意义，外科医师不能仅依靠发音或影像学检查来诊断声带麻痹。
- 术前喉镜检查是必要的。值得注意的是，术中发现神经有侵犯，处理时要适当权衡术前声带功能状况。因此，根据术前声带功能状况做合理的手术处理十分重要。

第三节 手术步骤

迷走神经和RLN外科解剖

- 右侧迷走神经在右锁骨下动脉腹侧面走行，在胸廓入口处发出 RLN。然后，右侧 RLN 由外向内在气管旁区域向上走行，上升至颈部；相对于气管，其路径通常较左侧 RLN 更倾斜，而左侧 RLN 直行向上。左侧迷走神经下行至主动脉弓腹侧，发出左侧 RLN 向上绕过主动脉弓，在颈部气管旁区域内的气管食管沟中上升。
- RLN 进入颈部后，第一个有意义的解剖点即 RLN 与甲状腺下动脉的交叉，这被认为是辨认 RLN 的稳定标志。然而，RLN 与甲状腺下动脉在颈部行径的变化相当多，神经和动脉之间有近 30 种不同方式的交叉。
- 另外，还有相当大比例的患者，其 RLN 与甲状腺下动脉的关系在两侧之间存在差异。值得一提的是，约 8% 的患者没有 RLN 与甲状腺下动脉的交叉点。这些变异的存在使得 RLN-甲状腺下动脉交叉无法像大家一直公认的那样作为理想的解剖标志。
- RLN 向上越过与甲状腺下动脉的交叉点后，紧贴甲状腺中部外侧，向 Berry 韧带行走。
- 在这个区域，甲状腺侧后缘表面形成的各种结节可能和远端 RLN 相互影响，其中最明显的可扪及的结节为 Zuckerkandl 结节，其稳定地向外后方生长。此结节虽被认作辨别 RLN 的可靠标志，但根据我们的经验，源于甲状腺中部或背部的结节变异较大，不宜作为固定不变的解剖标志。
- 值得注意的是，鉴于此区域结节的变异，而且 RLN 与甲状腺后侧缘的关系可能多变，必须仔细全程追寻远端 RLN。
- RLN 继续向上行走，就涉及双侧 Berry 韧带，后者的作用是将甲状腺固定于上段气道，Berry 医师和 Berlin 医师已经详述该韧带（见参考文献）。其附着于颈部气管上缘和环状软骨下缘，RLN 通常经其背面或后部进入。
- 然而，在某些患者，Berry 韧带可分为前后两小叶，RLN 可能穿过其中一叶，或者从两者之间通过，这样，一部分 Berry 韧带就位于 RLN 的背面。这意味着，对甲状腺的牵拉可通过 Berry 韧带向 RLN 传输。这将导致神经向上弯曲，至少在某些情况可能引起神经牵张性损伤。我们认为，这种损伤甚至在适度的甲状腺牵引也可能出现，有可能是甲状腺手术中 RLN 损伤最常见的机制。
- Berry 韧带可看作甲状腺真包膜的融合，因此甲状腺组织可渗透其间。它是甲状腺全切术中可保留的三个区域之一（图 6-3）。甲状腺组织在 Berry 韧带内不同程度的侵润，可导致甲状腺组织与神经非常靠近。有时，甲状腺组织实际上紧贴在 RLN 入喉处背面。
- 在含有 Berry 韧带的这个困难而关键的区域，RLN 分离的程度或保留甲状腺组织（如果需要的话）的量，取决于预计 RLN 能承受手术分离的强度。如果 RLN 直径较粗，呈圆柱形，能承受分离，那么我们应该尽可能切除此处所有的甲状腺组织。反之，如果 RLN 较细，扁平（常见于瘦高的女性），则侵袭性的分离会增加神经功能损伤的风险，此时我们可保留 Berry 韧带附近的少量甲状腺组织。重要的是，留下的组织应是无结节的和远离已知的癌

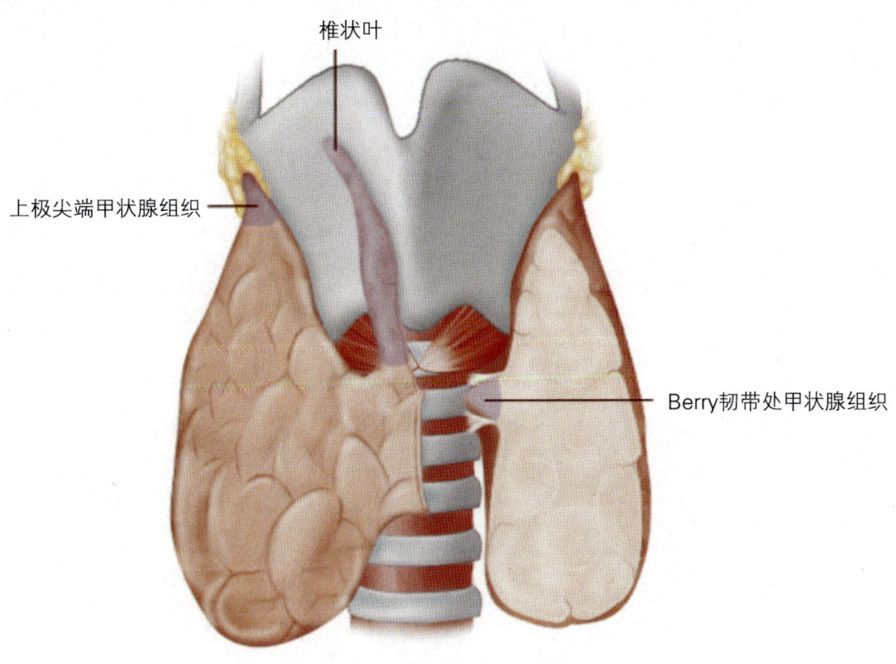

图6-3

组织的。

- Berry 韧带是一个手术较困难的区域，因为此处筋膜可能增厚变韧，且血供良好（由甲状腺下动脉单独发出一支小动脉供应）。在此处缓慢、细致的操作是重要的。如果发生出血，推荐用手指轻压纱布，采用器械进行粗暴的压迫或不明智的、随意的电灼都可能导致 RLN 损伤。此处出血使神经变得模糊，但通常起因于细小血管，采用纱布垫手指轻压一两次常会帮助术者寻找到出血的小血管，然后应用夹子、打结或谨慎的双极电凝（需尖端纤细）进行止血。因为 RLN 与甲状腺位置关系变异较大，后者取决于甲状腺组织在 Berry 韧带的侵润程度，通过 Berry 韧带，而不是紧随此处甲状腺被膜追寻 RLN 是十分重要的。
- 从胸廓入口下方至环状软骨下缘入喉处，RLN 沿途发出多根分支进入气管、食管、下咽和喉，其大部分为感觉纤维。
- 喉外运动纤维分支，是指喉运动纤维在入喉点前的不成熟分支，入喉点定义为 RLN 入喉时在咽下缩肌最下缘下方的进入点。通过术中神经监测的使用，我们发现，约 10% 的患者存在这种不成熟的喉外运动纤维分支。咽下缩肌最下缘肌纤维以下的纤维分支，我们称为不成熟的喉内运动纤维分支。几乎 90% 的喉外运动纤维分支在甲状腺术野中可见，位居神经与甲状腺下动脉交叉点以上的远段 RLN。
- 研究表明，此种运动纤维分支方式在两侧可有不同。借助神经监测仪可以推测何为运动神经，何为感觉神经。仅凭肉眼观察，即便可能，也是难于确定的。
- 如真有喉外运动神经分支存在时，RLN 前支则含有支配内收肌的纤维。RLN 最后支主要为感觉支，是 RLN 通向位于下方 RLN 与上方 SLN 之间的粗壮的喉后方感觉吻合支（称为 Galen 神经）的属支。我们的临床经验和其他学者的一些研究认为，外展纤维（如 RLN 发出支配环杓后肌的纤维）可能位于前支，也可能位于后支。因为对运动纤维位置缺乏预测性，所以 RLN 的所有分支都应当保留。

- RLN 能提供有关甲状旁腺定位和辨认的重要信息。如果以 RLN 在颈部做一冠状面，那么下位甲状旁腺在此平面的腹侧（浅层）能被可靠地发现，而上位甲状旁腺位于其背面（后方）。
- 根据我们的经验，就区分上、下甲状旁腺而言，此冠状面的相对位置比其头尾轴的位置更加可靠。上、下甲状旁腺可沿头尾轴紧靠在一起，但通过其相对于颈部 RLN 冠状面的位置仍能可靠地区分开。上位甲状旁腺通常位于RLN的后深面，且刚好在RLN入喉点前（图6–4）。
- RLN 在颈部走行的全程如图 6–1 所示。值得一提的是，RLN 远段与 Berry 韧带相关，可从其后，也可从其间穿过，后在环状软骨外侧最下缘入喉，穿入咽下缩肌最下纤维的深面（图 6–5）。我们称此点为入喉点，也是 RLN 离开甲状腺手术野的点。值得注意的是，如万一有恶性肿瘤侵润，再分离出一段神经是必要的或很有帮助的。可切断咽下缩肌最下纤维，可多暴露出 5~7mm 神经，这在远端 RLN 受侵润的某些恶性疾病手术中很有用处。

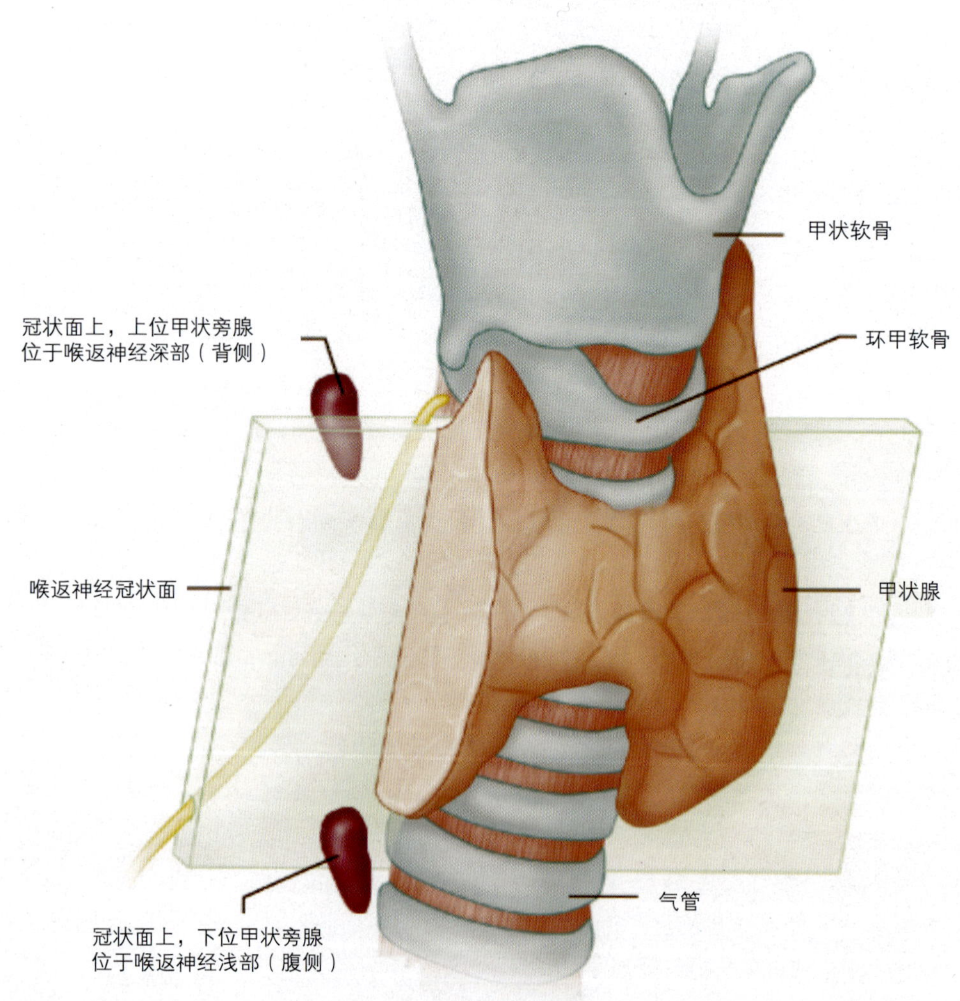

图6–4

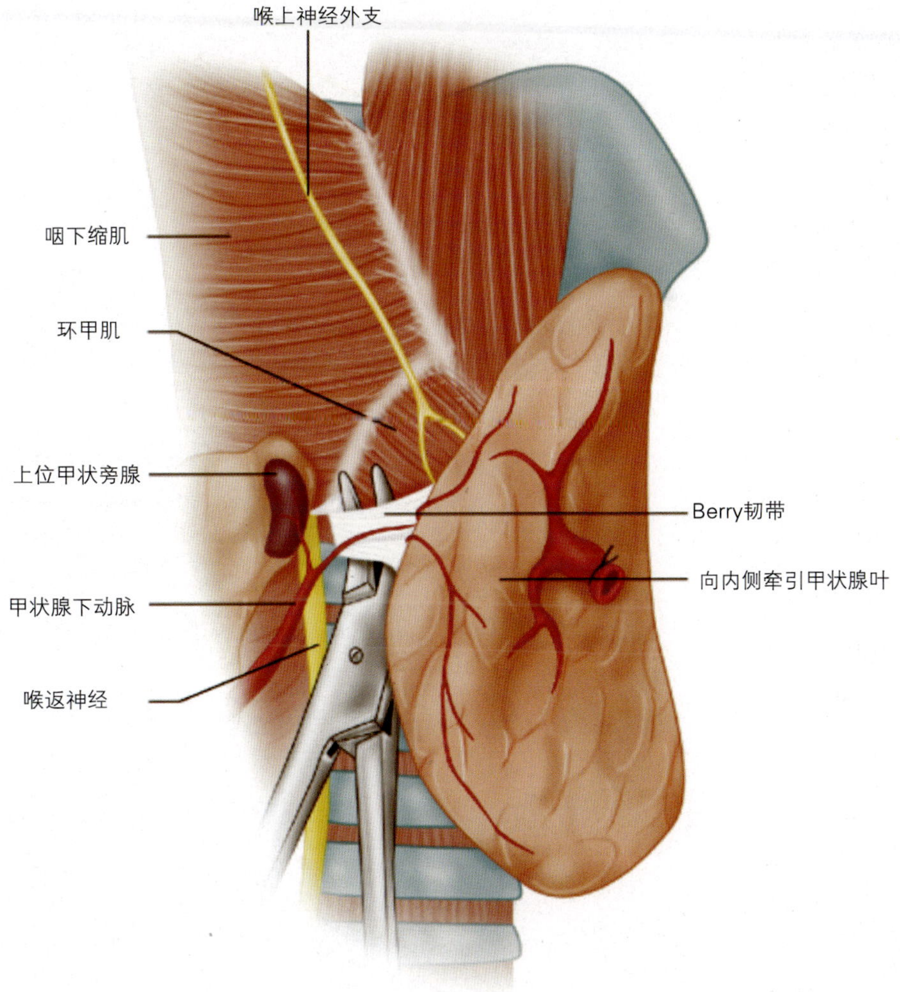

图6-5

RLN的手术路径

◆ RLN的手术路径可能随具体情况而变化，根据经验可分为三种特别的路径。需要指出的是，只要能良好地辨认神经，无论任何技术都是好方法。尽管如此，这三种独特的辨认方法对于甲状腺切除术仍是非常有帮助的。

RLN的下路途径

◆ 下路途径，即从胸廓入口处外侧寻找右侧RLN，在偏内侧靠近气管食管沟处寻找左侧RLN。从下路途径寻找时，RLN通常是一根单一的神经干，尚未发出喉外神经分支，走行于低位气管旁间隙内疏松的结缔组织床中，不远处即与甲状腺下动脉交叉。这种方法对再次手术最有帮助，术者可从以前的手术瘢痕的尾侧，尚无分离的区域寻找RLN。这种路径的不利之处在于寻找RLN需分离的距离较长，术者需注意在长段分离过程中避免损伤下位甲状旁腺的血供。在右侧，术者还需考虑到“喉不返神经”的存在可能(图6-6A)。

RLN的上路途径

- 上路途径即从 Berry 韧带上方，RLN 的入喉处开始寻找。此途径的优点在于 RLN 的入喉点是神经在颈部最恒定的位置，喉可能偏离或旋转，但 RLN 的入喉点通常都紧贴环状软骨外缘，并由其下方入喉。
- 上路途径对颈部巨大或胸骨后甲状腺肿手术特别有用，因其无法从下面或侧面寻找 RLN。可触摸甲状软骨下角来大致地在此区域对 RLN 定位。
- 一旦向前扪到环状软骨前弓，也可更容易地在此区域找到 RLN。确认此区域后，神经刺激能有助于引导分离。一旦在此区神经得到辨认，即可逆向解剖，直到离开甲状腺叶的背侧。
- 此路径的不足之处在于 Berry 韧带是纤维组织且血供良好，并且需要先行分离出甲状腺上极，故需首先辨认和躲开 SLN 外支及上位甲状旁腺。如甲状腺上极较大，那么此路径技术上将更具挑战性。尽管如此，当其他路径失败或存在喉不返神经时，此路径是非常有用可靠的方法（图 6-6B）。

RLN的侧路途径

- 侧路途径是最常用的途径，适用于常规病例，即将腺叶向内牵引，在甲状腺中极水平的外侧寻找 RLN。优势在于减少 RLN 分离长度，保护了甲状旁腺的血供。然而，分离解剖 RLN 是在甲状腺组织与 RLN 靠近的区域，即 Berry 韧带处或其下方。
- 此路径不适用于巨大甲状腺肿或胸骨后甲状腺肿手术，也不适用于再次手术广泛瘢痕形成的情况。还需要注意的是，神经从较远端分离，可有喉外分支在此水平发出，需注意侧方纤细的神经。针对非肿大的甲状腺的初次手术，多数选择此路径最理想（图 6-6C）。

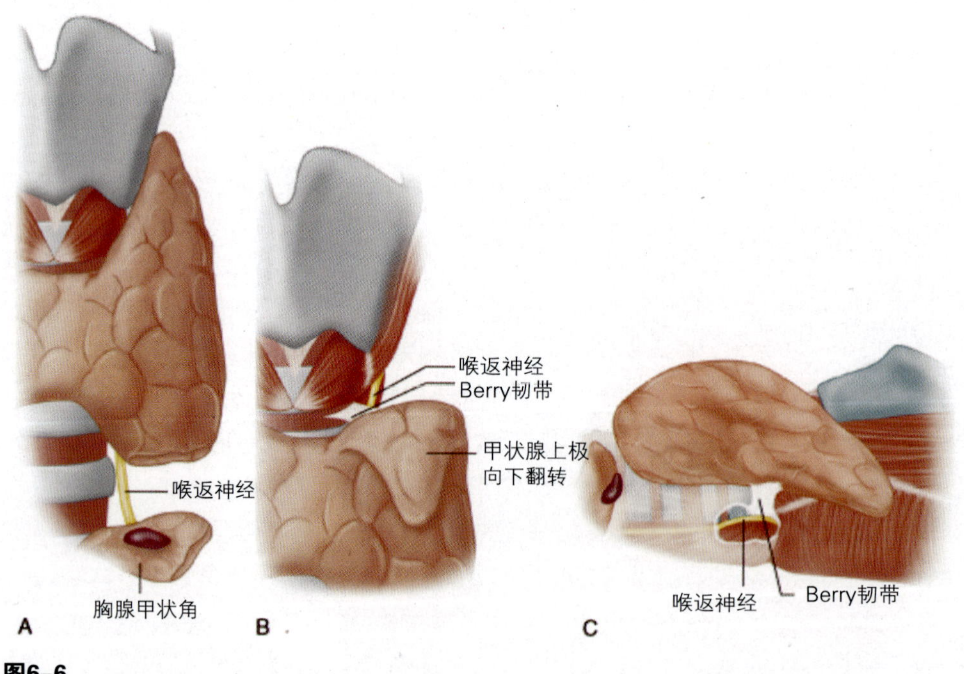

图6-6

迷走神经和RLN的术中神经电生理监测

- 喉返神经监测可分为两种方法：被动监测和诱发监测。
  - ▲ 被动监测，此种神经监测模式是通过表面电极监测双侧声带来被动地辨认 RLN 的活动信号。
  - ▲ 诱发监测，是指用消毒后的刺激探头刺激 RLN，使其去极化，从而监测该侧声带的活动。探头刺激有助于分辨神经，其原理在于非神经组织受刺激时不会产生肌电活动（EMG），而神经可以产生 EMG。
- 神经监测可选择的仪器很多，我们喜欢使用的是以气管内套管为基础的仪器，它可持续地使 EMG 信号波在显示器上实时显示，并且对波幅和潜伏期给出量化信息，这与简化的以音频为基础的仪器不同，后者仅能简单地反映出 EMG 的音频信号，而包含在诱发波形的信息（如波幅、潜伏期、波形）是非常有用的。
- 神经监测得到的神经的电信号，被公认为是对视觉辨认神经的辅助手段。
- 通常神经暴露需要开阔的手术野。起初，在微小的白色区域来寻找神经，继续分离解剖，术者能分辨神经的内侧和外侧边缘。分离神经所得的视觉信息最终有助于确认神经从头到尾的走行路径，特别是右侧 RLN，还能分辨从外到内的走向。进一步分离神经，术者可发现线性神经结构所特有的蜿蜒曲折的走行，以及在神经腹面发现特征性的呈条纹状的神经营养血管。
- 所有这些视觉特征所能补充的信息较少，经过积极的视觉观察后，采用电刺激和电神经监测将有助于确认神经。我们发现，获取更多的信息（包括视觉和电生理）对更好的手术操作非常有帮助。
- 在视觉辨认模棱两可的病例中电生理监测神经特别重要。如相对于高大男性粗而圆的神经，颈部细长的女性的神经细而扁平。在这种情况下，视觉难以辨认的神经，可使用电神经监测。此方法也适用于神经与 Berry 韧带分离困难的情况，因为足够大波幅的持续信号可表明神经一直正常，未发生神经损伤。
- 有时，在分离的后期牵拉甲状腺叶，神经可被 Berry 韧带撑起或被甲状腺下动脉牵拉呈弓状。由此引起的神经牵拉性损伤视觉观察无法发现，但可用电生理监测发现并根据电信号变化重新改变操作手法，这是视觉观察所不能得知的。
- 电刺激监测也可帮助术者辨认入喉的运动纤维，区分神经的运动支和感觉支。这也是通过视觉评估，甚至采用放大镜难以观察的。
- 神经监测目前还是一种新技术，仍存在很大争议。许多人通过有限的研究来评价术中神经监测，对比神经监测前后所致的神经麻痹率的变化。但大部分研究仅持续数月，不够权威，否认了外科医师常规使用神经监测而获得的许多明显的益处。估计目前美国甲状腺手术约 40% 使用了神经监测。
- 无论如何，神经监测都不能代替外科医师的操作技术和解剖知识。然而，它确实提供了术中动态监测神经的新方法，这是以前不曾有的。神经监测给真正的外科医师手术提供了额外的有用信息，但它不能取代视觉辨认神经，也需要严格无血的术野。这存在一个学习曲线，需要一段时间的适应来掌握复杂的神经监测方法。
- 虽然最近的资料表明，神经监测能准确地预见术后神经功能，但是目前我们认为，所有病例的术中神经监测联合术前和术后喉镜检查是非常必要的。

- 我们发现，神经监测在诱发模式下(通过刺激神经)是非常敏感的，距离神经 1 mm 以外的地方刺激都不会产生神经反应信号，只有直接作用在神经上才会有阳性反应。
- 刺激神经时，需注意不可被覆过多筋膜以免干扰，保证术野无血很有必要。正如在小脑桥脑角刺激面神经时，脑脊液会分流电流，颈部神经旁的组织、液体或血液也会分流来自神经的电流，从而产生假阴性反应信号。
- 与甲杓肌内 EMG 钩线电极(被认为是标准的喉 EMG 测量方法)比较，我们发现，气管内套管表面的电极排列线提供了同等的、准确的喉部敏感 EMG 信号。因此，气管内套管表面非侵袭性的排列线是一个极好的监测声带的方法。而侵袭性的喉内针样电极或穿过环甲膜到声带的电极，都是不必要的。
- 有必要知道，电刺激和 EMG 反应间有着一种剂量 - 反应关系；在被覆筋膜得到完全分离、术野无血时，神经在 0.3~0.4 mA 开始引发刺激反应。如提高神经刺激电流到约 0.8 mA，EMG 波幅会达到峰值。此峰值也是在被覆筋膜得到完全分离、术野无血的情况下获得的。此时继续增加刺激电流，EMG 波幅不会进一步上升(即达到 EMG 峰值)。由此，我们认为术中神经刺激电流宜控制在 1 mA 水平。对患者按此刺激强度设计进行数百次的实验，均未发现刺激导致任何神经损伤或功能麻痹。
- 如将刺激电流增加到 2 mA，也不会使 EMG 峰值升高，但会增加刺激探针尖端周围的电刺激传播范围。这在寻找神经时非常有用，因此，在寻找神经时一般将刺激电流调至 2 mA。一旦在神经位置通过肉眼确认并加以分离后，可将电流降至 1 mA 继续监测。如前所述，我们对近 1 400 根迷走神经和 RLN 监测中使用 1~2 mA 刺激电流，未发现神经损伤、心动过缓或支气管痉挛。
- 使用双侧电极常观察到对侧波形(刺激一侧神经时对侧声带出现波形)。显而易见，同侧声带的去极化影响了对侧的声带。
- 神经监测主要在三个方面提供帮助：辨认神经、辅助分离和术后神经功能的预测。
  - ▲ 神经监测对辨认神经的帮助价值非常大。虽然视觉观察仍然是必须的，不能取而代之，但神经监测对辨认神经的帮助毋庸置疑，特别是神经逐渐显露的时候。神经监测可以在尚未解剖的区域，于神经分离或看见前，借助神经刺激进行“神经绘图”(Neural mapping)，了解神经在此区域的可能行径路线。“神经绘图”便于指导合理有效地分离、显示和暴露神经。
  - ▲ 当切断甲状腺中静脉、甲状腺叶得到初步分离后，“神经绘图”涉及气管旁区域的确认。腺叶初步分离后，还须清楚地找出中线上的气管。从甲状腺下极水平，沿着未分离的气管旁间隙，使用神经刺激探头，寻找出神经的路径。如前所述，探针电流使用 2 mA 强度以便于寻找神经。一旦找到神经去极化的阳性信号的路径，此路径内侧、外侧应皆无阳性信号。根据这条预测的神经线路，神经分离可有的放矢，效率高，损伤最小。如上所述，神经分出后，刺激神经也有助于神经的进一步确认，区别血管以及分辨感觉神经与运动神经。
- 与腮腺切除术中间歇刺激面神经类似，神经刺激可在手术野作为追踪显露神经的辅助手段。面神经得到确认后，附着于神经上的组织经刺激后呈阴性反应，神经则为阳性，可据此清除周围的被覆组织。间歇刺激可辅助 RLN 的分离，特别是在困难部位，比如 Berry 韧带及再次手术的瘢痕区域。神经组织及其细小的分支有阳性反应，而临近的纤维组织则没有。两者的截然不同，便于无损伤地分离非神经组织。

▲ 因手术创伤诱发的间歇性神经去极化意味着神经牵拉伤或某种类型神经损伤，神经被动监测也有助于发现。一旦出现，可再评价当前的手术操作正确与否。

▲ 神经检测也可有助于对住院医师和低年资医师的手术培训。在术野分离出神经后，受训者可再次确认所分辨的神经及其位置，确保拟切除的组织中不含有神经。我们已经发现，受训者普遍欢迎手术室装备神经监测仪，常常在整个手术过程中使用神经监测，其对神经的术中辨认率达到较高的水准(不时地监测神经以确保神经功能正常)。能够不时地监测神经功能，保证了神经分离得更完全，比如，在Berry韧带处，甲状腺组织可被更彻底地切除。

▲ 最令人感兴趣，也是最有用的，在于对拟行双侧甲状腺手术的患者，结束一侧甲状腺手术后，即可采用神经监测并预测术后该侧神经的功能。在单侧腺叶切除后，于迷走神经水平给予神经刺激，可完整地检查该侧神经回路，有助于术者在进行对侧手术时，对该侧的神经功能做到心中有数，此法可使甲状腺手术导致双侧声带麻痹及气管造口术成为历史。目前仅根据我们获得的有限的相关文献和其他近年来生命质量登记信息表明，甲状腺腺叶切除术结束时，靠视觉观察作为目前唯一的神经功能监测方法，能够发现的神经损伤只有10%。那就是，在腺叶切除后仅靠视觉观察仅能发现1/10的神经损伤。这与腺叶切除后于迷走神经水平给予神经刺激观察EMG信号波的效果有明显差别，我们的研究表明，后者的阴性预测值达99.6%。

◆ 如果EMG信号波在手术结束前发生变化，仪器会运行系统故障排查程序，以确认此变化不是由仪器故障引起。如用故障排查程序仍未发现仪器问题，就意味着存在神经损伤，再用神经监测确认并标出神经受损的位置。从神经最远端即入喉处开始，逐渐向下移向近心端，用刺激探头刺激神经，一旦发现神经损伤节段时，EMG信号就会出现改变。

◆ 远端的阳性刺激信号和近端的阴性刺激信号可指示出神经损伤的部位，术者就有可能加以治疗。例如，如果发现缝线靠近，并包绕神经，可拆除缝线。神经监测至少也可使术者明确神经受损的准确位置，回顾手术过程，找出哪一个步骤造成了神经损伤，这样就给外科医师提供了很好的学习机会。

◆ 第二个主要好处在于当日行对侧手术之前就已发现受损的神经部位，其显示减弱的EMG信号。许多情况下，进展期或再次的甲状腺癌手术时需要对神经功能正常侧手术，在仅剩一条功能正常的喉返神经时，让术者和患者知晓是非常重要的。

◆ 许多患者的暂时性神经损伤仅通过几周的休息后可恢复患侧声带功能(术后喉镜观察可确认)，一旦恢复，就能施行另一侧的手术。我们认为，所有的甲状腺和甲状旁腺手术都应使用神经监测，因为术前不可能知晓哪个患者的神经分离困难。当然，进展期甲状腺癌、气管旁淋巴结广泛转移、困难的颈部形态以及巨大甲状腺肿，术前一经诊断就能提示患者手术的困难。但是，有时即使腺体细小或者颈部细长，Berry韧带分离也可能非常复杂困难而导致神经损伤。鉴于神经损伤无法预测以及存在学习曲线，我们建议在所有的甲状腺和甲状旁腺手术中常规使用神经监测，以降低神经损伤。

◆ 用于插管的肌松药一旦失效，而麻醉尚不太深，显示器出现呼吸变异的表现后，即可初步确

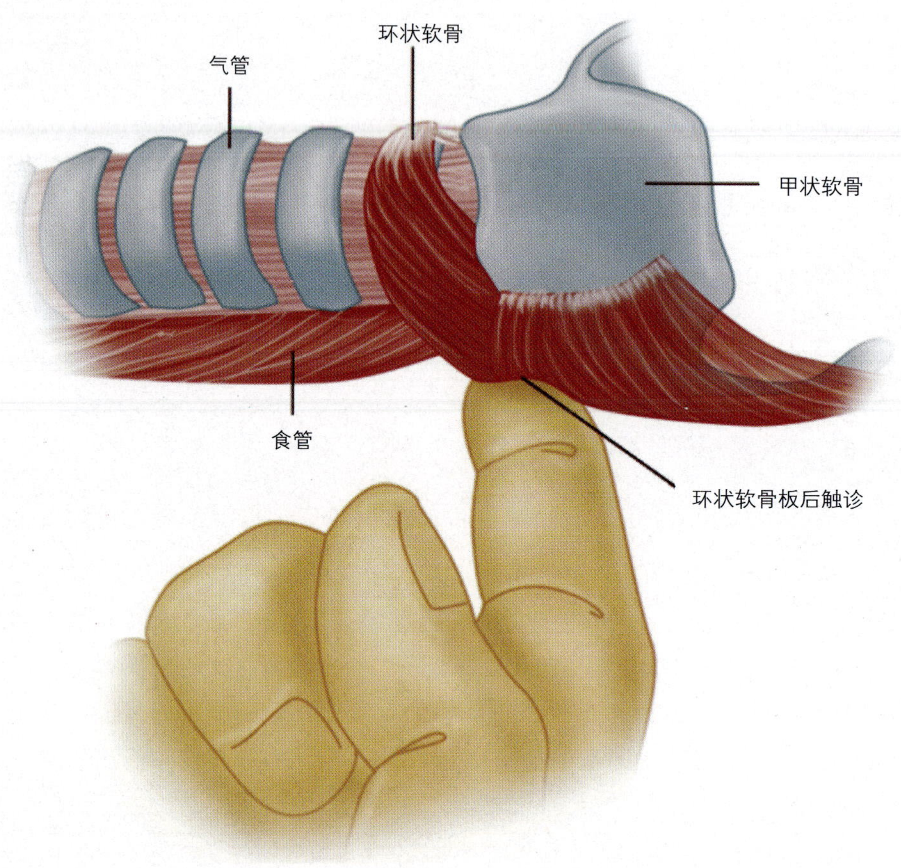

图6–7

认气管内套管放置到位。患者摆好体位后，呼吸活动可由气管内套管上的双侧电极捕获，表现为 30~70 mV 的小波形，我们称之为呼吸变异。体位良好（即颈部伸展）的患者出现此现象，即意味着气管内套管放置适当，其电极在声带水平。

- 如患者手术时信号波消失，排查故障的第一步是触诊喉部。在神经刺激时，将示指放在环状软骨后板的后方，感受环杓后肌的颤动是否可扪及（图 6–7）。如果可触到喉颤，可表明神经辨认无误，也没有神经损伤，此时应启动仪器的故障排查程序。
- 绝大多数仪器故障与气管内套管位置不佳有关。此时最好的处理方法是外科医师刺激迷走神经的同时由麻醉师重新调整套管，一旦出现 250 mV 以上的信号波，即意味着套管再次放置成功。如果与麻醉师配合良好，这些操作一般需 1~2 min。如果未见喉颤，在排除肩后接地电极或探针的功能异常以及肌肉神经阻滞后，需考虑神经损伤的可能。
- 神经监测在手术野暴露不佳时尤为重要，如甲状腺微创或旁腺手术，其切口常常足够放入纤细的刺激电极，刺激神经时也可获得神经完整性的记录。反应延迟则为迷走神经受到刺激。腺叶切除标本被送病理检查后，将实时波形记录成图表，证明腺叶切除后神经功能正常。

喉上神经（SLN）外支：解剖及术中神经监测

- SLN 外支于喉外侧自 SLN 发出，常沿咽下缩肌走向环甲肌。环甲肌有两个分开的头，当向甲状腺和环状软骨的外侧延伸时，其穿过下括约肌内下缘的纤维环。
- SLN 外支比 RLN 细一些，直径大约 0.8 mm（图 6-8，图 6-9）。
- 关于 SLN 外支的位置变异的分类方法很多。我们基本上遵循“20%-20%”法则。即 20% 的 SLN 向下行走紧贴甲状腺上极，另有 20% 向内侧行走，深入咽下缩肌筋膜内。大约 20% 的 SLN 外支环形下降，紧靠甲状腺上极血管，甚至到达上极的内侧，在处理上极血管时易被误伤。这要求在甲状腺上极水平处理时应尽可能低到甲状腺被膜水平，结扎切断上极血管时应在直视下进行，这样如 SLN 经过此处时就能准确地辨认。
- 我们的原则是，分离前在辨认此区组织时，用神经刺激探头在组织上探查，确认不是神经组织，然后显露出环甲肌。如环甲肌出现震颤，则表明附近有神经，需重新对此区组织进行仔

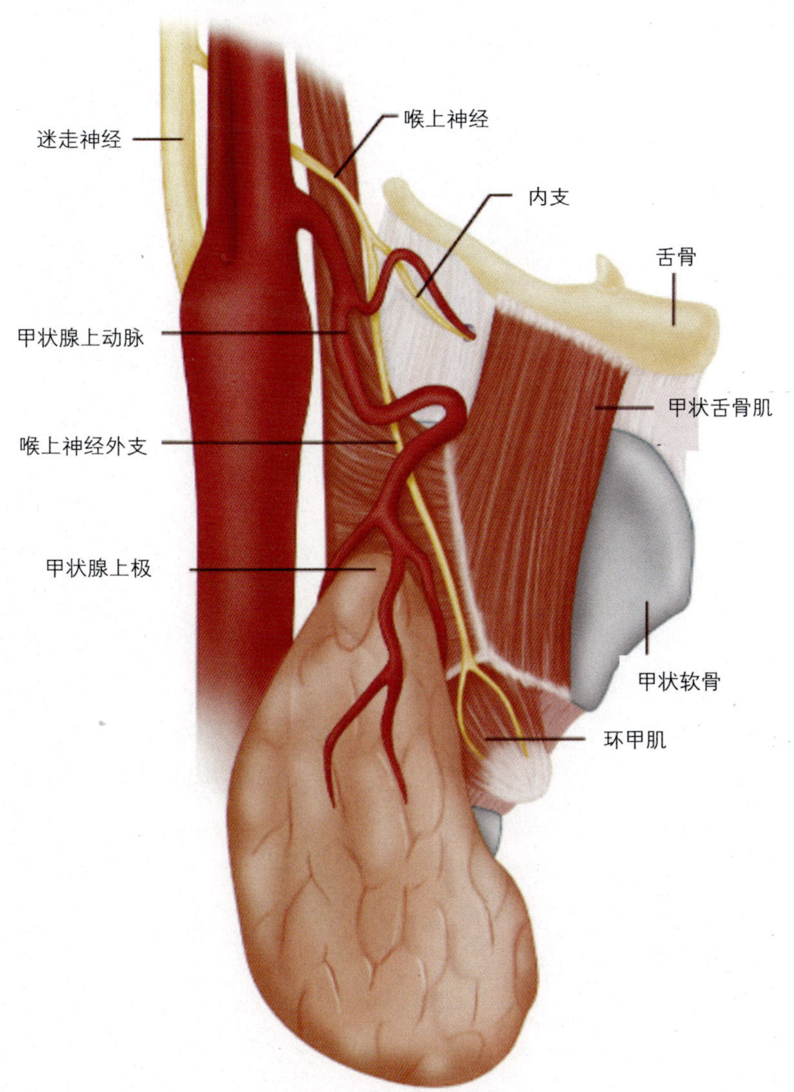

图6-8

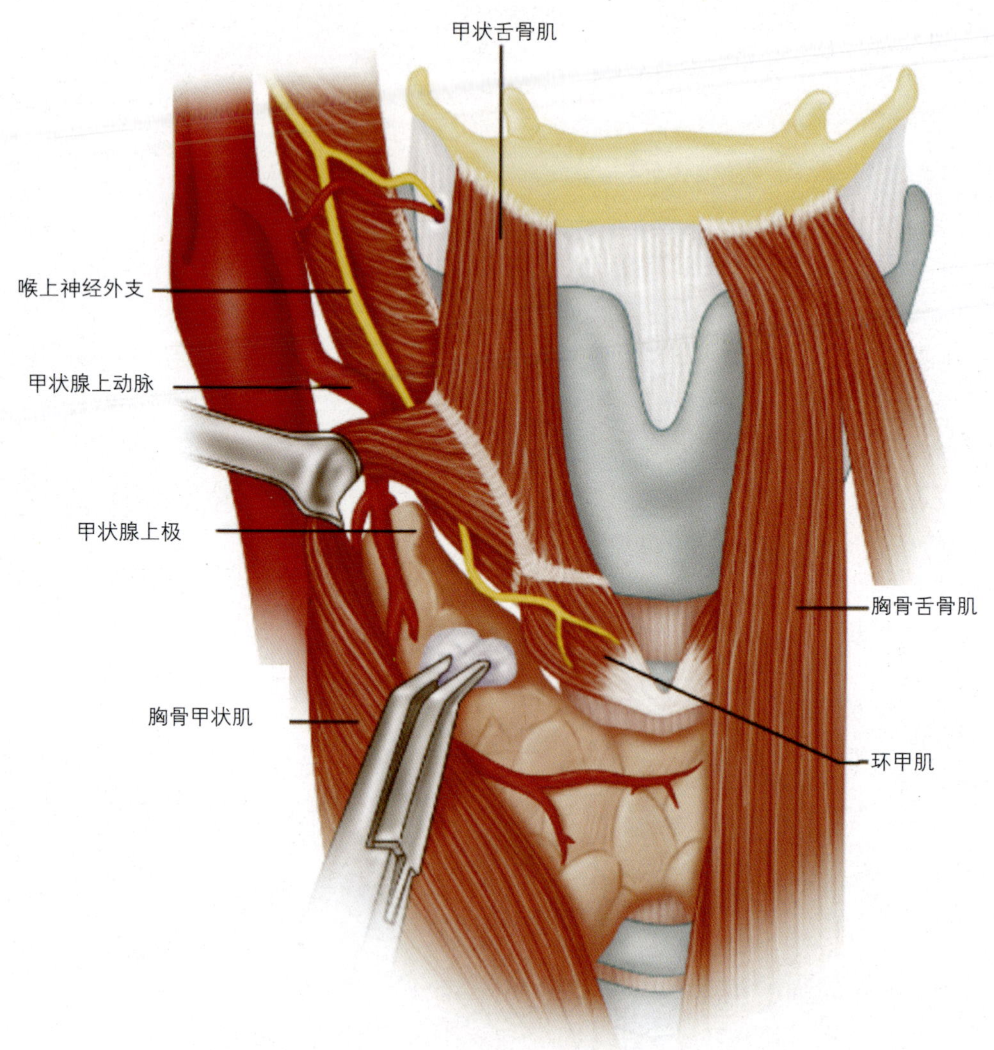

图6-9

细分离。这样，可从直视观察与电生理检查两方面保证切断的甲状腺上极蒂内不含有神经。

- 约 20% 的神经位于咽下缩肌的筋膜下行走，因此不能看见。但是，即使在筋膜下肌肉内，神经常能被电刺激兴奋。探头沿咽下缩肌边缘滑动，电刺激虽可使咽下缩肌产生区域收缩，但当探头滑过 SLN 外支路径时，环甲肌会出现间断震颤。之后可继续刺激确认肌肉中的神经行径，从而使 SLN 的位置得到定位。
- 我们发现，胸骨甲状肌的喉端进入甲状软骨，是定位 SLN 外支非常好的标志，我们常规在胸骨甲状肌喉端的正下方，分辨咽下缩肌表面的 SLN 外侧支（图 6-9）。
- 值得一提的是，SLN 外支支配环甲肌后，继续走行穿过环甲肌的两个头，进入喉内腔，支配声带的前 1/3。外支的延伸段称"人交流神经"（human communicating nerve）。因此，毫不奇怪，刺激这条神经时可致声带去极化。
- SLN 外支引起的去极化幅度一般是同侧 RLN 的 1/2~1/3，且延迟极短。由此，需对神经监测仪略作调整以记录这个较小且很早的波形。SLN 外支受刺激时，虽对捕捉 EMG 信号很有帮助，但是，环甲肌的震颤更加有用，易于在术野分辨，能为术者提供极好的信息。

- 环甲肌收缩使甲状软骨屈向环状软骨，导致声带紧张，使人发出高音。SLN 外支被称为 Amelita Galli-Curci 神经，此名来自一位甲状腺手术后可能因此神经损伤而结束职业生涯的歌剧演员(图 6-2)。
- 外支损伤的术后喉镜检查常欠佳，声带运动大体正常，但用频闪观察时可见损伤侧声带波动减弱。通常损伤侧声带较对侧低，以致声门向损伤侧旋转。症状明显的患者可注意到有高音缺失、易致发音失真。鉴于喉镜检查 SLN 损伤的不确定性，我们需要术后检查环甲肌 EMG 作为最可靠的手段。

损伤或被侵润RLN的处理

- 术中发现 RLN 侵润的处理需要考虑到病理组织类型及术前检查情况。处理这种神经的第一步是必须确诊所治疾病的病理组织类型。良性疾病或淋巴瘤也有可能侵润神经，此时重要的是得到冰冻切片确认和保护 RLN。但是，如神经被侵润性癌侵犯，那么此时的手术方案部分取决于术前功能的评估。
- 如术前 RLN 功能正常时，应尽力切除所有肉眼病灶，保存 RLN，可允许显微镜下的潜在病灶残留，待术后根据具体病情辅以 T_4 抑制、放射性碘及可能的外放射治疗。
- 如发现神经完全被恶性肿瘤侵润，且术前有神经麻痹，则须切除神经。值得一提的是，我们发现，即使神经被侵润且术前存在麻痹，也可保留部分对电刺激的反应能力，但不能使声带保存正常的完整的运动功能，只使喉部留有部分发声功能。这时切除神经后，患者声音的改变常会加重并出现吞咽困难。重要的是需在术前告知患者，因为，术前功能欠佳的神经一旦切除会导致并发症增加，或许这不会被患者所理解。
- 如神经受到非横断伤(如压迫、手术时的牵拉或烧灼伤)，但本身结构尚完整，则术中无须处理。围术期可酌情使用激素，一般数周至数月时可恢复较好，不自主运动消失。
- 非横断性神经损伤的诊断，须在手术结束时刺激迷走神经，以检查手术过程的整段神经功能。在腺叶切除术结束时仅仅刺激 RLN 来预测声带功能，有可能出现刺激点位于损伤处远端，从而漏诊神经损伤。所以，腺叶切除后必须对迷走神经进行刺激。腺叶切除前后，甚至反复多次以 1~2 mA 的强度刺激迷走神经，患者完全可以耐受，不会引起任何心肺后遗症。无节段缺失的横断性损伤应再吻合神经来治疗，常用 9-0 缝线进行神经外膜修补缝合 2~4 针。一期吻合的目的不在于使其恢复支配内收或外展功能，而在于保持神经源性音调，从而增加声带肌肉大小，减少神经萎缩，维持杓状软骨在更适当的位置。术后 6 月后可考虑开放或喉镜下甲状软骨成形术。
- 甲状腺癌手术时，典型的神经缺损呈节段性缺失，这里我们推荐颈袢和 RLN 远残端进行吻合，这样基本上保留一些短暂的呼吸张力(颈袢含有的)输送到喉，也保留了半喉肌肉张力，减少了半喉肌肉萎缩，术后 6 月还能考虑施行开放或注射的甲状软骨成形术完成静态声带修复。
- 使用颈袢可避免神经吻合部位短缺，其与 RLN 远端的粗细非常契合。无张力重建非常重要。可将 RLN 远端分离到喉内，如可能优先使用 RLN 内收支与颈袢吻合，可最大程度地维护喉神经发音张力功能，保持好的声门功能和声音，也使出现不利的不自主运动的概率降到最小。

第四节 术后处理

- RLN或SLN全部或部分损伤，肯定会引起声音改变，但也有发声改变并非由神经损伤引起，而是由一些其他机制引起。
  - ▲ 首先，气管内套管可引起声带损伤、撕裂或水肿，造成声音改变。插管甚至有可能引起杓状软骨移位。至于气管内套管的气囊会不会通过气管腔内压力而损伤RLN的某些分支仍有争议，这方面的资料非常少。
- 除气管内套管的原因引起非神经源性的声音改变外，还有许多局部的非RLN-SLN因素引起的声音改变。带状肌损伤或失去神经支配可影响声音。即使没有RLN及SLN各自的损伤，喉周围神经丛损伤也可影响喉部功能和运动，从而影响声音。当然，喉部周围区域的瘢痕，能使喉部活动受限和相对固定，也可影响声音和吞咽。
- 最后，环甲肌因位于手术野且是影响声音的喉肌，而起到独一无二的作用。环甲肌很非薄，毫无疑问会受到术后伤口内炎性环境的影响，可造成术后一段时间的暂时性功能不良和肌炎。还有巧合的声音改变，虽发生在手术期但与手术无关，例如碰巧发生于手术期的病毒感染，偶尔可影响声带功能。

术后喉部检查

- 我们认为，如内分泌外科医师需获得有关手术结果的准确信息，则必须在术后进行喉部检查。
  - ▲ 术后对患者仅靠评估症状来统计结果是不够的，甚至基本上毫无用处，如果想知道声带功能如何，则检查声门是必须的。
  - ▲ 许多文献报道了甲状腺手术引起的声带麻痹，其中20%~30%发音正常。气管内套管引起的声带水肿尽管产生声带麻痹，但初期发音仍保持正常并不罕见。声带仍然麻痹但对侧声带代偿引起发音改善至正常的案例同样并不罕见。
  - ▲ 有很大比例的患者没有声带麻痹，但却发现术后发音改变，复杂的声音分析或喉部的术后分析甚至得出异常的声带功能数据。
- 因症状-声门功能分离的存在，所有患者都应接受术后声门检查。需注意的是，不能忽略术前喉部检查而只依靠术后喉部检查。

第五节 经验和教训

◆ 根据对神经解剖和术中神经监测的经验，我们总结了一些认为有助于避免神经损伤的指南。

▲ 甲状腺切除术中，在使用神经刺激探头探查前，不可在RLN分布区域切除任何不透明（不通透的）的块状组织。如迷走神经显露且有阳性反应，同时可疑组织测试时无阳性反应，那么就能安全分离。

▲ 某些情况下，在分离甲状腺腺叶时，甲状旁腺紧靠甲状腺叶，分离神经变得困难。当RLN与上位甲状旁腺难以取舍时，保护RLN更加重要。当然，应尽全力从甲状腺上分离出甲状旁腺蒂，然后完全分离神经。如果尝试失败，那么主要考虑如何暴露便于RLN的分离，甲状旁腺可留在甲状腺上或自体移植。

▲ 进行气管前分离时，须避免对气管侧面实施广泛的分离，特别是将组织从气管旁区域拉向气管前区域，神经可能被向上牵拉造成损伤。因此，不可在气管前分离时烧灼过于靠外侧的区域。特别是在左侧，神经常在气管食管沟内行走。在双侧RLN的上段（即最远段）也应同样如此。

▲ 手术开始时需要刺激迷走神经以获得良好的EMG阳性信号波，这样以后就能完成“神经绘图”和神经寻找。只有手术开始时迷走神经呈现阳性信号波，才能依靠阴性信号寻找喉返神经。手术结束时也需检查迷走神经，全面检查业已手术的神经节段。

▲ 在分离和牵拉甲状腺腺叶以及从Berry韧带中分离出RLN时，需十分注意腺叶的牵拉程度和牵拉对神经的影响。Berry韧带后方小叶可使对腺叶的牵拉力传到神经，产生神经捆绑伤而影响功能。即使是适当的牵拉，也可能造成神经损伤。类似地，腺叶被牵拉时，如有供血血管，血管就可能被提起成弓形勒住神经。这两种情况下Berry韧带后叶和供血动脉勒住神经对腺叶的牵拉力会直接传到神经。如果神经既纤细又扁平，遭受如此伤害导致神经功能失用就显得尤为可惜了。此时在牵拉腺叶前，术者需要对此处特殊的解剖结构（会导致神经牵拉伤）了如指掌。某些时候如果甲状腺组织紧靠神经的终末端，尤其是神经较细的情况下，可在神经入喉处可保留下一小块远离癌灶的无结节甲状腺组织。

▲ 要避免甲状腺垂直向下牵拉（即甲状腺离开颈部）。因为这加重了Berry韧带处神经牵拉伤，特别是有Berry韧带后叶存在时。微创甲状腺手术也常需将甲状腺垂直向下牵拉，所以牵拉前需要对Berry韧带的解剖有充分的了解。从前面向下牵拉Berry韧带和向内侧牵拉气道一样，神经是不可耐受的，后者被Kocher称为“甲状腺肿的内侧脱位”。

▲ 在处理神经时，特别是Berry韧带附近，术者必须时刻使神经保持在视野中，这样靠近神经的操作才不会牵拉神经。术者必须时刻注意手术操作对神经可能带来的后果。

▲ 在环状软骨下缘外侧进入咽下缩肌以前，RLN始终有被损伤的危险。环状软骨下缘可能是此神经在颈部最重要的解剖标志。

▲ 在手术完全结束前，采用粗暴的吸引、纱布压擦或粗暴使用花生米剥离子，都可能损伤神经。

▲ 在神经附近的区域使用双极电凝时须极度小心，我们更倾向使用一种尖端精细的切

割珠宝用的电刀。任何在神经附近的烧灼都须短暂，以保证组织的冷却以便再次使用电灼。

▲ 本章所介绍的神经图示技术可用于分离区域的神经定位。

▲ 甲状腺肿手术，特别是胸骨后甲状腺肿，RLN 下段是整个手术特别注意的焦点。手术后半程，一旦从术野剜出甲状腺肿，较少注意 RLN 远端，则可能造成损伤。此段神经可能过于冗长，处于外侧远离喉部。术者须注意，需要全程向上分离解剖至环状软骨下缘外侧其入喉处。

▲ 如从侧路途径寻找 RLN 时发现神经过细，那么此时应反向分离，确保 RLN 远端不只发现前支。任何时候发现神经过细，特别是位于颈部较高靠近入喉处，都应反向寻找，以确保找出 RLN 的所有分支。

▲ 并不是所有的SLN都可看见，但在甲状腺上极可用EMG电生理监测和记录环甲肌颤动，通过视觉观察和电生理监测双重保证排除周围组织存在 SLN 的情况下，予以切除。环甲肌是一条像华夫饼干一样的肌肉，常有少量筋膜覆盖。处理此肌表面少量出血时须注意：在此肌的前面不慎重地烧灼可导致肌肉实质性损伤，出现术后喉部功能障碍。胸骨甲状肌的喉端是 SLN 外支的良好解剖标志。

参考文献

[1] Berlin D: The recurrent laryngeal nerve in total ablation of the normal thyroid gland. J Surg Gynaecol Obstet 1935; 60:19-26.

[2] Berry J: The suspensory ligament of the thyroid gland. J Anat 1888.22.July 1887.

[3] Falk S, McCaffrey T: Management of the recurrent laryngeal nerve in suspected and proven thyroid cancer. Otolaryngol Head Neck Surg 1995; 113:42.

[4] Lahey F: Routine dissection and demonstration of the recurrent laryngeal nerve in subtotal thyroidectomy. J Surg Gynaecol Obstet 1938; 66:427-434.

[5] Lombardi C, Raffaelli M, D'Alatri L, et al: Voice and swallowing changes after thyroidectomy in patients without inferior laryngeal nerve injury. Surgery 2006; 140(6):1026-1034.

[6] Mooseman DA, Deweese M.: The external laryngeal nerve as related to thyroidectomy. J Surg Gynaecol Obstet 1968; 127:1011.

[7] Randolph G, Kamani D: The importance of laryngoscopy in all patients undergoing thyroidectomy: Voice, vocal cord function, and the detection of invasive disease. Surgery 2006; 139:363-364.

[8] Randolph GW（ed）: Surgery of the Thyroid and Parathyroid Glands, Philadelphia: WB Saunders; 2003. Chap. 25.

[9] Riddell V: Thyroidectomy: The prevention of bilateral RLN paralysis. Brit J Surg 1970; 57:1.

[10] Steurer M, Passler C, Denk DM, et al: Advantages of recurrent laryngeal nerve identification in thyroid and parathyroid surgery and importance of preoperative and postoperative laryngeal exam in more than 1000 nerves at risk. Laryngoscope 2002; 112:124-133.

第二部分

甲状旁腺手术

Parathyroid Surgery

第7章

原发性甲旁亢的双侧颈部探查

Andrew B. Greene, MD, Mira Milas, MD and Allan E. Siperstein, MD

第一节 外科解剖

外科标志

- 做皮肤切口时有两个最重要的体表标志:①甲状软骨的喉部突起,有助于确定中线位置;②甲状腺峡部,可以帮助确定切口位置的高低。

一般解剖注意事项

- 分辨喉返神经(RLN)并非总是必须,但有时却很有帮助,甚至经常不可避免。
  - ▲ 上位甲状旁腺一般位于喉返神经冠状面的后方,而下位甲状旁腺常位于喉返神经前方。甚至许多异位甲状旁腺也遵循这种与喉返神经的位置关系。
  - ▲ 如果分离经过喉返神经走行的区域,需积极分辨该神经以便于保护。
- 下位甲状旁腺一般位于距甲状腺下极 1 cm 范围内,经常与脂肪小叶或颈部胸腺伴随。
  - ▲ 然而,有 3% 降入上前纵隔(常包于胸腺内),1% 由于未下降而停留于相对头侧,1% 位于甲状腺内。
- 上位甲状旁腺通常位于环甲关节水平,甲状腺下动脉和喉返神经交点上方 1 cm 处,在甲状腺的外后表面。和下位甲状旁腺一样,常有脂肪小叶伴随。
  - ▲ 在肉眼可见甲状旁腺肿大(如甲状旁腺瘤)的情况下,上位甲状旁腺可沿气管食管沟下移至甲状腺下极水平,甚至更低。
  - ▲ 有不足 1% 的上位甲状旁腺是真性异位或位于甲状腺内。
- 甲状旁腺的大体特征,包括正常和病理状态,归纳在《甲状腺和甲状旁腺的手术》一书(见参考文献)。

第二节 术 前 准 备

适应证

- 2002 NIH 研讨会指南明确地提出了有症状和无症状的原发性甲状旁腺功能亢进症的手术适应证(表 7-1)。
- 一些专家认为指南过于严格,对许多不满足指南要求的患者也进行了手术。结果表明,许多非特异症状,虽未包括在指南中,但在甲状旁腺手术后明显改善。

表7-1 2002 甲状旁腺切除术NIH指南
症状明显的原发性甲状旁腺功能亢进症
(肾结石,纤维性囊性骨炎,神经肌肉综合征)
血清钙浓度超过正常值0.25 mmol/L (即>2.875 mmol/L)
高尿钙>400 mg/24 h
骨质疏松,任意部位T值<-2.5
肌酐清除与同年龄组相比下降30%
年龄在50岁以下

术前准备

- 除了全身麻醉前常规准备外,同时需完善以下实验检查:总血钙、游离钙、血磷、碱性磷酸酶、甲状旁腺素(PTH)、镁、白蛋白、碱性磷酸酶、25-羟基维生素 D、1,25-二羟基维生素 D、24 h 尿钙和肌酐清除率和交联端肽(可选)。
- 术前准备应包含下列影像学检查:
  - 采用 $^{99m}Tc/^{123}I$ 衰减的单光子发射 CT 扫描和 CT 共同定位(MIBI 扫描的准确类型依机构不同可有不同)。
  - 颈部超声:甲状旁腺瘤倾向于表现为低回声肿块(图 7-2)。
  - 行双能 X 线吸收检测(DEXA),因为甲旁亢并发骨质疏松和骨质减少的比例较高。
  - 二次手术者或者发声异常的患者,需纤维喉镜检查,以评价声带功能。
- 根据患者伴发疾病,必要时进行其他检查(如心、肺功能检查)。
- 建议患者避免脱水(每日饮至少 2 L 水),制动,必要时使用利尿剂(特别是噻嗪类)。
- 通常,患者无需调整其饮食的钙摄入量。但应注意,钙摄入量超过每日推荐摄入量 1 000 mg/d 时,有加重高钙血症和肾结石的风险。
- 手术当天,可予生理盐水补液,禁用乳酸林格液等含钙的静脉补液。
- 术前无需常规使用抗生素。

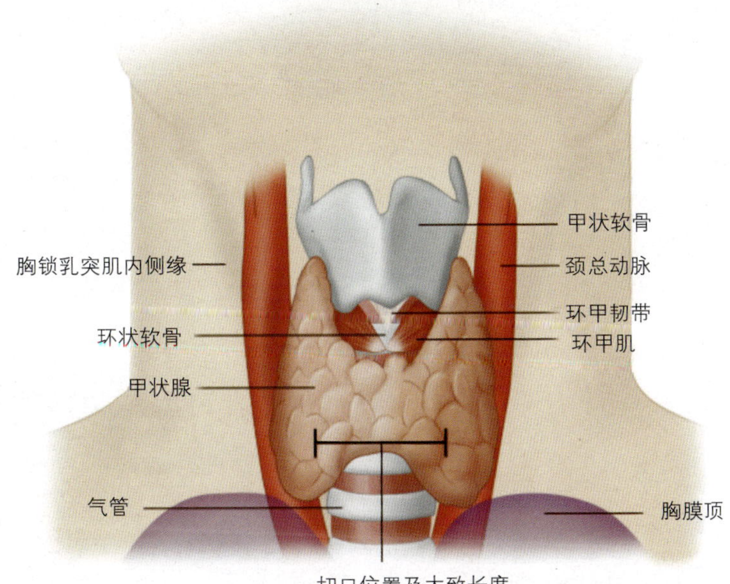

图7-1

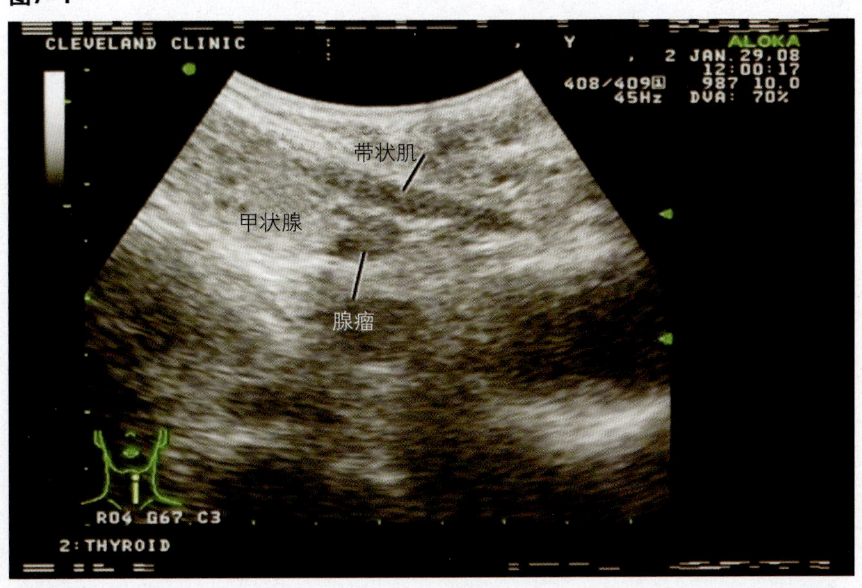

图7-2

双侧颈部探查的原因

- 双侧探查是多发腺瘤病变(MGD)诊治的金标准。术前定位检查有助于手术方案的制订,但不能可靠地排除MGD。
  - 我们的经验表明:即使术前MIBI显像和超声都提示单个腺瘤,且术中PTH适当下降,仅做局灶或单侧的局部探查,仍有9%~16%的MGD漏诊率。
  - 如果仅仅采用一种术前定位检查,或者从不进行IOPTH采血检查,失败率甚至更高。
- 双侧探查是安全有效的,患者完全可以耐受。

▲ 许多研究表明，双侧颈部探查的并发症并不高于局部探查。
▲ 和初次手术相比，再次手术的并发症率明显增高。通过双侧探查能够发现隐匿的 MGD，以免患者二次手术，因此避免了额外的风险。
▲ 目前文献表明两种方法术后疼痛相当。
▲ 尽管许多研究报道，双侧探查与局部探查的手术时间有显著差异，但是两者实际时间差别并不大（短到 10~20 min）。
▲ 我们通常采取双侧探查的切口大小与局部探查相当（2.5 cm）。
▲ 完成双侧探查也可以采用局部麻醉，如区域颈丛阻滞，但不常规采用。

第三节 手 术 步 骤

特殊器械

◆ 使用基本手术器械即能施行双侧探查术。图 7–3 显示了我们所使用的特殊器械：
▲ 电刀，有防护套，刀尖为特氟隆涂层（a）。
▲ 特殊设计的自动拉钩，钩柄是双凹的马鞍形状（b）。
▲ 麦氏拉钩（c）。
▲ 分离用尖细血管钳（d）。
▲ 我们采用电刀做精确的电灼。

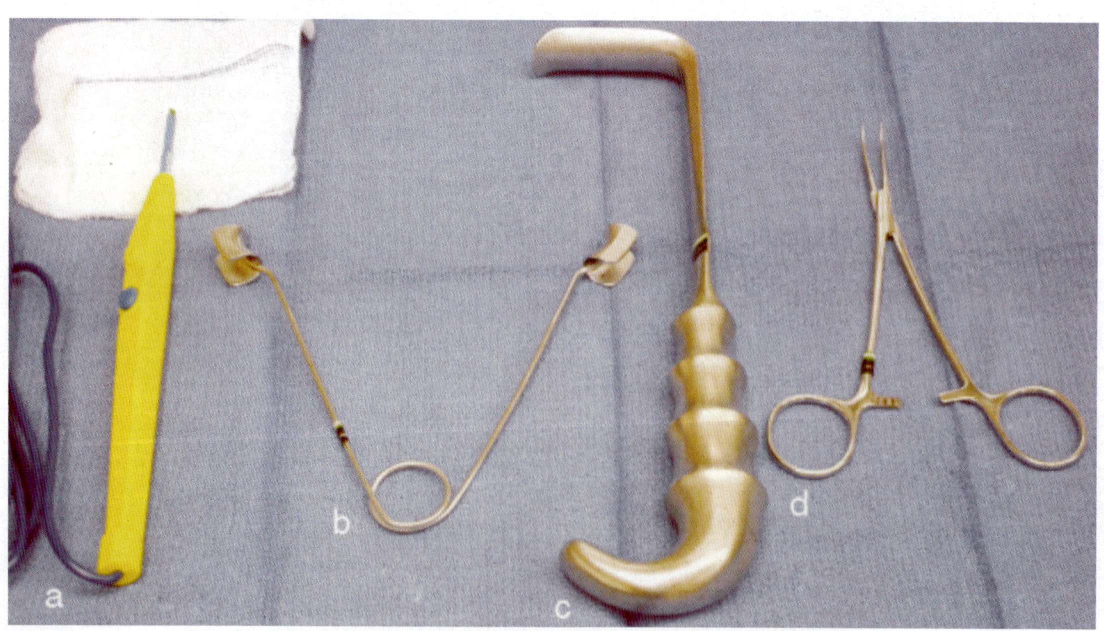

图7–3

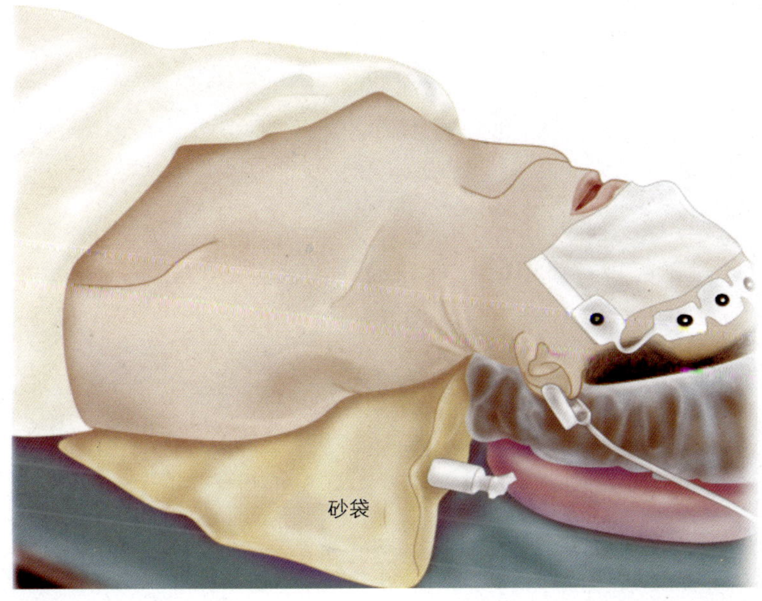

图7-4

体位

- 患者仰卧位，手术台呈弓形。为避免术中移动，头部以环形泡沫支撑，胸椎用“砂袋”垫高，肩部下坠，颈部轻度伸展。与卷的毛巾相比，“砂袋”为手术提供了更稳定的平台。双臂裹入双侧床沿的被单固定，保持手处于中立位，拇指向上。

标记和切口

- 触及甲状软骨的喉结突起以确定和标记中线（图 7-5）。
- 在甲状腺峡部下半部定位切口（图 7-1），在手术室进行颈部超声检查可以有助于对此标志定位。
- 使用手指折叠皮肤，可以发现皮肤皱纹，藉此可以隐藏手术切口。
- 对于有经验的医师，部分患者切口可控制在 2.5 cm 左右。

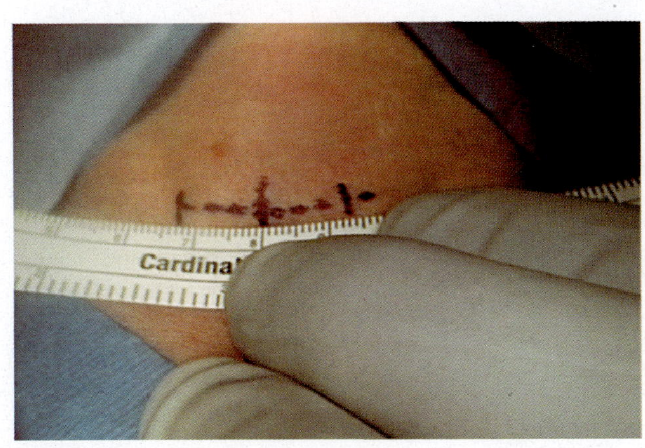

图7-5

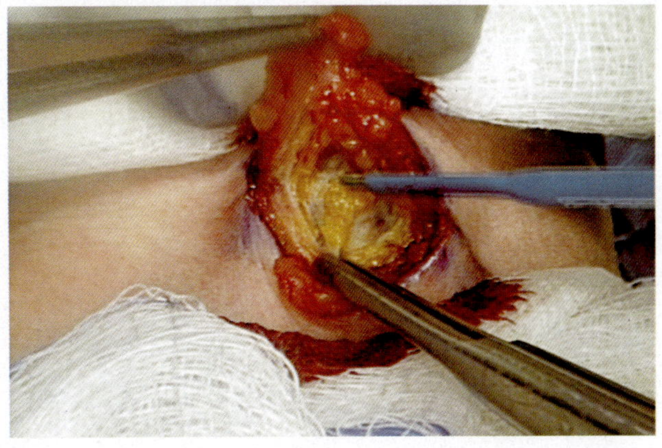

图7-6

颈阔肌下分离

- 从中线为中心,向外侧延伸,刚好能暴露颈前带状肌为止,分离出最小的颈阔肌皮瓣。
- 钝性分离为主,在颈阔肌下用“冷”电刀轻柔分离(图 7-6),或也可谨慎使用手指分离皮瓣。

牵拉铺巾

- 一旦分离颈阔肌皮瓣后,插入特制的自动拉钩(图 7-3)以暴露颈部。
- 然后再次用蓝色无菌巾覆盖手术野,再在其上喷洒消毒水,以使其平铺并超出手术区域。

初步探查

- 以电刀将带状肌沿中线分开,用麦氏拉钩拉向两侧。
- 用“花生米”剥离子向前内侧牵拉甲状腺,开始探查术前定位检查提示的病变区域(本例为左上极)(图 7-7)。
- 无需离断甲状腺中静脉,一般可获得良好的暴露,但是在需要向内侧作更大的牵拉时,手术医师不应犹豫是否离断甲状腺中静脉。
- 采用“冷”电刀刀头钝性分离,将结缔组织从甲状腺剥离下来。

辨认左上位甲状旁腺

- 首先通过辨别血管蒂来寻找左上位甲状旁腺,此血管蒂通常来自于甲状腺上极的后表面,向下走行至甲状旁腺瘤体。腺瘤可沿气管食管沟降至甲状腺下极水平(图 7-8)。腺瘤隐藏在甲状腺后方致密筋膜之中。但是,多数情况下,最好先辨明甲状旁腺瘤本身,然后再解剖出腺体血管蒂。
- 放松对甲状腺的牵引,恢复正常解剖关系后,甲状旁腺瘤向尾部下降多远就一目了然(图 7-9)。

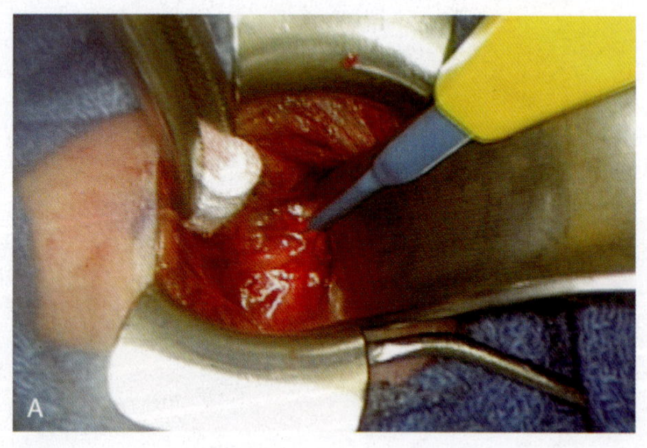

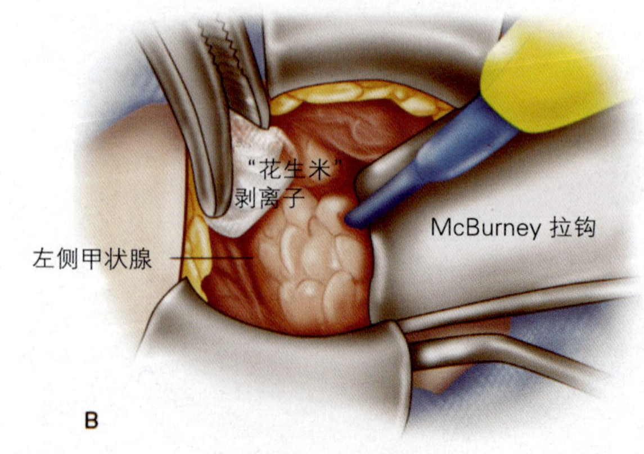

图7-7

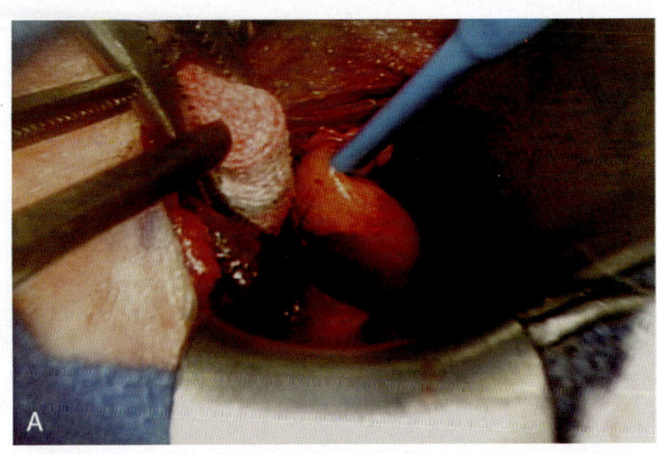

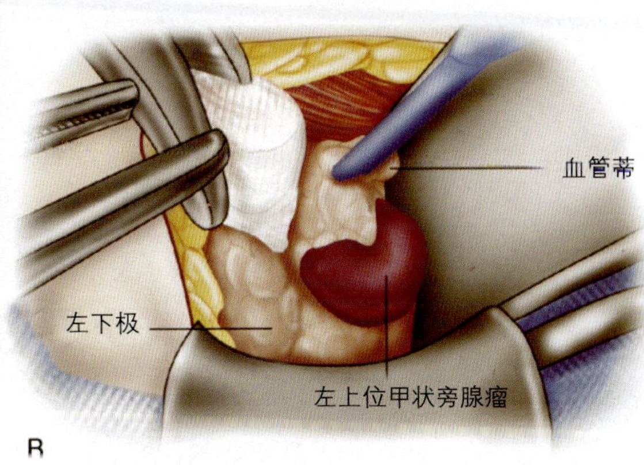

图7-8

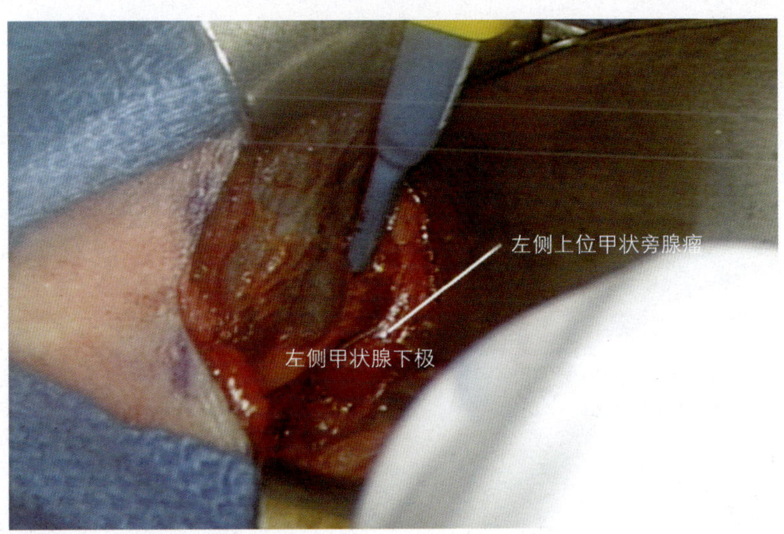

图7-9

切除前IOPTH的测定

- 解剖出腺瘤后，暂不切断血管蒂，测量切除前的 PTH 水平。
- 从带状肌表面的颈前静脉采取血样（图 7-10），在我们的实验室，3 ml 血样就足够。
- 甲状旁腺血液回流颈内静脉，故颈前静脉中测得 PTH 水平代表外周静脉水平。

切除左上位甲状旁腺瘤

- 切除前 PTH 血样取好后，腺瘤血管蒂可用血管钳分离或电刀离断（图 7-11）。切除后的组织应检查、测量，再送冰冻病理切片检查。

切除后PTH的测量

- 切除腺瘤 10 min 后，仍从颈前静脉取血检查 PTH。

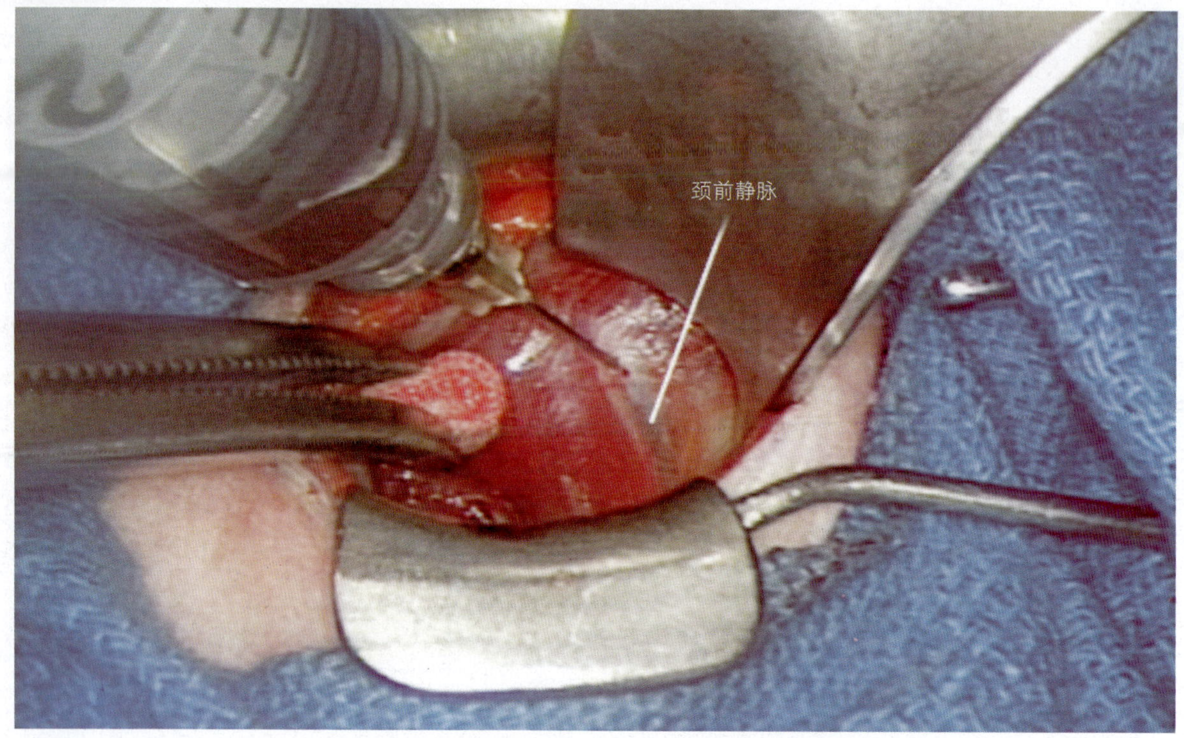

图7-10

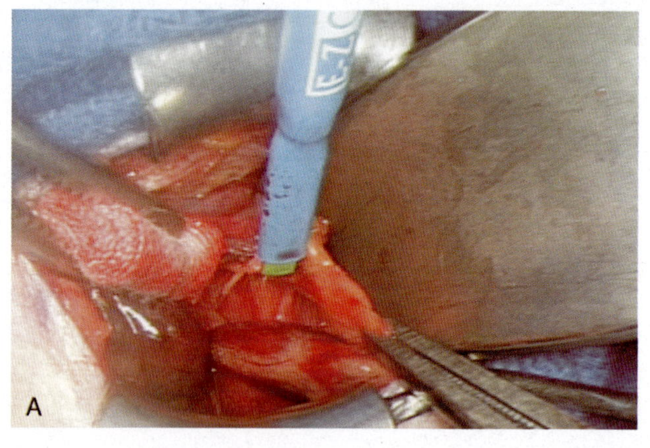

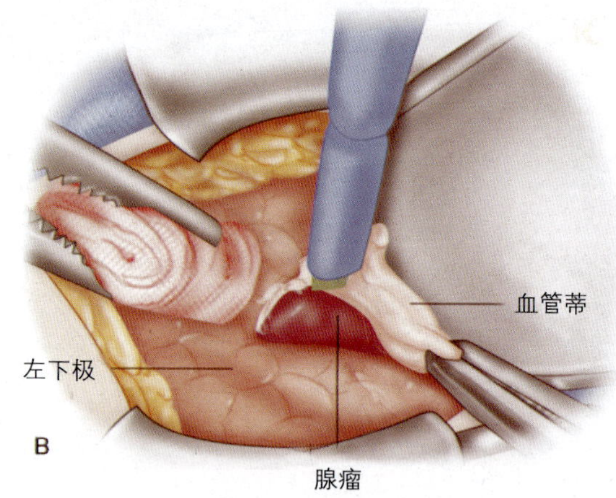

图7-11

- 笔者遵循的是 IOPTH 的迈阿密标准(Miami criterion): 切除 10 min 后, IOPTH 从最高基线下降 >50% 者,证明手术成功。
- 等待 IOPTH 结果时,继续探查和辨认所有其他的颈部甲状旁腺组织。

左侧甲状腺下极和颈部胸腺的分离

- 应从甲状腺左下极的下方开始探查以辨别左下位甲状旁腺。
- 若未在常规位置发现左下位甲状旁腺,可将颈部胸腺向头侧牵拉进入术野(图 7-12)。不需要延长切口或者变换拉钩的位置来完成此操作。

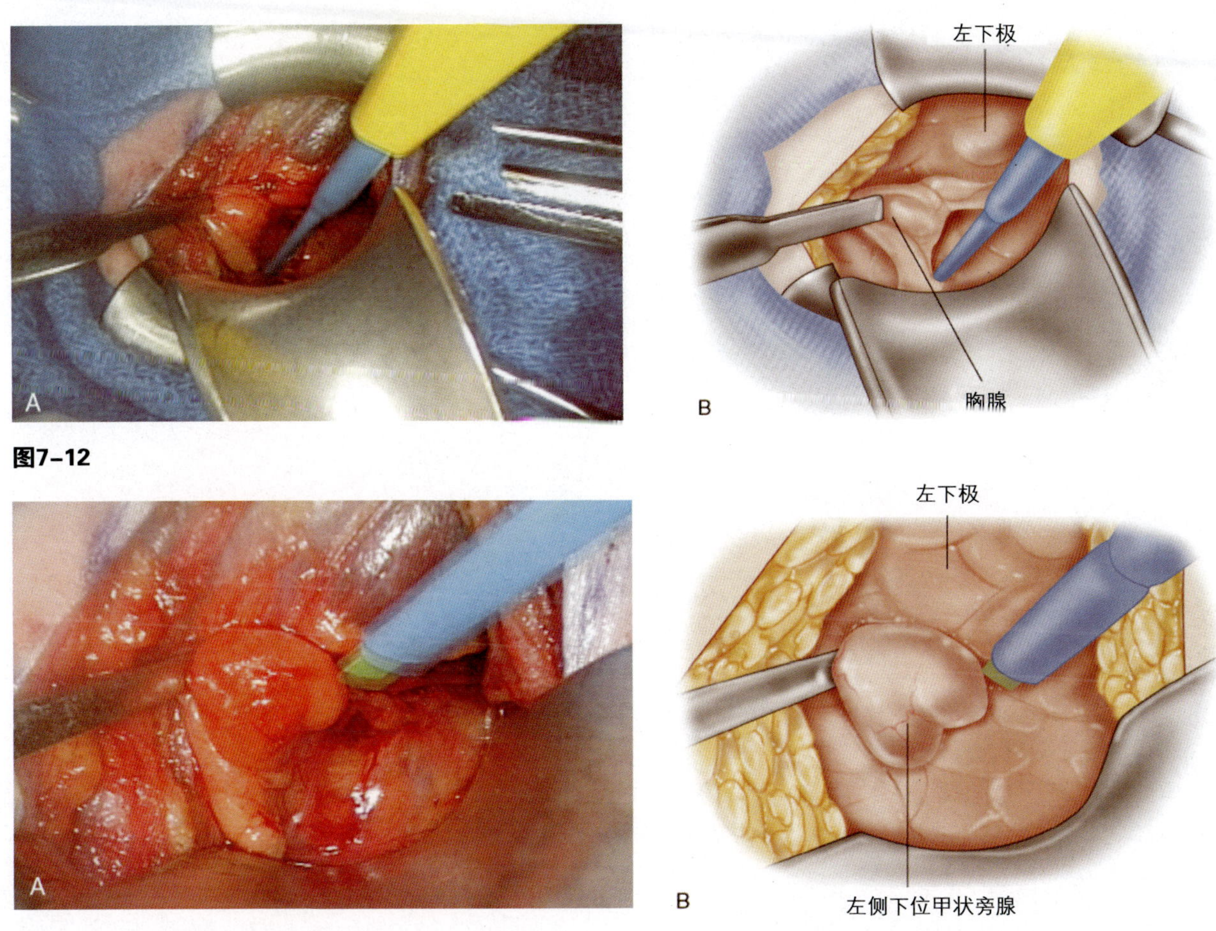

图7-12

图7-13

- 应仔细辨认位于上颈部胸腺内的甲状旁腺以及其血管蒂(图 7-13)。如果发现为正常腺体，继续对右侧颈部分离，此时也无需调整切口或拉钩。

右侧甲状腺下极的分离

- 右下位甲状旁腺位于正常解剖位置，与甲状腺右下极紧贴。如腺体正常(大小正常，扁平，脂肪样硬度)，就保留在原位(图 7-14)。

右上位甲状旁腺的辨别

- 向头部方向解剖右侧甲状腺到右上极，同样的，冷电刀可以作为钝性分离工具，将筋膜束带从甲状腺侧方分离下来(图 7-15)。
- 右上位甲状旁腺出现在其正常的解剖位置上，但实际上是不正常的。经过仔细解剖可发现为双叶状构造，由上方的正常细胞组织“帽”和下方较大的腺瘤部分组成(图 7-16)，瘤体部分增大、质硬、颜色呈淡褐色。
- 小的甲状旁腺腺瘤，在术前的超声及 MIBI 显像中不易被发现(如同这位患者一样)，但在双侧的探查中容易辨认。

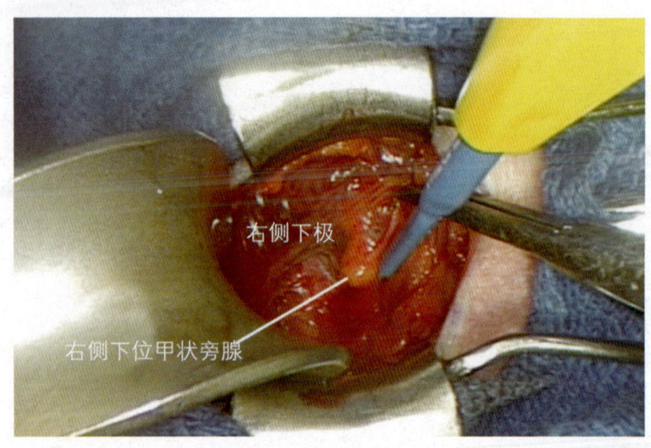

图7-14

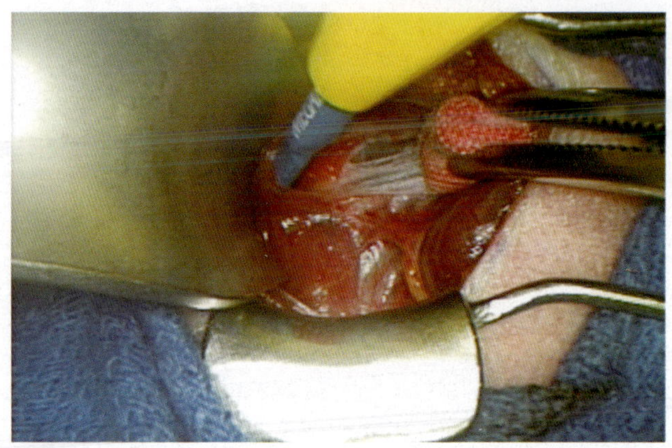

图7-15

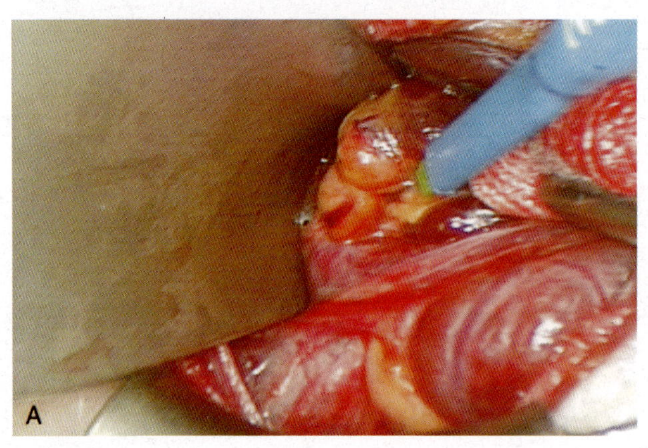

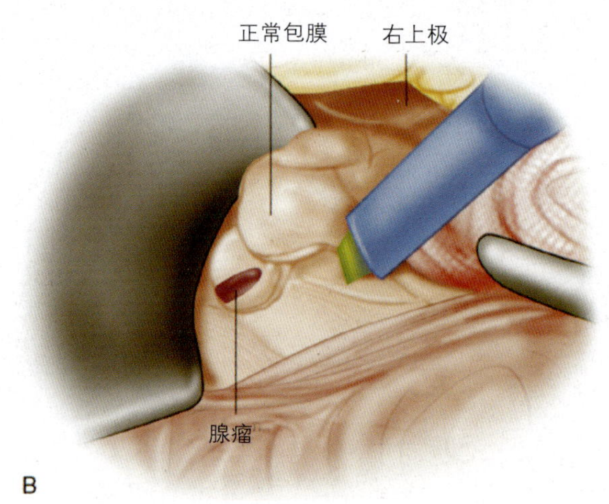

图7-16

切除右上位甲状旁腺腺瘤，切除后第二次PTH测定

- 右上位甲状旁腺血管蒂可用电刀分离（图 7-17），切除组织冰冻病理检查，提示细胞增生，脂肪减少，与腺瘤表现一致。
- 切除该腺瘤（第二个，未预料的）10 min 后，再次取血样，行快速 PTH 检测。

关闭切口

- 无菌蒸馏水（非生理盐水）冲洗手术野，因为这样可以提供一个更加清晰地发现微小血管出血的视野（因血红素更明显）。注意，电刀在无菌水中操作较生理盐水更安全。
- 用 4-0 的 Vicryl 缝线，分层间断缝合带状肌，但下 1/3 不予缝合，如有血肿产生，便于及时发现并减压处理。
- 颈阔肌同样用 4-0 的 Vicryl 缝线间断缝合。
- 缝合皮肤前，切口边缘以 0.5% 布比卡因浸润。
- 用 3-0 Prolene 缝线行皮下连续缝合，两端不打结。用 3 层 Dermabond 组织胶水覆盖切口，

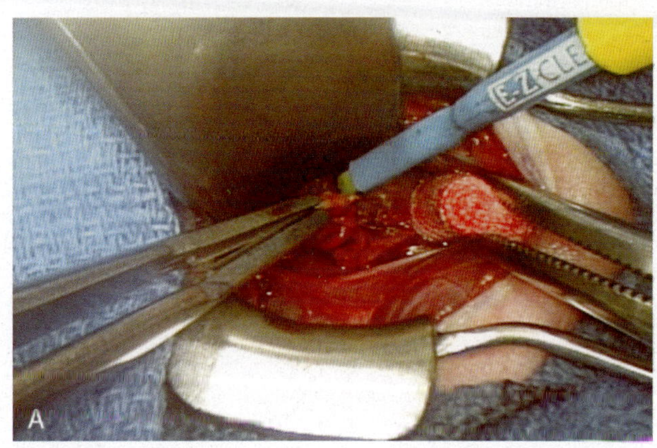

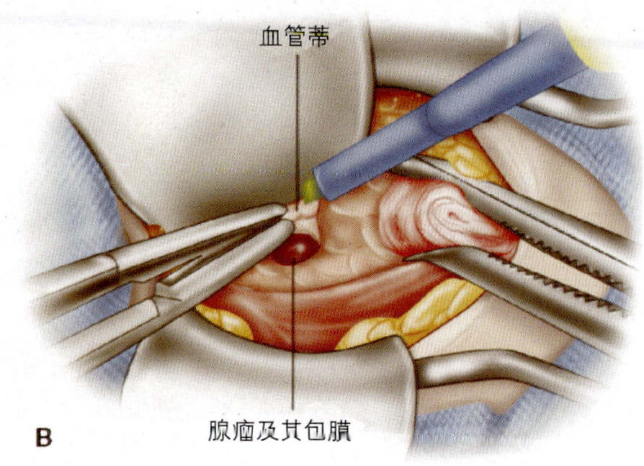

图7-17

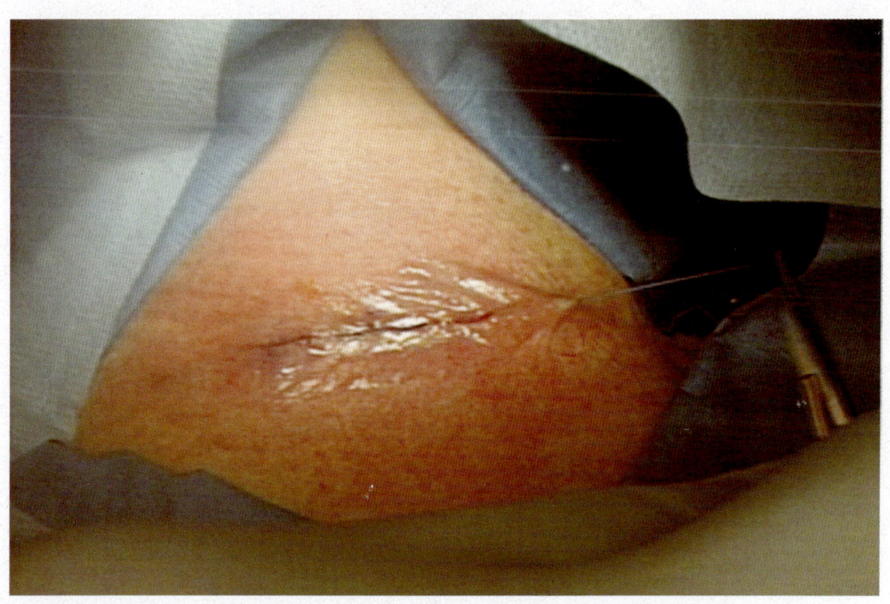

图7-18

胶水风干后，抽出 Prolene 缝线。

- 手术完成，患者复苏后，切口无任何缝线，仅有 Dermabond 组织胶水黏合伤口。

第四节 术后处理

术后早期处理

- 术后口服布洛芬或对乙酰氨基酚止痛。仅有极少数需要麻醉药品止痛。
- 进行术后检查，尤其应注意是否存在以下症状：颈部血肿、喘鸣、发音异常，有无低钙血症的症状或体征（Chvostek' s 征，手足和口周感觉异常）。

- 术后实验室检查包括手术当晚血钙水平。
  - ▲ 术后一日晨检测血钙、PTH、血磷。
- 如患者有低钙血症,给予补钙。也应纠正同时存在的低镁血症。

出院计划和随访

- 绝大部分患者术后第一日上午即可出院。.
- 所有患者出院时均需口服钙剂,通常是 600 mg 口服,一日 3 次,总计 1 800 mg ,维持 2 周。低钙血症患者必要时应增加口服剂量。
- 此外,我们使用的钙剂每片含有 200 IU 的维生素 D(胆骨化醇),每日总共 600 IU。有维生素 D 缺乏者,额外补充所需的口服钙剂。
- 第一次随访安排在术后 2~4 周,检查血钙、血镁、血磷、PTH 等。
- 第二次随访安排在术后 6 月,检查结果通常作为甲旁亢手术是否远期治愈的标准。

第五节 经验和教训

- 并不是所有的患者切口都需要像我们所描述的一样。如果颈部较大,较饱满,需扩大切口。另外,部分甲状旁腺位置较高,最好要微微调高切口位置。
- 术中许多分离采用钝性原则,尽量不用电刀。
- 术中注意止血,保持术野无血,因为出血可使得筋膜组织染色,难以辨认,增加探查困难。
- 常规辨认并保护喉返神经。
- 位于颈深部特别是位于甲状腺外侧的甲状旁腺,可用手指对着颈椎轻轻触摸来发现。
- 位于颈深部的许多甲状旁腺,术前 MIBI 显像和超声难以发现,它们极有可能位于气管食管沟或颈椎表面。即便在术前影像检查中发现,但要解剖出腺瘤可能需较多时间。
- 受抑制的正常腺体的概念是主观的,甚至有点难以确定,要下一个明确的定义可能非常困难。
- 如果需要对甲状旁腺进行活检,应该远离腺体蒂,从腺体远端取部分样本。组织剪比电刀更加适用于剪取标本。
- 不论异常与否,应该小心、准确地解剖出甲状旁腺。
  - ▲ 如果腺体是正常的,应保护其血供,应该从远端开始向血管蒂解剖。下位甲状旁腺,应该从下内侧开始解剖;上位甲状旁腺则应从其上内侧开始分离。
  - ▲ 如果正常的甲状旁腺血管不小心被切断,术中冰冻病理证实为正常腺体,应常规行再植术。
  - ▲ 如果腺体呈腺瘤状,应避免残留,或防止任何囊性内容物溢出。

参考文献

[1] Allendorf J, DiGorgi M, Spanknebel K, et al: 1112 consecutive bilateral neck explorations for primary hy-

perparathyroidism. World J Surg 2007; 31:2075-2080.

[2] Bergenfelz A, Lindblom P, Tibblin S, Westerdahl J: Unilateral versus bilateral neck exploration for primary hyperparathyroidism: A prospective randomized controlled trial. Ann Surg 2002; 236(5):543-551.

[3] Beyer TD, Solorzano CC, Starr F, et al: Parathyroidectomy outcomes according to operative approach. Am J Surg 2007; 193:368-373.

[4] Bilezikian JP, Potts Jr JT, Fuleihan GE, et al: Summary statement from a workshop on asymptomatic primary hyperparathyroidism: A perspective for the 21st century. J Clin Endocrinol Metab 2002; 87(12):5353-5361.

[5] Chiu B, Sturgeon C, Angelos P: Which intraoperative parathyroid hormone assay criterion best predicts operative success?Arch Surg 2006; 141(5):483-488.

[6] Eigelberger MS, Cheah WK, Ituarte PHG, et al: The NIH criteria for parathyroidectomy in asymptomatic primary hyperparathyroidism: Are they too limited?Ann Surg 2004; 239(4):528-535.

[7] Grant CS, Thompson G, Farley D, van Heerden JV: Primary hyperparathyroidism surgical management since the introduction of minimally invasive parathyroidectomy: Mayo Clinic experience. Arch Surg 2005; 140(5):472-479.

[8] Hasse C, Sitter H, Brune M, et al: Quality of life and patient satisfaction after reoperation for primary hyperparathyroidism: Analysis of long-term results. World J Surg 2002; 26(8):1029-1036.

[9] Mazzaglia PJ, Berber E: Preoperative and postoperative concerns in the management of patients undergoing parathyroidectomy. Clin Rev Bone Miner Metab 2007; 5:108-114.

[10] Patow CA, Norton JA, Brennan MF: Vocal cord paralysis and reoperative parathyroidectomy. Ann Surg 1986; 203(3):282-285.

[11] Randolph GW, Urken ML: Surgical management of primary hyperparathyroidism. In: Randolph GW（ed）: Surgery of the Thyroid and Parathyroid Glands, Philadelphia: Saunders Elsevier; 2003:507-528.

[12] Silverberg SJ, Bilezikian JP: Primary hyperparathyroidism: Physiology and surgical indications. In: Randolph GW（ed）: Surgery of the Thyroid and Parathyroid Glands, Philadelphia: Saunders Elsevier; 2003:489-497.

[13] Siperstein A, Berber E, Barbosa G, et al: Predicting the success of limited explorations for first degree hyperparathyroidism using ultrasound, sestamibi, and intraoperative PTH: Analysis of 1055 cases. April 2008.

[14] Siperstein A, Berber E, Mackey R, et al: Prospective evaluation of sestamibi scan, ultrasonography, and rapid PTH to predict the success of limited exploration for sporadic primary hyperparathyroidism. Surgery 2004; 136(4):872-880.

[15] Wells SA Jr, Debenedetti MK, Doherty GM: Recurrent or persistent hyperparathyroidism. J Bone Miner Res 2002; 17(Suppl 2):N158-N162.

第8章

微创甲状旁腺手术

Leigh Delbridge, MD, FRACS, and
Todd McMullen, MD, PhD, FRCSC

- 与传统的4个甲状旁腺探查手术相比，微创甲状旁腺手术（MIP）或定位的甲状旁腺手术，具有切口较小、组织分离较少的优点，适合于单发性甲状旁腺腺瘤的手术治疗。
- 微创甲状旁腺手术不包括颈外入路（如腋窝或胸壁入路），其为了避免颈部切口，需要广泛的组织分离；也不包括颈部常规大切口的单侧定位探查手术。微创甲状旁腺手术因其切口较小、组织分离较少而使得美容效果更好，术后疼痛更轻，住院时间更短。
- 这种技术业已证明与开放的4个甲状旁腺探查术一样安全，已成为单个甲状旁腺瘤引起的原发性甲旁亢的首选治疗，其成功率高达96%以上。
- MIP应仔细选择病例，并注意甲状旁腺的组织胚胎学起源及位置变异。我们总结了前辈对初次评估、手术和术后随访的经验教训。

第一节 外科解剖

- 微创或定位甲状旁腺手术需要十分熟悉甲状旁腺和邻近标志结构，特别是喉返神经和甲状腺下动脉的解剖关系。
- 下位和上位甲状旁腺分别起源于第三和第四咽囊。第三和第四咽囊的胚胎起源和随后的迁移可以解释甲状旁腺在颈部的最终位置。
- 上位甲状旁腺通常位于甲状腺下动脉与喉返神经交叉周围1 cm范围内，往往见于甲状腺Zuckerkandl结节头侧或表面。
  - ▲ 异位的上位甲状旁腺通常沿着气管食管沟下降至喉返神经后方的纵隔层面。
- 来源于第三咽囊的下位甲状旁腺随着发育的胸腺下降，通常位于甲状腺的前面、下面或甲状腺胸腺韧带内。

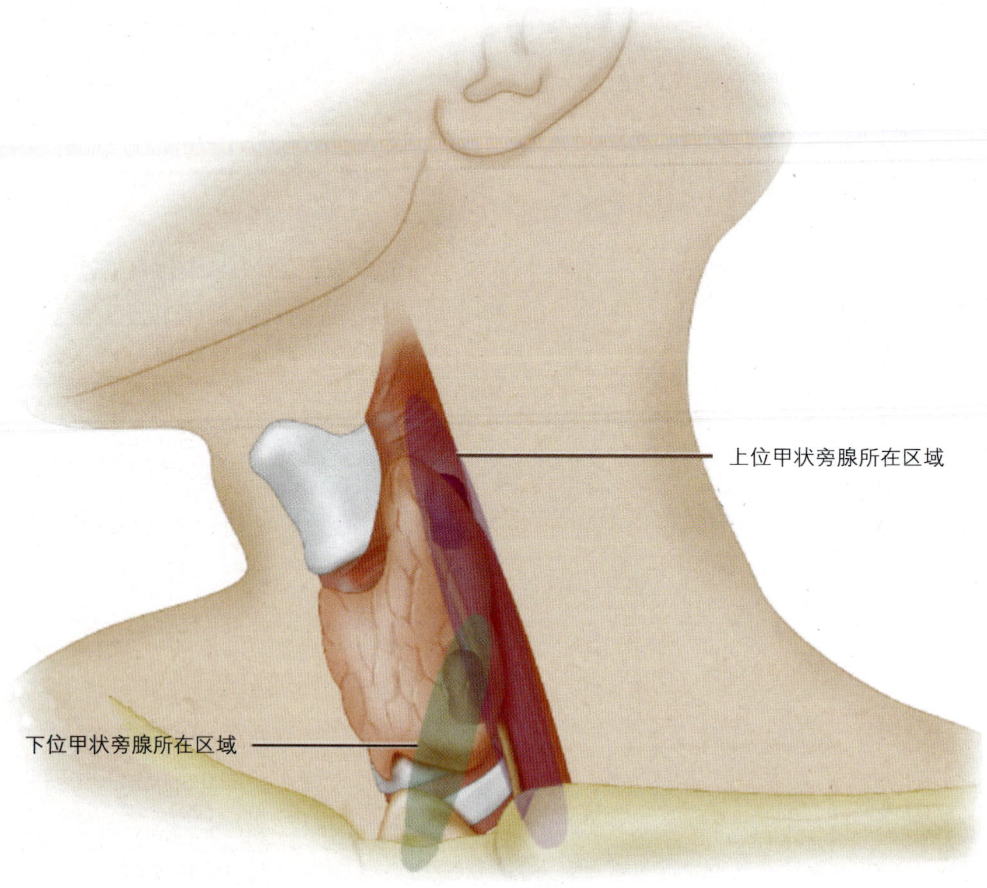

图8–1

- ▲ 异位的下位甲状旁腺可位于甲状腺内，或下降至胸腺内。
- ▲ 未下降的下位甲状旁腺可位于颈动脉鞘内。

◆ 通过辨别椎前筋膜、颈动脉、Zuckerkandl 结节和气管食管沟，外科医师可以在颈部区域找到至少 90% 的正常位置或异位的上位和下位甲状旁腺（图 8–1）。

第二节 术前准备

◆ MIP 手术是为单个腺体疾病，即单发的甲状旁腺腺瘤而设计的。病变腺体的确诊和准确定位是该项技术成功的基础。很多文献报道采用不同的生化检测和影像学检查来辨别高功能腺体。

- ▲ 首先诊断要依靠血钙升高伴有甲状旁腺激素（PTH）升高或没有适当地受到抑制。
- ▲ 重要的是需注意少数甲状旁腺功能亢进患者虽血钙正常，但表现有骨病的症状，这些患者也会受益于 MIP 手术。

◆ 收集 24 h 尿液测定尿钙浓度，用来排除家族性低尿钙高钙血症。

◆ 一旦诊断,要识别多腺体疾病的危险因素:多发性内分泌瘤和家族性甲旁亢的个人史和家族史、放射暴露史或慢性肾衰。这些危险因素导致多发异常甲状旁腺的存在,因此将明显地增加 MIP 手术失败的风险。其均为 MIP 手术的禁忌证。

◆ 最常用的术前定位的检查方法是 ^{99m}Tc-MIBI 显像和高分辨率超声。我们的经验是先行 ^{99m}Tc-MIBI 扫描,再用超声来确定甲状旁腺腺瘤的解剖特征和准确定位,并帮助确定切口位置。

◆ Kebebew 及其同事为单发性甲状旁腺疾病的预测制定了一个计分模式,参考以下 5 个标准:核素扫描示单个腺瘤;超声示单个腺瘤;定位一致;血钙超过正常上限 0.25 mmol/L 以上;PTH 值为正常上限的两倍以上。得分≥ 3 分者阳性预测值可达 100%。

◆ 有些病例经多次检查(尤其是核素扫描)后可明确不一致的结果。一致的影像预示着在切除增大的甲状旁腺后治愈率可达 98% 以上。

◆ 有些情况下很难做甲状旁腺的解剖定位,例如肥胖、结节性甲状腺肿或有颈部手术史。此时施行 MIP 手术可能是禁忌的。

◆ 即使在一些理想的情况下也有 5% 的可能需要中转为开放的探查手术。

第三节 手 术 步 骤

◆ MIP 手术可以在日间病房采用局麻或全身麻醉施行。我们最初采用腔镜辅助技术行 MIP 手术,然后发展为颈部正中小切口技术,近来采用外侧切口技术,便于显著暴露甲状旁腺解剖结构,尤其是上位或后位的甲状旁腺。

体位

◆ 患者呈仰卧位,颈部后仰,并轻微转向对侧。外科医师用手术头灯来提供狭窄术野的照明。胸骨上凹、环状软骨以及胸锁乳突肌的内侧缘等所有这些标志都可提供手术指向,有助于手术按计划实施。

切口

◆ 切口位置选择取决于病变究竟是位于上位还是下位甲状旁腺(图 8-2)。术前超声对定位是非常有用的。甲状旁腺腺瘤的位置一直沿用恒定的标志来描述,如采用环状软骨作为参考点。

◆ 切口位置也可由外科医师操作超声来选择,然后在定位好的异常甲状旁腺的解剖位置进行标记,并延伸到同侧的胸锁乳突肌的内侧缘。

◆ 切口长度应为 2.0~2.5 cm(有足够的长度允许手指分离颈阔肌下平面),在做切口之前,我们用 5 ml 加入肾上腺素的局麻药注入皮下。

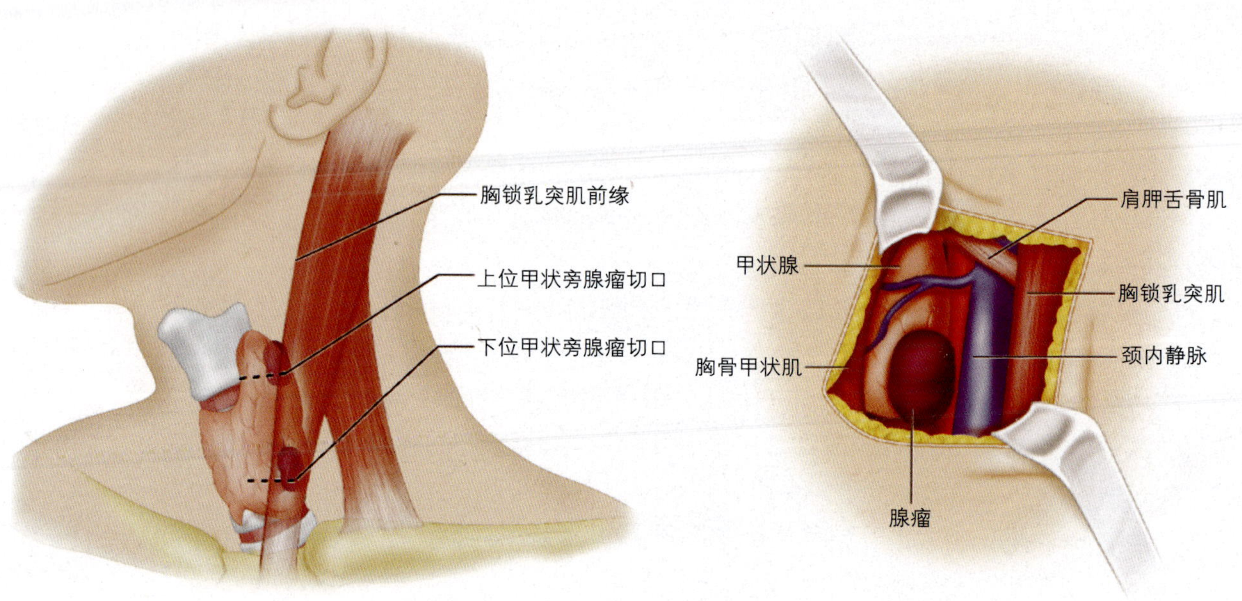

图8-2

图8-3

暴露

- 依次切开皮肤和颈阔肌，颈阔肌下采用电切和钝性分离。
- 确定胸锁乳突肌的内侧缘后向外侧牵拉，以暴露胸骨甲状腺肌的外侧缘。然后进入二者之间，向内侧牵拉胸骨甲状肌，暴露甲状腺中静脉和肩胛舌骨肌，两者均可切断以暴露甲状旁腺所在区域，向下即为椎前筋膜，注意保护颈袢(图 8-3)。
- 向内侧缘牵拉甲状腺，向外侧牵拉胸锁乳突肌和颈内静脉，便于暴露甲状旁腺所在颈部90% 以上的区域(见图 8-1)。

下位甲状旁腺瘤的切除

- 打开甲状腺外科被膜，便于将甲状腺向上、向内侧翻转，从而暴露喉返神经。在甲状腺下极和甲状腺胸腺韧带区域内，从喉返神经前面向内侧分离，一般可显露增大的甲状旁腺，轻轻地提起甲状旁腺将其切除(图 8-4)。
- 保持甲状旁腺的包膜完整，从外侧开始分离，翻转以暴露甲状旁腺的后面。
- 下位甲状旁腺常有多个静脉属支直接汇入甲状腺实质，所有这些属支需要逐个结扎。在操作过程中注意保护 RLN，可以将其提离操作区域。
- 有时为了避免甲状旁腺腺瘤包膜破裂，需要同时切除周围的部分甲状腺腺体。同样的，下位甲状旁腺常位于胸腺内，轻轻地牵拉后，可通过同一切口切除。

上位甲状旁腺瘤的切除

- 向内侧牵拉甲状腺叶，甲状旁腺最常位于椎骨前筋膜，注意观察此处最容易发现。

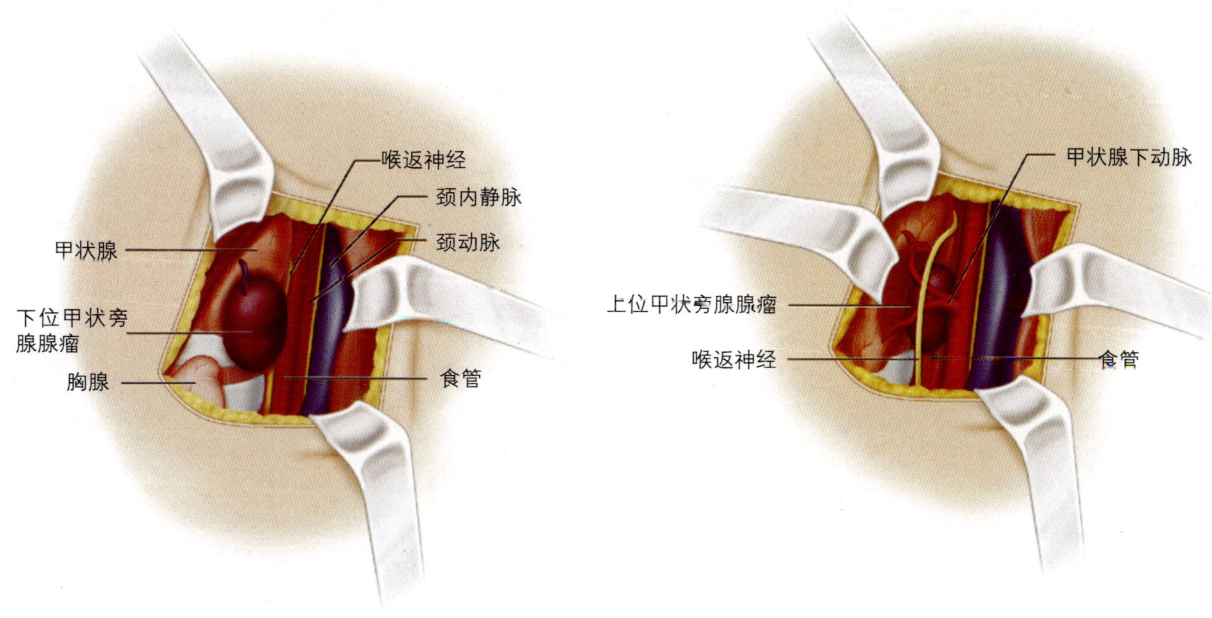

图8-4

图8-5

- 仔细打开甲状腺下动脉和腺瘤附近的甲状腺外科被膜，找到 RLN。注意神经可能位于腺瘤的内侧或外侧，有时覆盖在腺瘤的表面(图 8-5)。
- 然后轻轻地提起甲状旁腺腺瘤，其表面通常有单独的血管蒂，结扎后离断。
- 虽然上位甲状旁腺可沿着食管下降至后上纵隔，但也可用手指轻轻分离后切除。

关闭切口

- 用可吸收线行皮内缝合关闭皮肤切口。任何由于轻微牵拉延伸出的切口，通过利用皮下缝合微小褶皱，使用恢复到小于 3.0 cm。

确认治愈

- 很多学者建议采用术中快速 PTH （IOPTH）检测以确保切除完整和治愈可能。公认的迈阿密标准为病灶切除后 10 min PTH 下降超过术前或解剖时最高值的 50%，预测治愈率为 98%。
- 我们的经验表明，如果探查时发现增大的甲状旁腺与术前定位一致，治愈率为 98%，这种情况下 IOPTH 测定并非必须。 Kebebew 和同事建议有选择地使用 IOPTH，如果 3/5 的评分标准符合，应用 IOPTH 并不能提高治愈率。

第四节 术后处理

◆ 如上所述，该手术可在局麻、区域麻醉或全身麻醉下施行，患者可于当天或第二天出院。

◆ 如果不采用 IOPTH 测定，术后需测定 PTH，以指导患者恰当的出院时间。

◆ 术后一般不需特殊的处理，患者可常规口服补钙（1 200 mg/d 持续 2 周）减轻轻微低血钙或血钙从一个高水平降到正常水平引起的麻木症状。术后 2 周和 6 个月复查血钙和 PTH 以确保治愈。

第五节 经验和教训

◆ MIP 手术需要依赖准确的定位；阴性或模棱两可定位的患者仍需要开放的手术探查。

◆ 尽管射线引导和 IOPTH 测定的辅助应用可发现一些额外的单个腺瘤，但是试图对每个原发性甲旁亢患者都采用微创手术，将不可避免的导致较高的失败率。

◆ MIP 手术也可采用颈前正中切口或外侧切口。颈前正中切口的支持者认为，如果在预计的位置未发现腺瘤则行双侧颈部探查。如果有准确的术前定位，很少需要双侧探查。

▲ 对于下位甲状旁腺腺瘤，颈前正中切口和外侧切口实际上没有区别。但是，对于上位甲状旁腺腺瘤，高位外侧切口因直接位于腺瘤表面，通过最小的分离，即可极好地暴露病灶，而传统的胸骨上颈前正中切口充分暴露病灶较为困难。

▲ 如果定位不准确（例如是滤泡肿瘤而不是甲状旁腺瘤），则需中转为开放的 4 个甲状旁腺探查术。

◆ 高达 30% 的患者术后 PTH 持续升高，在某些情况下可长达 12 个月。当手术所见和病理确诊为甲状旁腺疾病时，通常不认为手术失败。另外，血钙正常而 PTH 升高可能是由其他因素引起，包括骨增生或维生素 D 缺乏。

◆ 我们发现在极少情况下有其他病理共存，如肉瘤样病，导致钙平衡的改变。这些可能性应该被排除，然后仅复查血钙水平，直到恢复正常。

参考文献

[1] Reeve TS, Babidge WJ, Parkyn RF, et al.Minimally invasive surgery for primary hyperparathyroidism: Systematic review. Arch Surg 2000; 135:481-487.

[2] Lowney JK, Weber B, Johnson S, Doherty GM: Minimal incision parathyroidectomy: Cure, cosmesis, and cost. World J Surg 2000; 24:1442-1445.

[3] Agarwal G, Barraclough BH, Reeve TS, Delbridge LW: Minimally invasive parathyroidectomy using the “focused” lateral approach. Ⅱ Surgical technique. Austral NZ J Surg 2002; 72:147-151.

[4] Palazzo FF, Delbridge LW: Minimal-access/minimally invasive parathyroidectomy for primary hyperparathyroidism. Surg Clin North Am 2004; 84:717-734.

[5] Ogilvie JB, Clark OH: Parathyroid surgery: We still need traditional and selective approaches. J Endocrinol

Invest 2005; 28:566-569.

[6] Stalberg P, Delbridge L, van Heerden J, Barraclough B: Minimally invasive parathyroidectomy and thyroidectomy—current concepts. Surgeon 2007; 5:301-308.

[7] Tang T, Dolan S, Robinson B, Delbridge L: Does the surgical approach affect quality of life outcomes? A comparison of minimally invasive parathyroidectomy with open parathyroidectomy. Int J Surg 2007; 5:17-22.

[8] Udelsman R: Six hundred fifty-six consecutive explorations for primary hyperparathyroidism. Ann Surg 2002; 235:665-670.

[9] Sidhu S, Neill AK, Russell CF: Long-term outcome of unilateral parathyroid exploration for primary hyperparathyroidism due to presumed solitary adenoma. World J Surg 2003; 27:339-342.

[10] Henry J-F: Applied embryology of the thyroid and parathyroid glands. In Randolph GW（ed）: Surgery of the Thyroid and Parathyroid Glands. Philadelphia: Saunders; 2003:12.

[11] Phitayakorn R, McHenry CR: Incidence and location of ectopic abnormal parathyroid glands. Am J Surg 2006; 191:418.

[12] Uruno T, Kebebew E: How to localize parathyroid tumors in primary hyperparathyroidism? J Endocrinol Invest 2006; 29:840-847.

[13] Ho Shon IA, Bernard EJ, Roach PJ, Delbridge LW: The value of oblique pinhole images in pre-operative localization with 99mTc-MIBI for primary hyperparathyroidism. Eur J Nucl Med 2001; 28:736-742.

[14] Gilat H, Cohen M, Feinmesser R, et al: Minimally invasive procedure for resection of a parathyroid adenoma: The role of preoperative high-resolution ultrasonography. J Clin Ultrasound 2005; 33:283-287.

[15] Lowe H, McMahon DJ, Rubin MR, et al: Normocalcemic primary hyperparathyroidism: Further characterization of a new clinical phenotype. J Clin Endocrinol Metab 2007; 92:3001-3005.

[16] Kebebew E, Hwang J, Reiff E, et al: Predictors of single-gland vs. multigland parathyroid disease in primary hyperparathyroidism: A simple and accurate scoring model. Arch Surg 2006; 141:777-782.

[17] Carneiro DM, Irvin GL 3rd : New point-of-care intraoperative parathyroid hormone assay for intraoperative guidance in parathyroidectomy. World J Surg 2002; 26:1074-1077.

第9章

微创内镜辅助甲状腺和甲状旁腺切除术

Paolo Miccoli, MD, Gabriele Materazzi, MD,and
Piero Berti, MD

第一节 外 科 解 剖

甲状腺

- 甲状腺包括两腺叶和连接两者的峡部。成人正常的甲状腺重量大约 20g。其每一腺叶都呈圆锥形，体积大约为 5 cm × 3 cm × 2 cm。正常甲状腺质软，呈葡萄样暗红色，外覆一层薄膜。
- 该腺体位于颈部下方，其峡部横跨第 2、3 气管软骨环。其后的甲状腺悬韧带(Berry 韧带)将腺体与气管连接起来。前方覆盖有颈部带状肌(胸骨舌骨肌和胸骨甲状肌)，在颈中间互相融合成颈白线(颈前筋膜)。
  - 每一腺叶的内侧部为喉和气管。食管位于甲状腺叶的后内侧方，喉返神经在两侧叶近似垂直地走行于气管食管沟。
  - 甲状腺的上极与下咽缩肌和环甲肌下极相接。
  - 甲状腺下极通常达第 4、5 气管软骨环。通常，残留的甲状舌骨导管肌从峡部起始，向颅底走行，产生各种变异(称椎状叶)。
- 甲状腺接收其上极和下极甲状腺动脉的血液供应。甲状腺上动脉起源于颈外动脉，它沿着咽下缩肌的表面下行，从前上表面进入甲状腺上极。在大约 10% 的情况下，甲状腺上动脉发出分支供应上位甲状旁腺。喉上神经的外支和甲状腺上动脉的分支非常接近，但其关系变异很大。
- 甲状腺下动脉是甲状颈干的一个分支，绕过颈总动脉和颈内静脉的后上方，向环状软骨方向走行。在腺体水平，该动脉环行向下、向内走行，进入腺叶中部。其最后分为几支终末支。该动脉及其分支与喉神经关系十分密切。甲状腺下动脉的分支通常供应下位甲状旁腺，多数情况下，甲状腺下动脉还供应上位甲状旁腺。

◆ 静脉的变异比动脉更加复杂。甲状腺上静脉十分接近甲状腺上动脉，最后汇入颈内静脉。甲状腺中静脉，数量不等，从腺体的外侧汇入颈内静脉。

淋巴回流

◆ 甲状腺的淋巴回流十分广泛，外科医师必须考虑到两个主要的淋巴引流区域：中央区（腺体周围）和侧区。颈动脉鞘是两个区的分界标志。

◆ 中央区淋巴结包含喉前、气管前和气管食管旁几组。该区的前界是带状肌，但是有时也可以在略高于峡部的环甲肌上方发现转移的淋巴结（称 Delphian 淋巴结）。

喉神经

◆ 喉上神经的外支和甲状腺上极血管以及甲状腺上极关系密切。喉上神经起源迷走神经，沿咽下缩肌的中部下降，并在该水平分为内支和外支。

▲ 外支继续向下行进，支配环甲肌，使声带紧张。因此，当损伤喉上神经外支后，患者发出高调声音的能力受损。

▲ 在 6%~18% 的患者中，喉上神经的外支伴随或环绕甲状腺上动脉或其分支走行，因此在手术的过程中很容易受到损伤。

▲ 在近 20% 的患者中，它并不位于操作涉及的甲状腺上极血管附近区域，因此在常规手术中难以看到。

◆ 喉返神经起自迷走神经，支配除环甲肌以外的所有喉肌。在右侧，喉返神经绕过锁骨下动脉后方，向上返行进入喉部。在左侧，喉返神经绕动脉导管韧带。双侧喉返神经均向头部和内侧方向走行，在环状软骨处进入喉部。喉返神经往往不是单根，而是发出几支支配食管、气管和甲状腺，并且和其他神经相互吻合（如喉上神经、交感神经系以及对侧的神经）。甲状腺下动脉和喉返神经的关系是可变的。

甲状旁腺

◆ 正常甲状旁腺柔软，有一定弹性，结构致密。大多数呈球形或者豆形；少数是细长形，二叶状；甚至呈扁平状或多叶状。在血管较为丰富的腺体呈红棕色，而在脂肪含量较高的腺体呈淡黄色。甲状旁腺的平均重量大约为 40 mg，体积大约在 5 mm × 3 mm × 1 mm。经常可以在脂肪组织或者胸腺中发现甲状旁腺，并能容易地能将其分离出来。

◆ 几乎所有的个体都含有至少 4 枚甲状旁腺。在 5%~15% 的个体发现多余的甲状旁腺，其出现在胸腺内或者甲状胸腺韧带内最为常见（约 2/3），另约 1/3 位于两正常甲状旁腺之间的甲状腺附近。

▲ 有时可能出现多个多余的甲状旁腺。这是特别重要的病理状态，通常潜在有基因紊乱，比如多发内分泌肿瘤 1 型；或有持续的刺激因素存在，如肾衰竭后继发性甲状旁腺功能亢进症。

▲ 在一些个体,第五个甲状旁腺是由于正常或二叶旁腺体分裂而形成,两部分互相靠近,常常彼此直接接触。

◆ 上位甲状旁腺的位置相当固定,因为它们仅在胚胎下降过程中受到影响。超过 80% 的甲状旁腺位于甲状腺下动脉和喉返神经交汇点处上方 1 cm 为中心、直径为 2 cm 的范围内。尽管有少数上位甲状旁腺位置更靠后,但上位甲状旁腺的异位较下位甲状旁腺更少见。上位甲状旁腺在气管食管沟下降的过程中,倾向于向后移动;向下移动越多,其最终位置越靠后。

▲ 前已描述过咽后或食管后甲状旁腺,但是当上位甲状旁腺沿着食管下降到超低位,至后纵隔时,通常由于食管的蠕动和吞咽而导致增大的腺瘤样旁腺迁移所致。偶尔,上位甲状旁腺也可以在甲状腺上极后缘发现,或与甲状腺上极血管蒂相关。更罕见的是,它们有可能位于甲状腺上极的上方,或者就在甲状腺腺体内。

◆ 由于其胚胎期下降过程更长,下位甲状旁腺更有可能出现异位。下位甲状旁腺下降时更倾向于向前方移动。绝大多数情况,下位甲状旁腺位于甲状腺下极的后方或前下方。大约 25% 位置更低,位于甲状胸腺韧带内或胸骨角后颈部。约 4%~5% 出现在前纵隔,位于胸骨后胸腺内,并靠近无名静脉和升主动脉。有少部分会出现在胸腺外面,靠近主动脉弓及其大血管起源处。下位甲状旁腺更低的位置在主动脉肺动脉窗,或者是靠近胸膜或胸腺下面的心包膜。其他异位的甲状旁腺可位于颈动脉鞘或内侧,甚至靠近处于下颌骨水平的颈动脉球。

▲ 在 1%~3% 的个体,下位甲状旁腺真正位于甲状腺下极腺体里面。上位甲状旁腺的位置在 80% 的个体中左右对称,下位甲状旁腺对称为 70%,而 4 枚均对称仅为 60%。

◆ 甲状旁腺的血供已经研究得很清楚,主要的供血动脉属于终末血管,大约 1/3 的腺体由两支或者更多动脉分支供应。虽然甲状旁腺的血液供应主要来自甲状腺下动脉,但是有相当比例的甲状旁腺血供来自甲状腺上动脉后支,或甲状腺上下动脉形成的吻合环。甲状旁腺的少部分血供还来自于甲状腺被膜血管。

◆ 甲状旁腺的静脉回流和甲状腺的静脉回流伴随,包括甲状腺被膜血管和较大的甲状腺静脉。

第二节 术 前 准 备

微创内镜辅助甲状旁腺手术(MIVAP)指征

◆ 通常,适合微创内镜辅助甲状旁腺切除术(MIVAP)的理想患者为散发的原发性甲状旁腺功能亢进者。表现为单个腺瘤、定位明确且没有颈部手术史。适合 MIVAP 的患者比例所有争议,主要取决于外科医师的选择标准。根据笔者的经验,这些标准随着技术发展、获得的经验和手术设备的不断改进而得以修改。

◆ 禁忌证包括绝对禁忌证和相对禁忌证,见表 9-1。

◆ 为了术后获得理想的疗效并降低中转率,仔细选择患者是十分重要的。尽管这些标准大致为绝大多数行微创甲状旁腺手术的医师接受,但是,适合 MIVAP 的患者比例却相差很大,

表9-1 MIVAP的绝对和相对禁忌证

相对禁忌证	绝对禁忌证
腺瘤大于3cm*	巨大甲状腺肿
缺乏术前定位**	复发性疾病
对侧存在可疑腺瘤的颈部手术†	广泛的颈部手术史
颈部放射史或伴有甲状腺小结节‡‡	MEN和家族性PHPT、甲状旁腺癌

MEN，多发内分泌肿瘤；PHPT，原发性甲状旁腺功能亢进
*取决于形状，甚至更大一些的腺肿也能切除
**中央切口可暴露出双侧
†可采用侧切口
‡‡可同时手术

低至25%,高达66%。

微创内镜辅助甲状腺手术（MIVAT）指征

- 仔细选择适合行微创内镜辅助甲状腺切除术的患者是手术效果的唯一保证。仅有小部分患者适合行腔镜辅助手术治疗。
  - 腺体及结节的体积是一个重要的限制条件。在腺叶的切除过程中不能破坏其包膜,因为对于怀疑恶性的结节而言(无论滤泡状或者乳头状),准确的组织学评估是必要的。
  - 该技术的其他限制条件包括存在粘连使分离变得困难。粘连可由以前的手术或甲状腺炎造成,后者可通过典型的超声表现怀疑,进一步通过甲状腺抗体检测证实。
- MIVAT的一般适应证包括:
  - 甲状腺结节最大径不超过3 cm。
  - 超声评估甲状腺腺体体积小于20 ml。
  - 没有甲状腺炎史。
  - 没有颈部手术或放疗史。

第三节 手 术 步 骤

- MIVAP和MIVAT两种手术都可以通过颈部中央的同一切口实施。

手术室准备

- 患者处于仰卧位,无需颈部过伸(图9-1)。常规行颈部消毒、铺巾,用无菌巾覆盖皮肤。
- 手术医师站在手术台右侧(图9-2)。
- 第一助手站在手术台的左侧,主刀的对面。第二助手在手术台的头侧,第三助手站在手术台的左侧。
- 洗手护士站在主刀医师旁边,手术台的右侧。

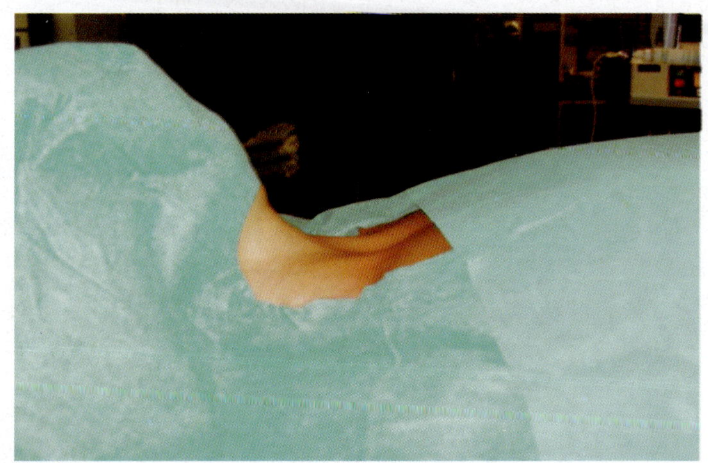

图9-1

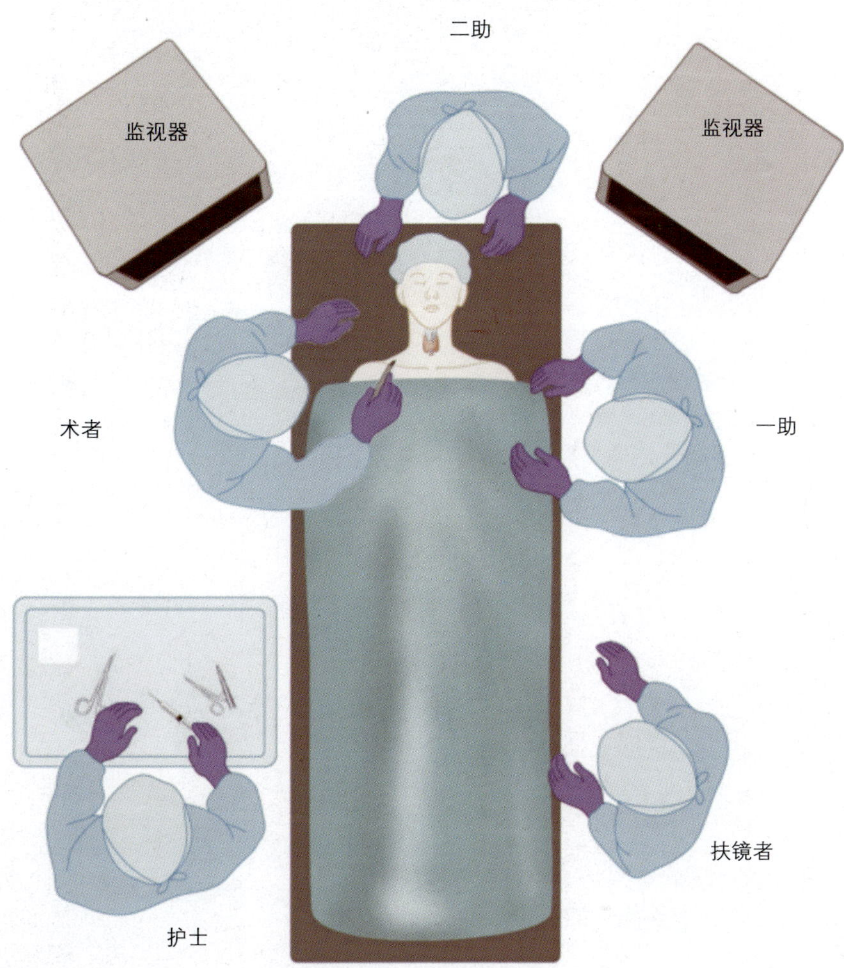

图9-2

操作说明（图9-3至图9-6）

◆ MIVAT/MIVAP 需如下器械：

- 30° 腔镜，直径 5 mm，30 cm 长。
- 带有防漏孔的吸引分离器，中心附有钝的内套针，21 cm（图 9–6）。
- 非常薄的锯齿状耳朵钳，工作杆长度约 12.5 cm（图 9–5）。
- 常规 Army–Navy 组织拉钩（图 9–3）。
- 小号，双头组织拉钩，12 cm（图 9–3）。
- 血管夹施夹器。
- 直剪，12.5 cm 长（图 9–4）。

◆ 其他可能使用的器械包括超声刀（仅用于 MIVAT），单个监视屏幕（双屏幕可能很有用，但是并不是必须的），以及电刀（单极）。

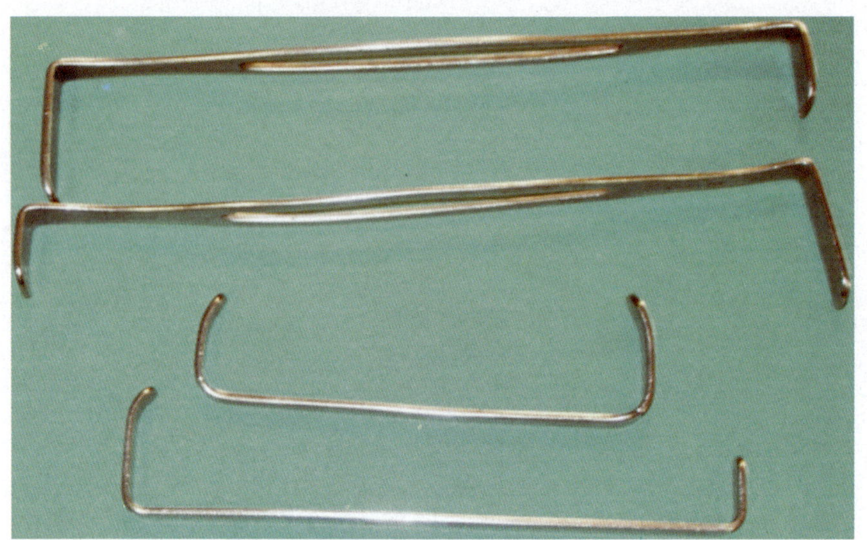

图9–3

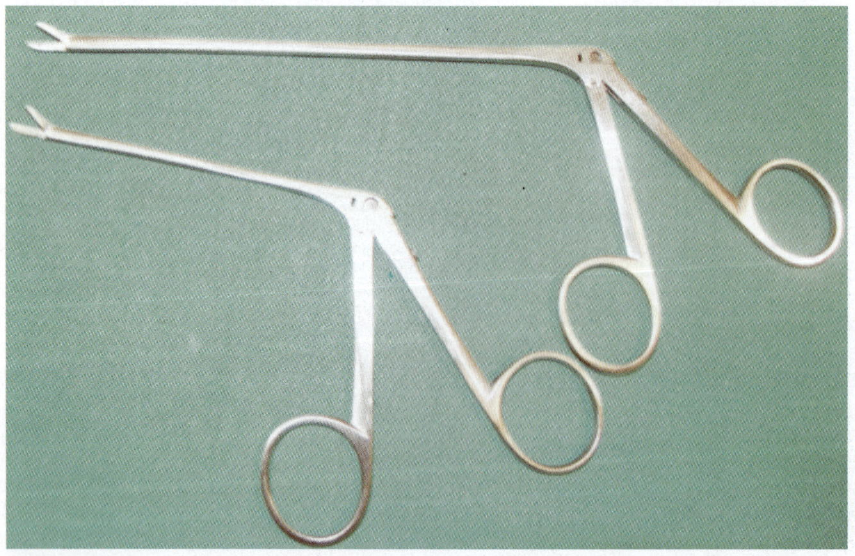

图9–4

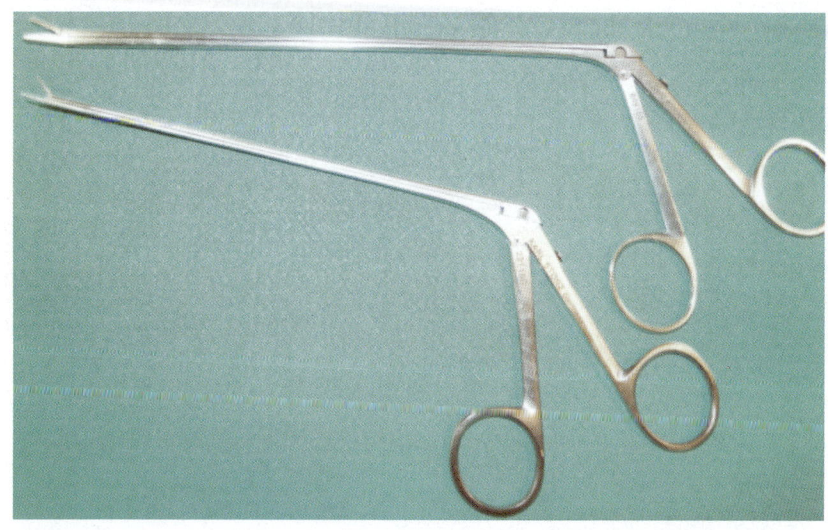

图9–5

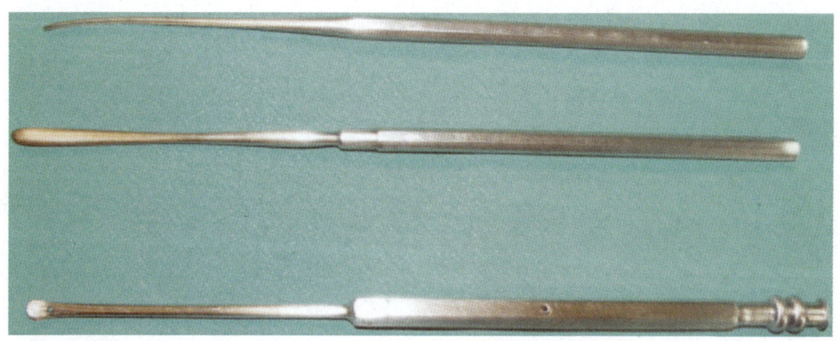

图9–6

MIVAT的手术技术

建立操作空间

- 患者采用气管插管全麻，仰卧位，颈部无需过伸。颈部过度伸展会减小手术操作空间，应避免（见图 9–1）。皮肤通过无菌薄膜保护。
- 在胸骨切迹上方 2 cm 处的颈部中央区作一 1.5 cm 长的横切口。仔细分离皮下脂肪组织以及颈阔肌，以免出血。此时，手术者应该采用电刀，且应将刀片用一层无菌薄膜覆盖，仅留下刀尖电凝，以避免损伤皮肤或者浅表组织。采用两个小拉钩暴露颈中线，并在无血层面将颈中线切开一个 2~3 cm 的切口（图 9–7）。
- 轻轻牵拉皮肤切口，采用微小的刮匙从带状肌钝性分离出整个甲状腺叶。一旦甲状腺腺叶将要完全从带状肌分离出来时置入更大更深的拉钩 (Army–Navy)，从而维持腔镜操作过程中的手术空间（图 9–8）。从皮肤切开处置入前倾 30° 5 mm 或者 7 mm 的内窥镜头，从此时起直至甲状腺腺叶被游离出来，整个操作过程完全在腔镜辅助下进行。分离甲状腺和气管沟完全在腔镜视野下进行，需使用一些微小设备（直径为 2 mm），比如刮匙、钳子、吸引分离器以及剪刀。

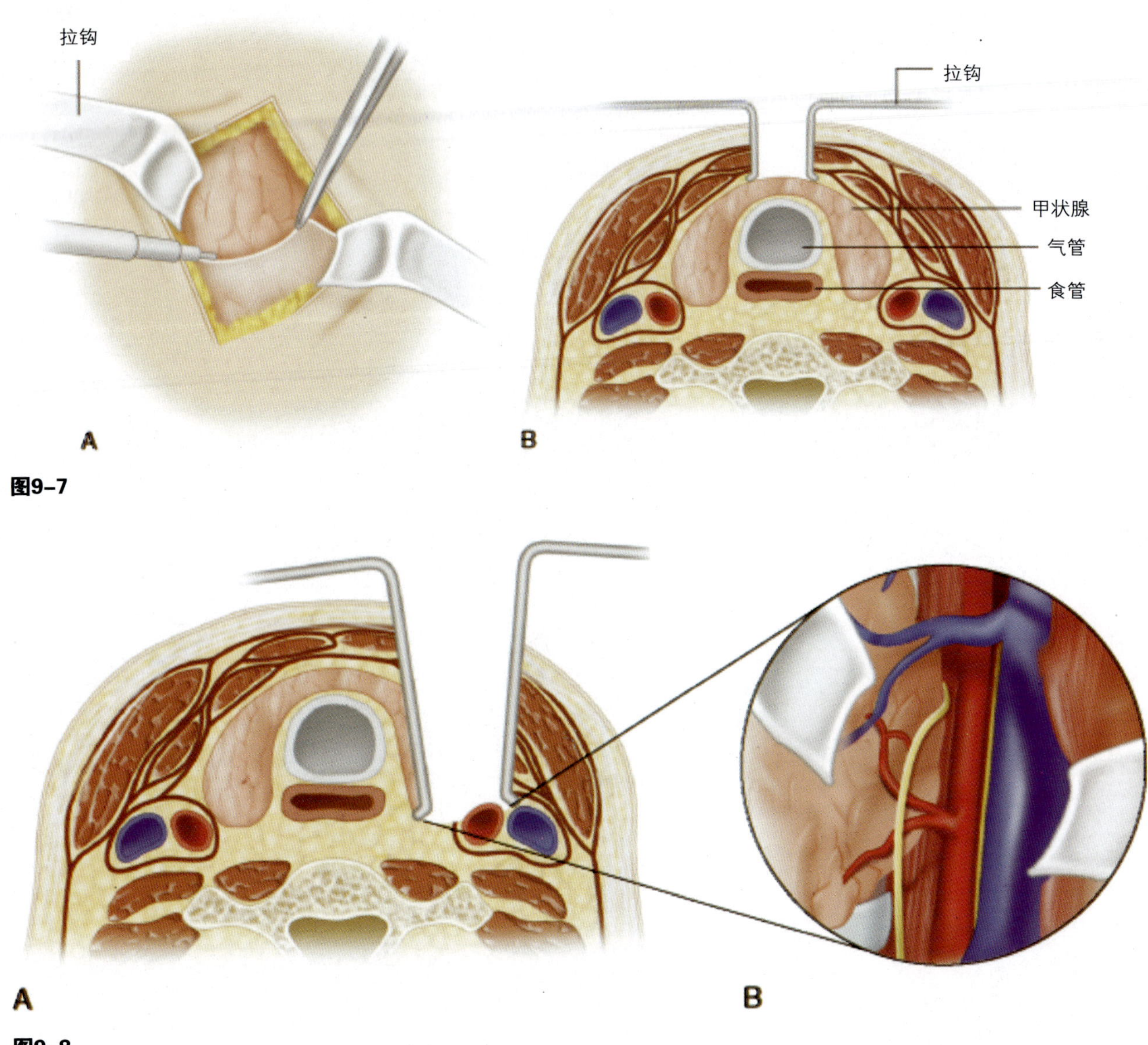

图9-7

图9-8

结扎甲状腺主要血管

- 无论暴露哪侧喉返神经，均应避免使用电刀（不管是双极或单极）。我们采用超声刀（Harmonic Scalpel, Ethicon Endo-Surgery, Cincinnati, Ohio）分离几乎所有的血管（图 9-9），但是如需处理的血管与喉返神经十分靠近，应当采用一次性的或重复使用的血管夹施夹器。
- 最先结扎的血管应是存在的甲状腺中静脉，或者是位于颈静脉和甲状腺包膜之间的小静脉。有利于进一步仔细分离甲状腺和气管沟，而后需在此处辨别喉返神经。
  - ▲ 此时，需要保持内镜的 30° 顶端向下，并与甲状腺腺叶和气管形成正交轴。
- 下一步为暴露甲状腺上极，直到暴露各个分支后，才能仔细地离断。此时，内镜旋转 180°，使 30° 的镜头朝上，与甲状腺叶和气管的方向平行，以更好地暴露上方的术野，此处有甲状腺上动静脉走行(图 9-10, 图 9-11)。

- 然后通过拉钩和辅助刮匙将甲状腺腺叶向下牵拉,此步中,拉钩的正确位置(不论是位于带状肌上的第一个还是位于甲状腺叶上极的第二个拉钩)于看清血管十分重要。可以采用另外的刮匙将血管推向外侧。这样可以使得喉上神经的外支更容易辨认(图 9-9, 图 9-10)。超声刀非功能杆应朝向后位,以免损伤神经。根据上极血管的直径和解剖情况,可使用超声刀将上极整体或选择性横断(图 9-11)。

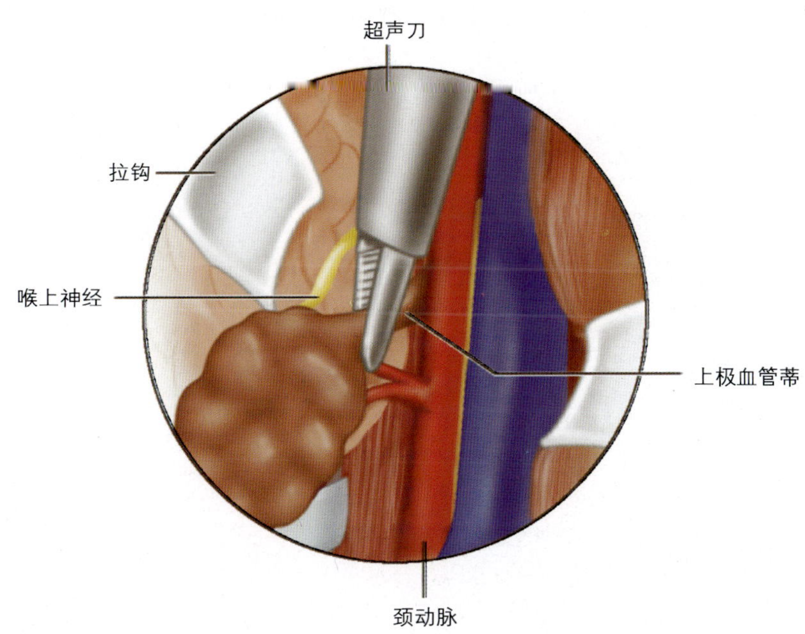

图9-9

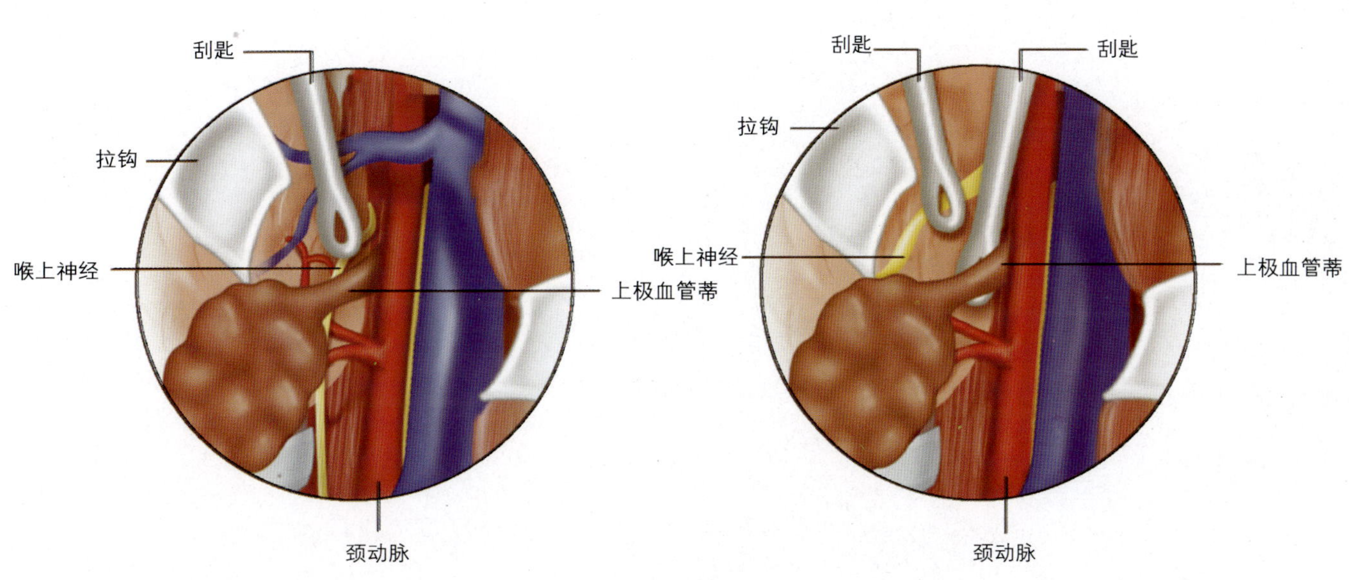

图9-10

图9-11

辨认和分离喉返神经以及甲状旁腺

- 将甲状腺叶向内上方牵引，采用刮匙轻轻分离后打开筋膜。此时，内镜应当重新调整到与甲状腺和气管的正交轴上，保持 30° 镜头朝下。在甲状腺与气管之间辨别喉返神经，其位于甲状腺 Zuckerkandl 结节这个重要解剖标志的后方。从甲状腺左叶将喉返神经和甲状旁腺仔细解剖分离（图 9–12，图 9–13）。
- 将喉返神经从纵隔到其入喉处全程分离出来并非必须，对于内镜手术可能是浪费时间。喉返神经能安全地从甲状腺包膜分离。在甲状腺叶被提拉出来以后，完全分离喉返神经即可在直视下完成。
- 由于内镜的放大作用，通常双侧甲状旁腺均易发现。选择性离断甲状腺下动脉的分支，可保存甲状旁腺的血供。在分离处理靠近神经的大小血管时，可使用 3 mm 血管钛夹完成止血。

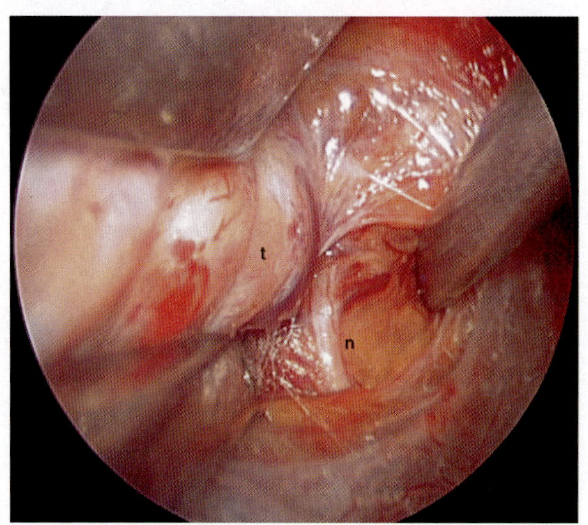

图9–12

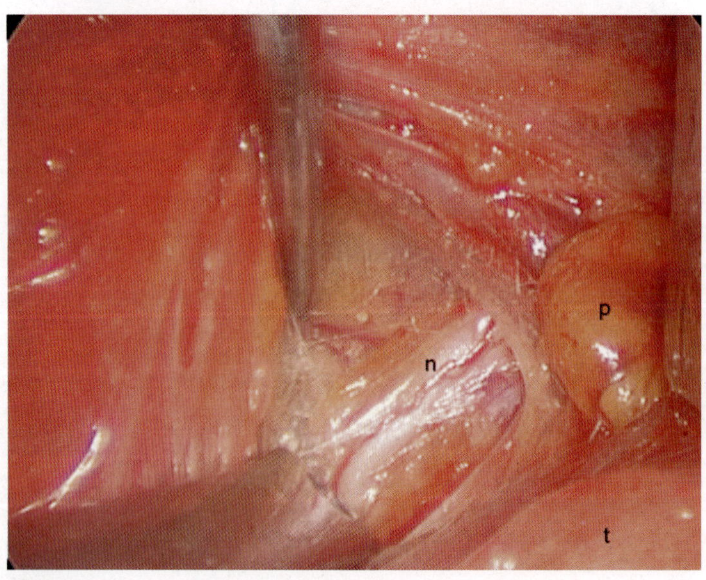

图9–13

甲状腺叶的剜出和切除

- 一旦甲状腺叶完全游离后，即可不再使用内镜和拉钩，采用常规血管钳旋转和牵出甲状腺上极。轻轻牵拉腺体，完全剜出右叶（图 9-14）。
- 这时手术转为像常规手术那样在直视下进行。结扎小血管，离断 Berry 韧带，将腺叶和气管分离。此时，重要的是再次检查喉返神经以免损伤。然后将甲状腺峡部从气管分离离断。当完全暴露气管，辨别甲状旁腺和喉返神经后切除腺叶。
- 引流不是必须的，颈中线一针缝合关闭，皮下缝合关闭颈阔肌，使用氰基丙烯酸酯黏合皮肤（图 9-15，图 9-16）。
- 行双侧甲状腺切除术时，当一侧腺叶手术完成以后，可采用相同的步骤实施对侧腺叶切除。

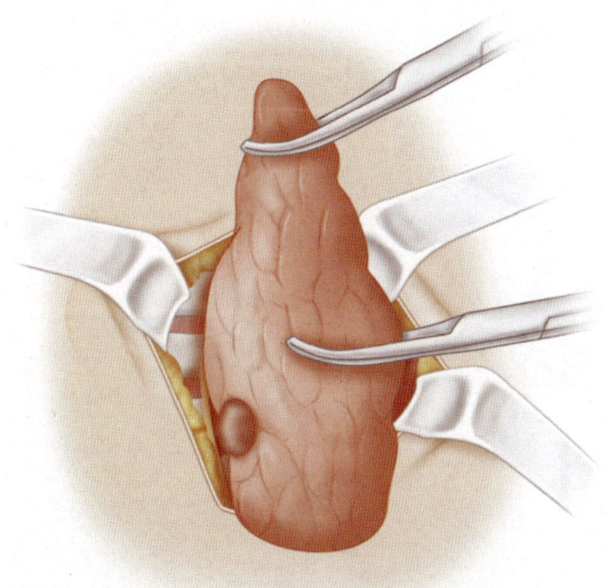

图9-14

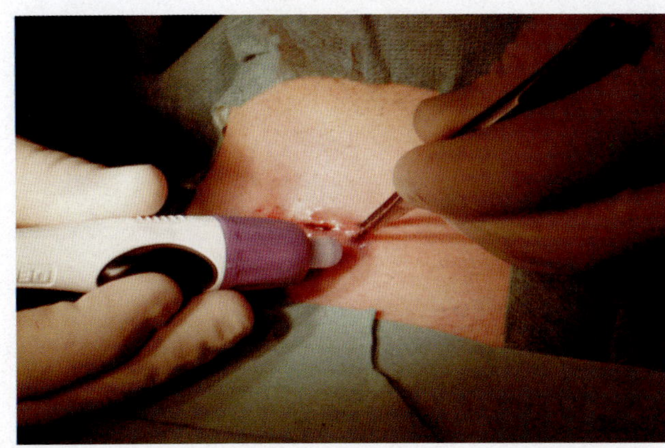

图9-15

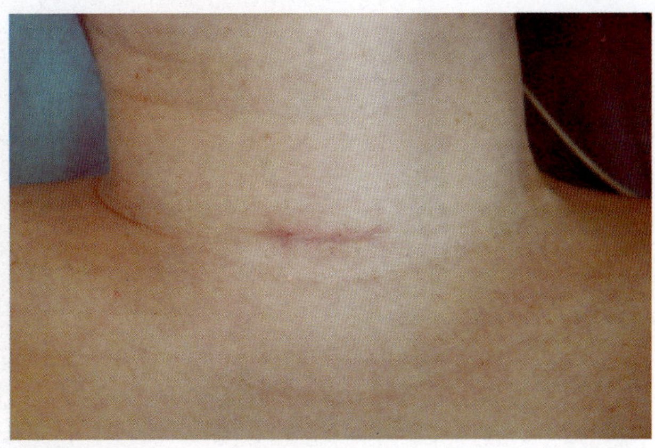

图9-16

MIVAP 的操作技术

- 手术野的建立同MIVAT。对于再次手术的患者，推荐采用外侧入路而不是标准的中线入路。可避免进入纤维组织，此处解剖层面和喉返神经等结构难于辨认。所采取的切口刚好位于胸锁乳突肌内侧，带状肌外侧。同样进行钝性分离，使甲状腺间隙得到良好暴露。
- 先从术前影像学检查提示的甲状旁腺腺瘤一侧探查，但中央切口可行双侧探查。
- 内镜的放大效应使颈部相关结构如喉返神经容易辨认。一旦腺瘤得到定位，采用刮匙小心钝性分离，即可分离出甲状旁腺瘤，而不会损坏包膜。在光学放大作用下，甲状旁腺瘤血管蒂易于辨别，而且由于手术视野相对较小，可以使用 2 mm 一次性血管夹夹闭。
- 因为没有套管，手术野可行简单清洗。生理盐水可以通过注射器直接注入，然后通过铲形吸引器吸出。烟雾和液体可通过吸引器清除，而无需向切口置入额外的器械。
- 然后通过皮肤切口取出腺瘤。没有必要放置引流，我们强烈建议不要将颈中线缝合过于紧密，以便更好地观察是否有早期出血。一旦获得术中快速 PTH 结果后，通常只做皮下连续缝合，胶水黏合皮肤切口即可。
- 术中 PTH 较术前最高值降低 50% 以上可确认完整切除所有高功能甲状旁腺组织。PTH 需要在麻醉诱导时，甲状旁腺瘤暴露时以及切除 5 min、10 min 各测定一次。

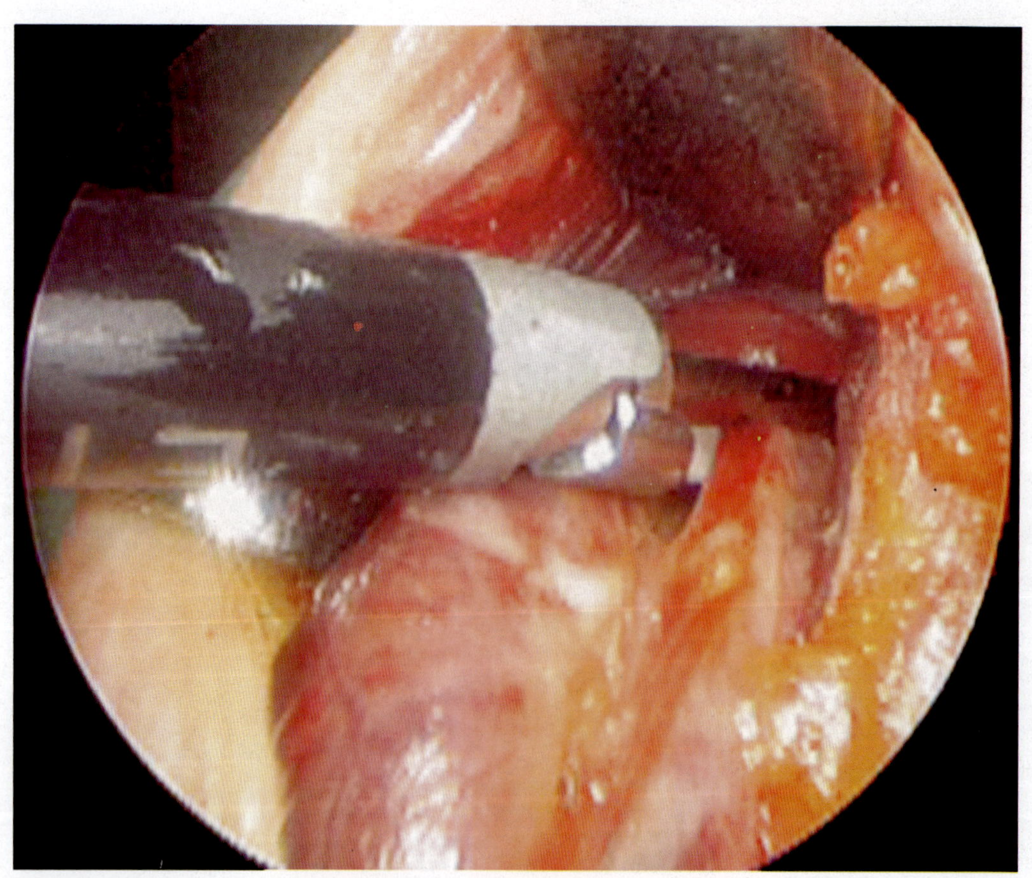

图9-17

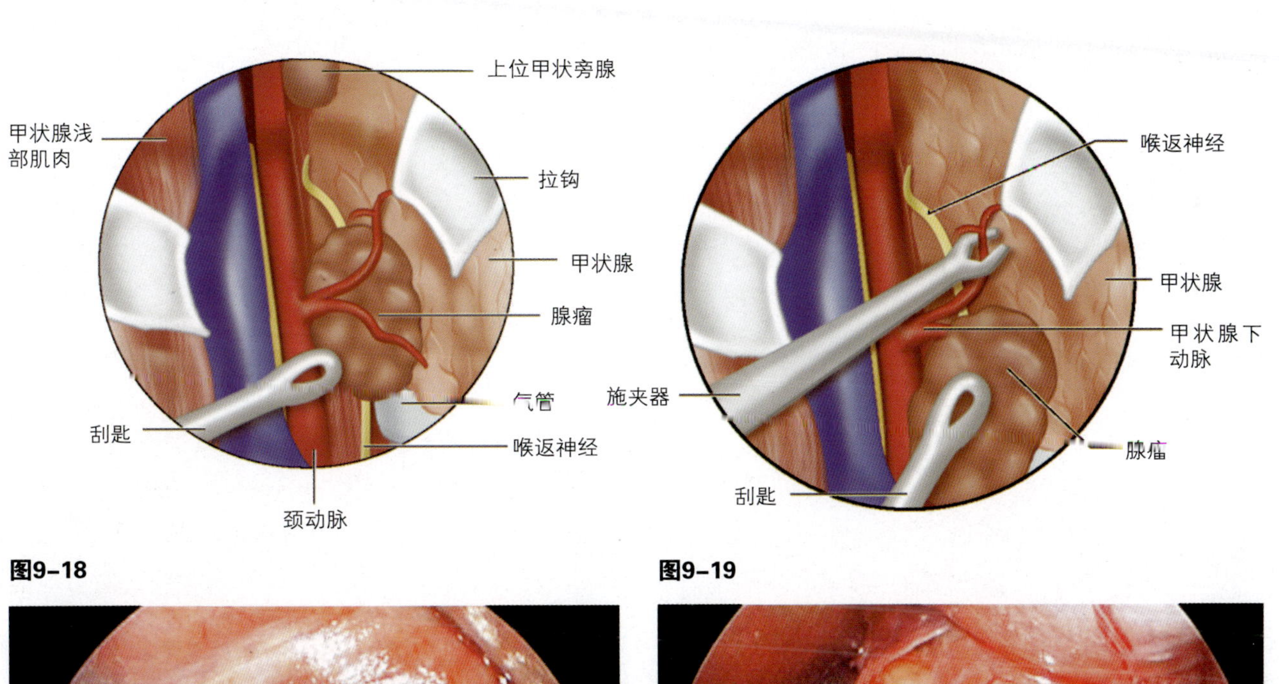

图9-18

图9-19

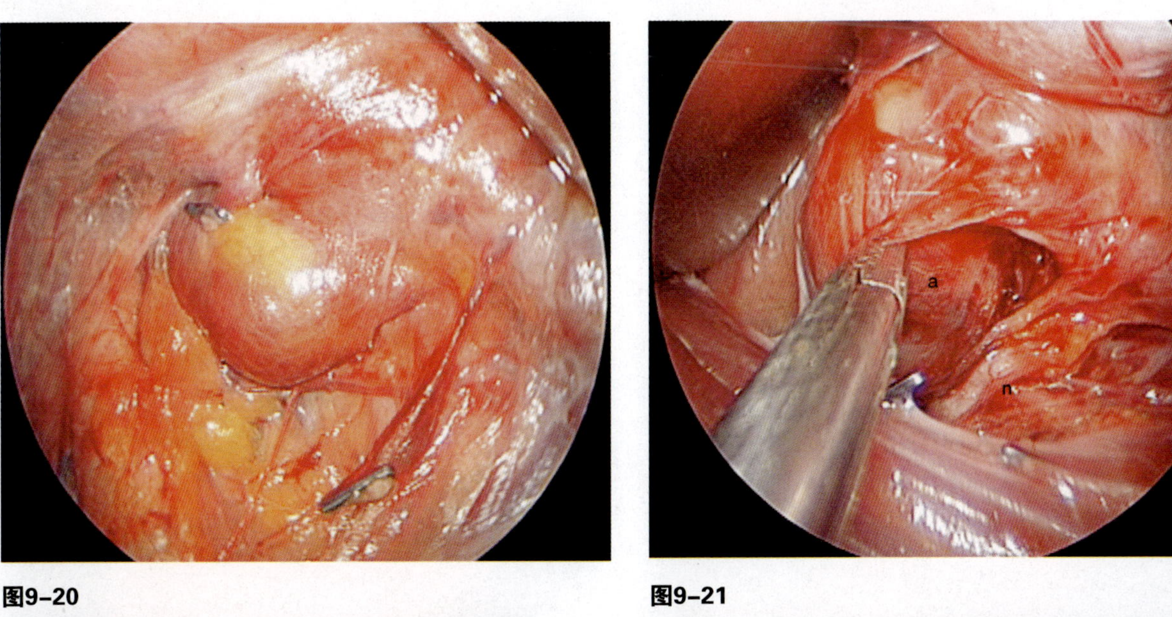

图9-20

图9-21

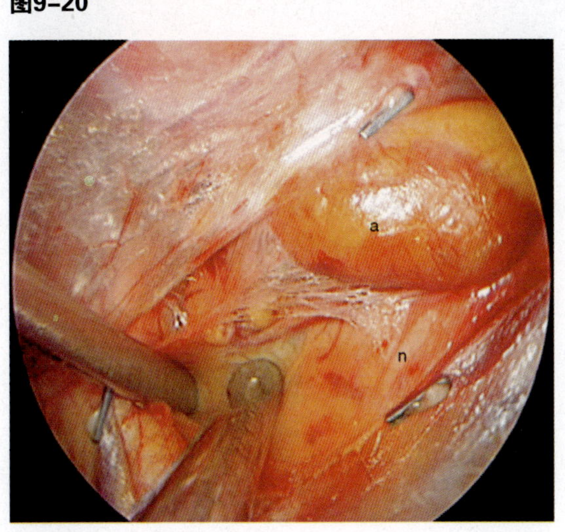

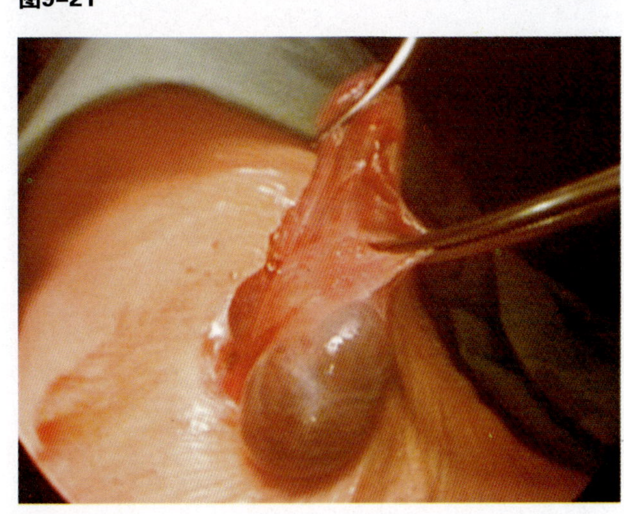

图9-22

图9-23

第四节 术后处理

MIVAP

- MIVAP 的并发症和传统的甲状旁腺切除术一样。在术后 6~12 h 必须密切观察患者，以便排除主要并发症。
  - 出血可以通过颈部的肿胀或者由于气管受到压迫而出现的呼吸窘迫来发现。通常由于夹子的移位造成，并且需要再次手术清除血肿。
  - 由于喉返神经损伤而出现的发音困难需行声带功能评估。
- 在完成 MIVAP 之后 12~48 h，患者可能出现低钙血症。表 9-2 显示了这些并发症的处理。但是，对于靶向径路手术，比如 MIVAP，术后甲状旁腺功能低下十分少见，因为另外几个甲状旁腺并未受到手术干扰。

表9-2 MIVAP术后第一天出现低钙血症的处理办法

急性症状	葡萄糖酸钙 （1g/8h iv）
无症状，血钙< 1.875*mmol/L	钙3g+维生素D 0.5ug 口服 每日一次
无症状，血钙 1.875~1.975mmol/L	钙1.5g 口服 每日一次

*血钙正常值 2~2.5 mmol/L

MIVAT

- MIVAT 的潜在并发症和传统甲状腺切除术一样。相比充气或特殊悬吊内镜甲状腺手术，这种微创的技术并不增加新的风险。
- 甲状腺切除术后并发症包括喉返神经损伤、喉上神经外支损伤、出血以及甲状旁腺功能减退。
  - 喉返神经损伤可以暂时性（6 个月内好转）或永久性，双侧或单侧。
  - 喉上神经外支支配环甲肌，其控制声带的紧张程度。由于走行变异，在分离甲状腺上极时有损伤该神经的风险。这种并发症的发生率被低估了，因为其症状不明显，很难证实损伤。在 MIVAT 的手术中，经光学放大可提供良好的视野，因此可降低该并发症的发生率。
  - 出血是最危险的并发症。术后出血可分为早期（术后 10 h 内）或者延迟性（10 h 以后）。前者往往是大量出血，需要立即再次手术，解除血肿压迫，而延迟性出血通常并不引起气道梗阻，一般保守治疗即可。
  - 甲状旁腺功能减退可以是暂时性的（6 月后缓解）或者是永久性的。这是甲状腺全切除术后最常见的并发症。

第五节 经验和教训

经验

- 术前仔细地选择患者是降低并发症发生率的唯一保证。
- 对于神经和甲状旁腺，MIVAT 和 MIVAP 提供了一个极好的内镜视野，对主要血管也可更好地处理。
- 超声刀使得手术更为快捷，但不应在靠近神经处使用（< 5 mm）。
- 内镜下分离时间不应过长，一旦神经和甲状旁腺得以确认和分离，即可在直视下拉出腺叶并切除。
- MIVAP 允许双侧探查，术中 PTH 测定并非必要。
- 术后恢复更快、更为美观是 MIVAT 和 MIVAP 的主要优势。

教训

- 意外的甲状腺炎以及颈部中央区出现转移性淋巴结是 MIVAT 和 MIVAP 中转为传统手术的最常见原因。
- 在医师开展手术初期，手术时间可能会较长，并发症发生率可能较高。
- 不适当地使用超声刀可损伤气管、甲状旁腺以及喉返神经。
- 患者的体位不当可影响操作空间，应避免颈部过伸。

参考文献

[1] Miccoli P, Berti P, Conte M, et al: Minimally invasive video assisted parathyroidectomy: Lesson learned from 137 cases. J Am Coll Surg 2000; 191:613-618.

[2] Miccoli P, Elisei R, Materazzi G, et al: Minimally invasive video assisted thyroidectomy for papillary carcinoma: A prospective study about its completeness. Surgery 2002; 132:1070-1074.

[3] Miccoli P, Materazzi G: Minimally invasive video assisted thyroidectomy (MIVAT). Surg Clin North Am 2004; 84:735-741.

[4] Terris DJ, Gourin CG, Chin E: Minimally invasive thyroidectomy: Basic and advanced techniques. Laryngoscope 2006; 116:350-356.

第10章

伽马探测仪引导下微创甲状旁腺切除术

Susan C. Pitt, MD, Herbert Chen, MD

第一节　外 科 解 剖

- 伽马探测仪引导下的微创甲状旁腺切除术（MIP）与常规 MIP 和传统的甲状旁腺双侧探查手术在解剖上并无明显区别。可参阅第 6 章和第 8 章，以全面了解此手术相关临床解剖。

第二节　术 前 准 备

- 伽马探测仪引导下 MIP 和常规 MIP 术前准备没有区别。与术中超声、亚甲蓝蓝染和选择性静脉采样相似，伽马探头也是作为术中的辅助手段。详细的术前准备可参见第 6 章和第 8 章。

适应证

- 几乎所有的原发性甲状旁腺功能亢进（HPT），包括单个腺瘤、成对腺瘤、甲状旁腺增生及甲状旁腺癌均是伽马探测仪引导下 MIP 的手术适应证。
  - ▲ 此外，继发性、三发性和家族性 HPT 亦为伽马探测仪引导下 MIP 的适应证。

甲状旁腺显像和术前定位

- 一般认为，所有患者施行微创手术前必须进行定位，以明确高功能甲状旁腺的部位。

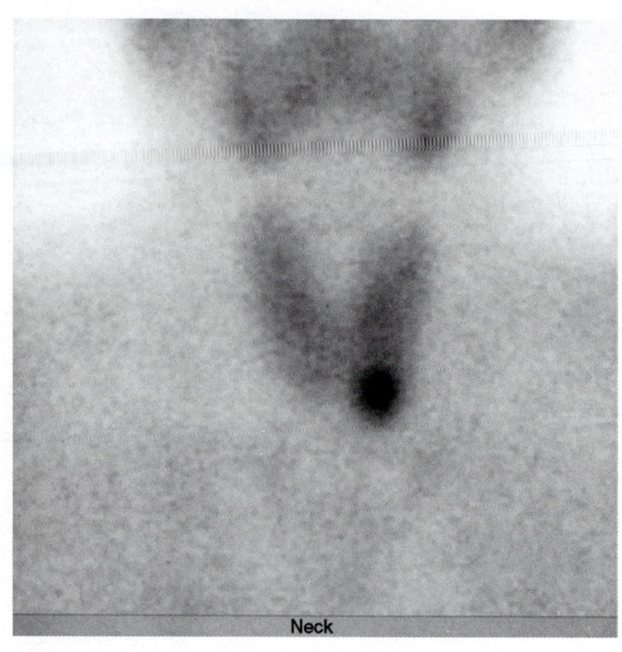

图10-1

- 术前首选 ^{99m}Tc-MIBI 显像检查（图 10-1）。高功能的甲状旁腺腺体因其细胞过度活跃，线粒体数目增加，使得放射性示踪剂 ^{99m}Tc 滞留时间较周围组织更长，从而显示或检出病变腺体。这种现象就是 ^{99m}Tc-MIBI 显像和伽马探测仪引导下手术共同的生理基础。
- 在 MIBI 显像出现之前，铊锝双核素减影显像曾经应用较多，对其他检查均阴性的患者可能有助于定位。这种检查方法的准确性和腺瘤大小密切相关。
- 颈部超声是定位增大甲状旁腺的另一种方法，虽价格便宜且无辐射，但要获得较准确的结果需要检查者具备丰富的经验。
- 如 MIBI 显像不成功，也能采用颈内静脉采血定位来明确高功能甲状旁腺位于颈部的哪一

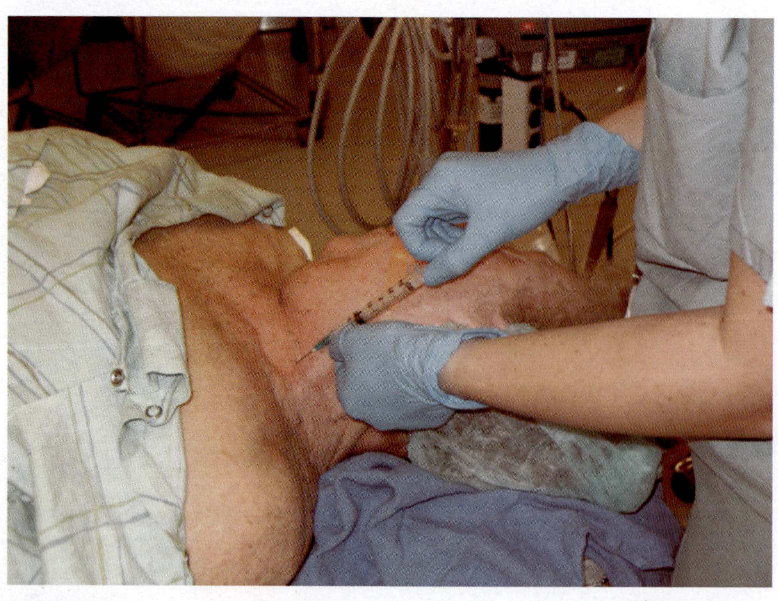

图10-2

侧。术中在双侧颈内静脉采血后送快速PTH检查(图10-2)。如果一侧PTH值超过对侧5%即能判断病变位于这一侧,其敏感性大约为80%。

麻醉

- 全身麻醉气管内插管是对4个甲状旁腺进行双侧探查手术所使用的标准麻醉。然而,伽马探测仪引导下MIP使手术时间缩短,分离减少,可允许在局麻下完成,必要时可静脉补充镇静剂。
- 局部麻醉的优势在于手术后恶心呕吐的主诉减少,因而术后使用麻醉药和止吐药可减少。局麻特别适用于对全麻有禁忌的患者。
- 大多数伽马探测仪引导下MIP,在术前得到精确定位的前提下,仅在高功能甲状旁腺的同侧实施浅颈丛神经阻滞麻醉即可完成手术。从胸锁乳突肌的后方往深部及沿前缘注射1%利多卡因约30 ml或其他所选麻药。此外,还需在术野皮下注射局麻药进行局部阻滞(图10-3B)。图10-3中的黑点表示的是局麻药的注射位置。

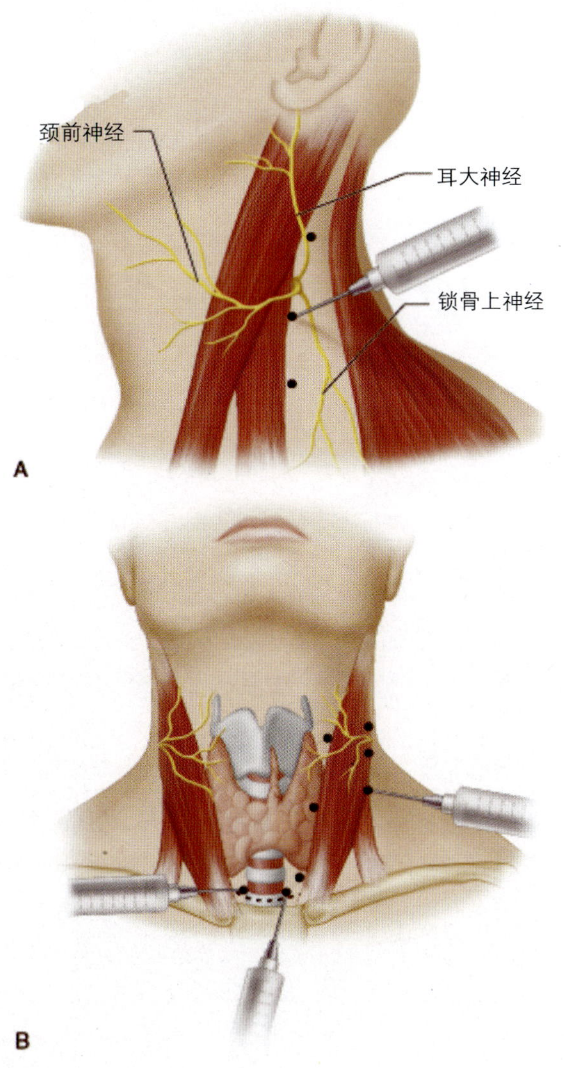

图10-3

- 必要时，比如术中碰到未预料到的情况或患者感觉不适，应毫不犹豫地中转采用全身麻醉，进行气管内插管。

手术器械

- 在手术中我们使用的是 11mm 伽马直探头(Neoprobe 2000, Ethicon Endo-Surgery, Cincinnati, Ohio)。

第三节 手 术 步 骤

注射放射性示踪剂

- 约在术前 1h，给拟行伽马探测仪引导下 MIP 的患者静脉注射 10mCi 的 ^{99m}Tc-MIBI。因为 MIBI 显像一般不在手术当天进行，所以此次注射仅用于术中伽马探测。
- 为了确定是否适合微创手术，许多原发性 HPT 患者术前行 MIBI 显像，其 ^{99m}Tc-MIBI 注射剂量为 20 mCi。为了保证足够时间消除放射性示踪剂，很少在初次注射 ^{99m}Tc-MIBI 三日内进行手术。
- 术前对所有患者进行 MIBI 显像是不现实的，如患者在没有显像设备的医院就诊或者存在高血钙危象。在这些少见的情况下，我们成功地通过注射 20 mCi 示踪剂，在 15 min 和 90 min 分别进行 MIBI 显像，然后在注射后 2~2.5 h 进行手术。
- 放射性示踪剂的注射时机是成功实施伽马探测仪引导下 MIP 的重要因素。定位甲状旁腺的最佳时机是在注射示踪剂后 1~3 h 内。因此，患者通常安排在术前 1 h 注射 ^{99m}Tc-MIBI。

本底计数

- 伽马探测仪引导下 MIP 的术中第一步是，在做皮肤切口前设置本底计数。通过皮肤触诊甲状腺峡部，然后将伽马探头垂直放置于甲状腺峡部上方，记录本底计数(图 10-4)。
- 因为过度活跃的甲状旁腺组织通常位于甲状腺的后方，需要高于本底计数的放射计数才能被探头识别，所以设置本底计数是重要的。^{99m}Tc-MIBI 在功能亢进的甲状旁腺组织中的清除速度要慢于甲状腺组织，使伽马探头能探测到甲状旁腺的位置。

切开分离

- 如不考虑辅助技术，这一步和几乎所有的微创甲状旁腺手术相同。在术前 MIBI 显像定位的甲状旁腺处做约 2 cm 长的颈部横行切口。如有可能，可沿业已存在的皮肤皱褶做切口，以便隐藏手术后瘢痕。
- 使用电刀分离颈阔肌(图 10-5A)。

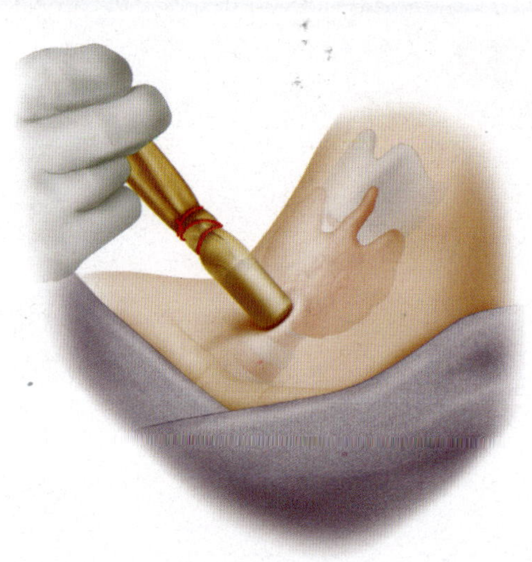

图10-4

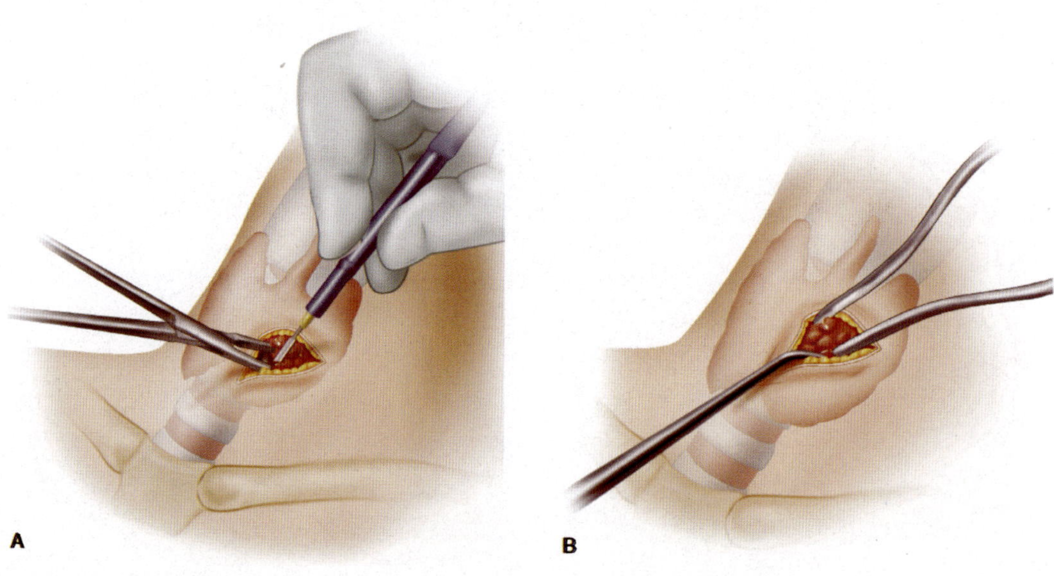

图10-5

- 沿中线切开带状肌，暴露深部组织。使用人工或自动拉钩协助胸骨舌骨肌和胸骨甲状肌的分离和牵引（图 10-5B）。详细参阅第 7 章和第 8 章。
- 必要时，可延长手术切口以便手术探查。

体内计数

- 使用伽马探头探测手术野的各个方向，寻找放射性核素计数增高的区域来引导进一步的手术分离（图 10-6）。根据功能亢进的甲状旁腺释放的放射性活度来确定手术分离的方向。为避免损伤颈部的血管神经组织，主要采用钝性分离。

- 因为心脏和唾液腺均吸收 ^{99m}Tc-MIBI，所以在颈部探测过深时可出现假阳性计数。
- 和双侧探查手术不同，并非所有患者均需辨认喉返神经。但是，外科医师应随时注意喉返神经与周围组织的解剖关系。
- 连续使用伽马探头来定位增大甲状旁腺以便减少组织的分离。
- 一旦辨认出腺瘤，直接在原位将探头对准，所记录的计数即为体内计数，典型的计数约为本底计数的 150%（总是高于本底计数）。
- 仔细游离甲状旁腺周围组织，注意保证包膜的完整性，挑起血管蒂，用血管夹夹闭后切断，血管夹留在患者体内。

体外计数

- 一旦切除功能亢进甲状旁腺，标本立即置于伽马探头末端探测其体外计数(图 10-7)。进行探测时，切记探头不能朝向患者。

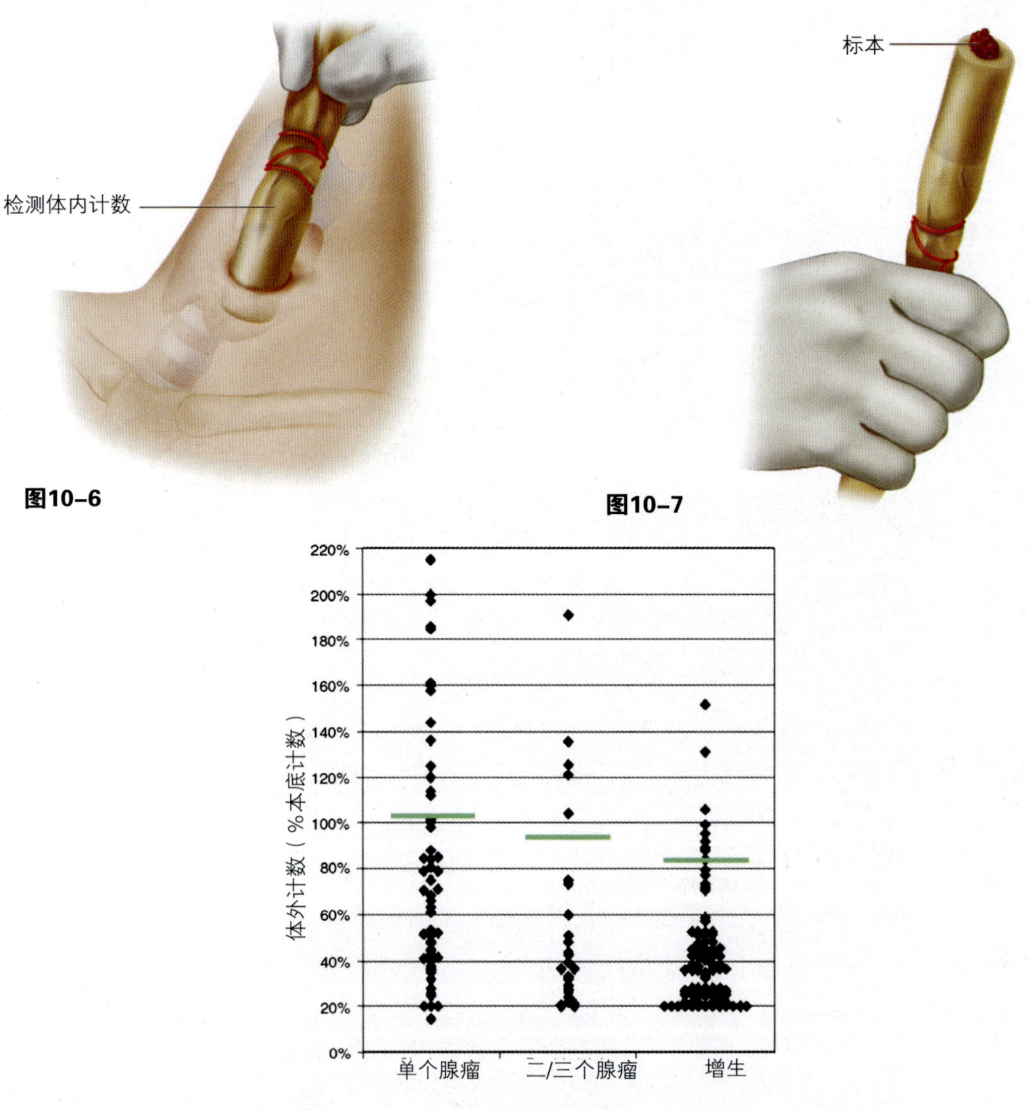

图10-6

图10-7

图10-8

- 和体内计数一样，这个计数也是本底计数的一个百分比。
- 当体外计数超过本底计数 20% 时，体外放射性活度在确认甲状旁腺的准确性为 100%。脂肪、正常甲状腺和淋巴组织放射活性水平不会超过本底计数 20%。
- 根据我们的经验，单个腺瘤的平均体外计数较甲状旁腺增生更高（图 10-8）。然而，体外计数并不能诊断 HPT 的病因，因各个类型之间存在明显的交叉重叠。
- 功能亢进甲状旁腺切除后，手术相关区域的伽马射线必定减少。因使用伽马探头确认术野的放射性示踪剂活性降低。

术中PTH监测

- 在施行伽马探测仪引导下 MIP 的病例，我们常规监测其术中快速 PTH（IO-PTH）。在做手术切口前，检测 PTH 基线水平。
- 当功能亢进甲状旁腺切除后，分别检测切除后 5 min、10 min 和 15 min IO-PTH。如 IO-PTH 水平较基线水平下降 50% 以上，则认为 HPT 治愈，手术结束。
- 如 IO-PTH 水平仍较高，则需行进一步的手术探查是否存在其他腺瘤或甲状旁腺增生。再次切除腺体后，复测 5 min 和 10 min IO-PTH 水平。

止血和关闭

- 一旦 IO-PTH 水平较基线下降 50%，彻底检查术野是否有出血，通常使用电刀和镊子进行止血。
- 然后用 2-0 vicryl 缝线连续缝合带状肌。
- 用 3-0 vicryl 缝线连续缝合颈阔肌。
- 在关闭皮肤切口前，可在周围组织内注射局麻药，以协助术后镇痛。
- 使用 5-0 Prolene 缝线进行皮下缝合来关闭皮肤切口，或根据手术医师平常习惯来关闭切口（图 10-9）。

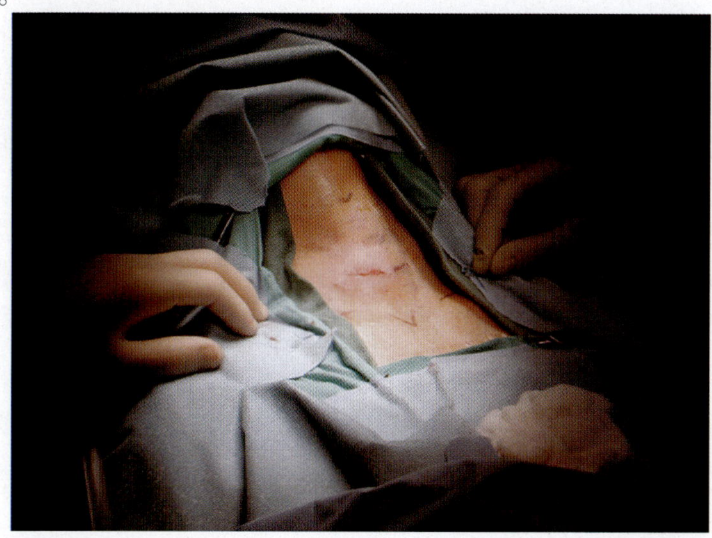

图10-9

第四节 术后处理

- 因为此手术分离范围局限，手术时间缩短，故多数患者能在手术当日回家。
- 通常镇痛效果较好，无需口服镇痛药。
- 只有当患者血清碱性磷酸酶升高或者可能发生骨饥饿综合征时，才在出院后口服补钙。绝大多数患者并不需要补钙。
- 术后应常规护理伤口（如 48 h 内保持切口干燥等）。
- 术后 1 周首次随访时复查血钙和 PTH 水平。
- 与标准的双侧探查手术相比，伽马探测仪引导下 MIP 的手术切口更小。因此术后伤口更小，更不明显（图 10–10）。

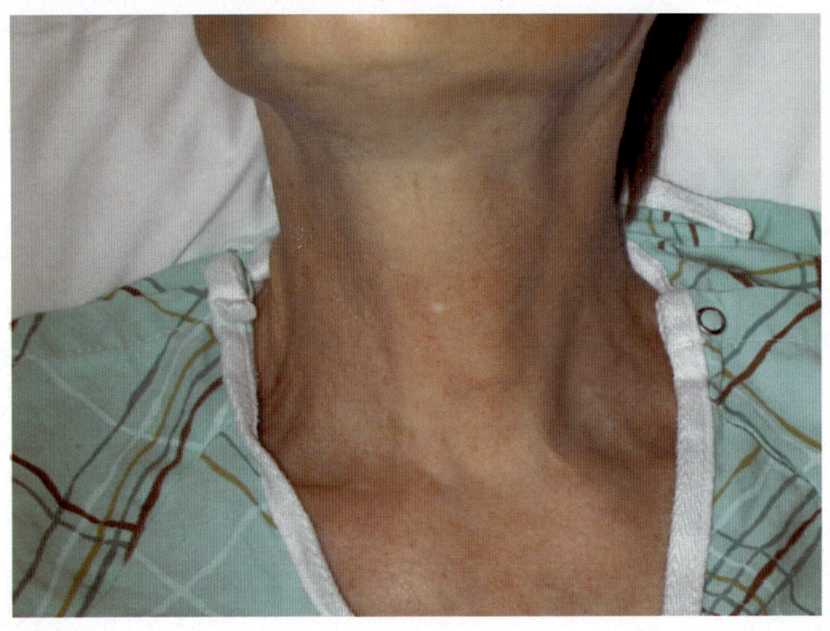

图10–10

第五节 经验和教训

经验

- 当在颈部不能找到增大的甲状旁腺时，应考虑甲状旁腺的胚胎起源及下降路径。甲状旁腺解剖存在相当多的变异，超过 15% 的甲状旁腺位于非紧靠甲状腺的颈部或纵隔区域。
- 伽马探头有助于辨认在颈内或颈外的异位甲状旁腺。
  - ▲ 可使用伽马探头辨认异位甲状旁腺，包括异位于甲状腺内、颈动脉鞘内、食管后、胸腺内和未下降的甲状旁腺。

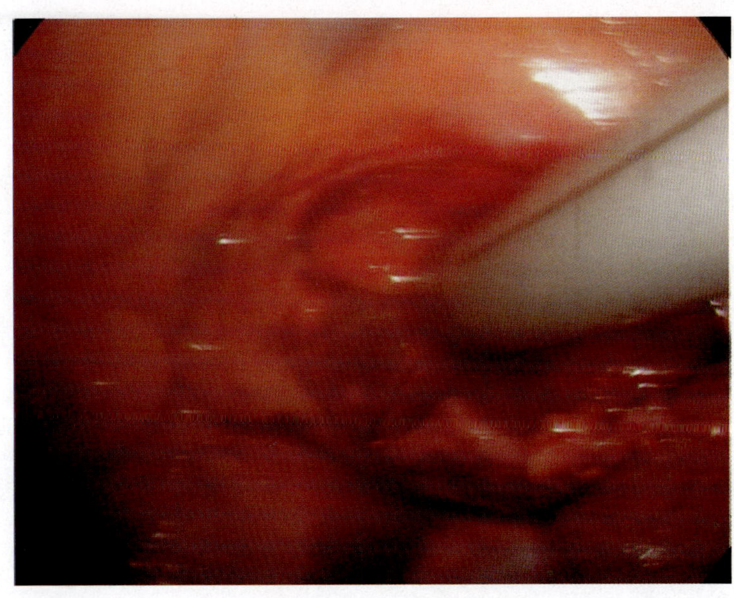

图10-11

- ▲ 对于继发性或三发性 HPT 患者,伽马探头可发现伽马射线计数增大的胸腺,可施行选择性胸腺切除术,而不是常规的颈部胸腺切除术。
- ▲ 术前 MIBI 显像偶尔会在纵隔内发现异位的高功能腺体。此时无需行胸骨正中劈开术,可通过伽马探测仪引导下 MIP 切除。使用腔镜用伽马探头(图 10-11)和视频辅助的胸腔镜途径(通常是左胸),定位高功能甲状旁腺后将之切除。我们完成该类手术后留观 24 h,并未增加并发症发生率。
- ▲ 继发性和三发性 HPT 患者在施行甲状旁腺全切除加自体前臂移植术后,甲状腺组织可能反复增生。如果手术医师未使用夹子或不可吸收线标记甲状旁腺碎片的植入部位,那么可使用伽马射线探测技术定位前臂肌肉中的增生甲状旁腺组织。值得注意的是,必须在大腿或者对侧手臂注射 ^{99m}Tc-MIBI,以减小本底计数值。

- ◆ 再次手术时,瘢痕组织致密,组织层面混乱,使得手术分离解剖非常困难,此时伽马探头的使用非常有帮助。
- ◆ 此技术的提倡者认为,由于伽马探测仪引导的优势,使得手术时间缩短、住院花费降低。
- ◆ 许多外科医师认为术中冰冻病理并非必要,因为当体外计数大于 20% 时,伽马探头辨认甲状旁腺组织的准确性非常高。
- ◆ 使用伽马探头并不增加手术并发症的发生率。
- ◆ 患者、手术室人员及病理医师所受到的辐射剂量是极小的。目前还没有关于 MIBI、放射性同位素和伽马探头有关的不良反应报道。

教训

- ◆ 使用伽马探测引导技术经验不足,会误导手术医师。如前所述,心脏和唾液腺都吸收 MIBI,会产生较高的本底计数。甲状腺吸收 MIBI 往往不是均匀的,可能会误导手术医师,导致他(或她)误认为甲状旁腺异位于甲状腺内。用探头碰撞目标或在颈动脉上扫描也会引起探测计数假性增高。为了避免这些错误，应多角度定位高功能甲状旁腺，且所有角度的计数均升高。同时，需将探头保持稳定至少 5 s，确认计数持续升高。

- MIBI 注射和随后手术的时间间隔是至关重要的，最佳的手术时间是在注射后 1 h。如果间隔时间太长，伽马探测的敏感性将显著降低。我们推荐间隔时间不超过 6 h。手术安排、协调和后勤支持都会影响手术质量。
- 尽管许多外科医师觉得，使用伽马探测引导技术后花费下降，但是，其他一些外科医师估算，因为额外增加了探头和手术当日须注射 ^{99m}Tc-MIBI，花费反而增加。目前多数医疗机构已经拥有伽马探测仪，用于乳腺癌和黑色素瘤的前哨淋巴结活检。因此，该技术的应用几乎不会增加花费。
- MIP 手术的治愈率接近 100%，而双侧甲状旁腺探查则为 95% 以上。因此，对不存在异位甲状旁腺或者没有颈部手术史的患者应用伽马探测仪，有许多外科医师提出质疑，因为常规手术的治愈率已经很高，几乎没有提升的空间。再说，这种“容易使用”的技术也有一个学习曲线，需要积累相当多的经验来恰当地解释检测结果。因此，需要常规病例的积累，以便能轻松地将此技术应用于疑难病例。

参考文献

[1] Black MJ, Ruscher AE, Lederman J, Chen H: Local/cervical block anesthesia versus general anesthesia for minimally invasive parathyroidectomy: What are the advantages?Ann Surg Oncol 2007; 14:744-749.

[2] Carling T, Donovan P, Rinder C, Udelsman R: Minimally invasive parathyroidectomy using cervical block: Reasons for conversion to general anesthesia. Arch Surg 2006; 141:401-404.

[3] Chen H: Radioguided parathyroid surgery. Adv Surg 2004; 38:377-392.

[4] Chen H: Surgery for primary hyperparathyroidism: What is the best approach?Ann Surg 2003; 236:552-553.

[5] Chen H, Mack E, Starling JR: A comprehensive evaluation of perioperative adjuncts during minimally invasive parathyroiectomy: Which is most reliable?Ann Surg 2005; 242:375-383.

[6] Chen H, Mack E, Starling JR: Radioguided parathyroidectomy is equally effective for both adenomatous and hyperplastic glands. Ann Surg 2003; 238:332-338.

[7] Chen H, Sokoll L J, Udelsman R: Outpatient minimally invasive parathyroidectomy: A combination of sestamibi-SPECT localization, cervical block anesthesia, and intraoperative parathyroid hormone assay. Surgery 1999; 126:1016-1021.

[8] Lal A, Bianco J, Chen H: Radioguided parathyroidectomy in patients with familial hyperparathyroidism. Ann Surg Oncol 2007; 4:739-743.

[9] Murphy C, Norman J: The 20% rule: A simple, instantaneous radioactivity measurement defines cure and allows elimination of frozen sections and hormone assays during parathyroidectomy. Surgery 1998; 124:1088-1092.

[10] Nichol PF, Mack E, Bianco J, et al: Radioguided parathyroidectomy in patients with secondary and tertiary hyperparathyroidism. Surgery 2003; 134:713-719.

[11] Norman J, Denham D: Minimally invasive radioguided parathyroidectomy in the reoperative neck. Surgery 1998; 124:1088-1092.

[12] Olson J, Repplinger D, Bianco J, Chen H: Ex vivo radioactive counts and decay rates of tissues resected during radioguided parathyroidectomy. J Surg Res 2006; 136:187-191.

[13] Satchie B, Chen H: Radioguided techniques for parathyroid surgery. Asian J Surg 2005; 28:77-81.

[14] Sippel RS, Bianco J, Chen H: Radioguided parathyroidectomy for recurrent hyperparathyroidism caused by forearm graft hyperplasia. J Bone Miner Res 2003; 18:939-942.

[15] Weigel TL, Murphy J, Kabbani L, et al: Radioguided thoracoscopic mediastinal parathyroidectomy with intraoperative parathyroid hormone testing. Ann Thorac Surg 2005; 80:1262-1265.

第三部分

肾上腺手术

Adrenal Surgery

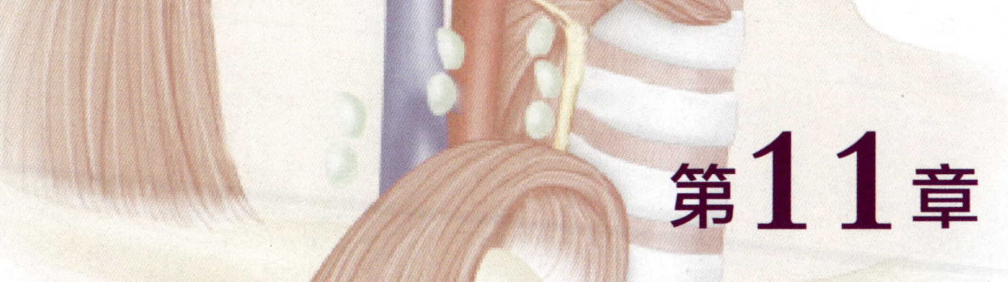

第11章

腹腔镜肾上腺切除术：侧腹径路

Geottrey B. Thomposon, MD, and John R. Porterfield, MD

第一节 外科解剖

- 肾上腺位于腹膜后肾脏内侧的前上方，包于肾周筋膜及脂肪囊内。左肾上腺的下方与肾门非常接近（图 11–1）。
- 左肾上腺中央静脉一般与内侧的膈下静脉汇合成干后注入左肾静脉。
- 右肾上腺中央静脉较短，直接注入下腔静脉的后外侧。偶尔另有少数右肾上腺静脉汇入副肝右静脉。
- 肾上腺的供血血管行径较复杂，主要是来自肾脏动脉（肾上腺下动脉）、主动脉（肾上腺中动脉）和膈下动脉（肾上腺上动脉）的小动脉。动脉前方常有相应成对的小静脉。
- 少数情况下，在肾上腺附近或远离肾上腺地方（如卵巢）也存在肾上腺组织，此对于垂体性肾上腺皮质功能亢进症的治疗至关重要。

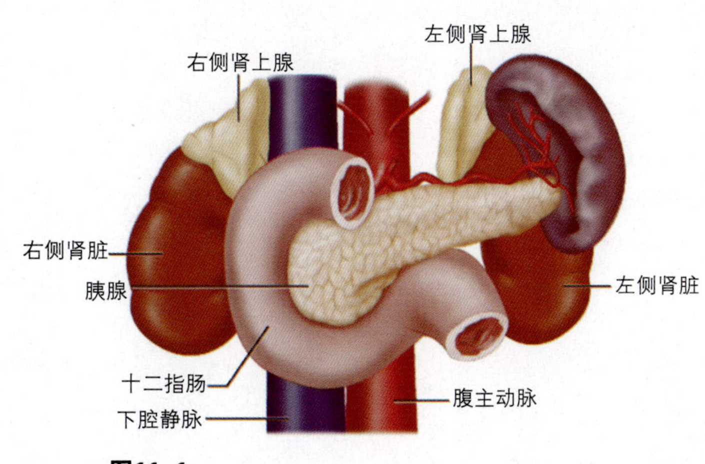

图11–1

第二节 术前准备

◆ 在下列情况下可以考虑使用侧腹径路腹腔镜肾上腺切除术：
  ▲ 所有功能性、良性、直径小于 6 cm 的肾上腺实质占位（醛固酮瘤、皮质醇瘤）和直径小于 8 cm 的嗜铬细胞瘤。
  ▲ 所有直径大于 4 cm 小于 6 cm 的无功能肾上腺皮质肿瘤。
  ▲ 所有直径小于 6 cm 的无功能的，但 CT 和 MRI 动态监测显示体积增长的肿瘤。
  ▲ 所有肿瘤，无论大小，在放射检查时有强化表现的（如肿瘤在 CT 平扫高密度、CT 增强高信号或在 MRI 检测时呈 T2 高信号改变）。
◆ 在下列情况下不应采用侧腹径路腹腔镜手术：
  ▲ 明显的、巨大的肾上腺皮质癌。
  ▲ 直径大于 8 cm 的嗜铬细胞瘤，或者有明显恶性嗜铬细胞瘤表现的（如出现血管浸润和淋巴结转移）。
  ▲ 曾有上腹部大手术史，此种情况下应该考虑后径路腔镜手术方法。

术前准备

◆ 对于嗜铬细胞瘤，术前应用血管受体阻滞剂（应用 α－受体阻滞剂 7~10 d，对于伴发房性快速心律失常患者术前 24~48 h 加用 β－受体阻滞剂和钙离子通道阻滞剂）。静脉输注平衡液以恢复有效的循环容量。
◆ 治疗醛固酮腺瘤时，必须控制血压并纠正低钾血症，必要时应用盐皮质激素阻滞剂。
◆ 库欣综合征患者术前应进行类固醇激素准备，同时注意预防深静脉血栓形成、应激性溃疡和机会性感染的发生。

手术设备

◆ 侧腹径路腹腔镜肾上腺切除手术的标准设备包括以下部分：
  ▲ 4 个 10 mm 的穿刺套管
  ▲ Endopath Xcel 通道（Ethicon 外科内镜公司，辛辛那提，俄亥俄州）
  ▲ 10 mm 腹腔镜，包括 0° 和 30°
  ▲ 吸引器，光源和照相机
  ▲ 2 个监视器
  ▲ 5 mm 超声刀
  ▲ L 型电钩
  ▲ 10 mm 抓钳
  ▲ 抽吸 / 冲洗设备

第三节 手术步骤

麻醉

- 进行普通气管内插管麻醉。
- 建立一条桡动脉和一到两条大孔径外周静脉通路。
- 对于高龄、虚弱以及择期手术的嗜铬细胞瘤患者应进行中心静脉置管。
- 应用抗生素，预防深静脉血栓形成。
- 对于嗜铬细胞瘤的患者，应该准备好硝普钠（硝普钠注射剂），拉贝洛尔（盐酸拉贝洛尔），尼卡地平（卡地尼）和静脉注射升压药。
- 术前放置胃管。

体位和穿刺套管安置

- 患者取完全健侧侧卧位（图 11–2）。
- 左侧手术时通常放置 3~4 个通道，第 4 个通道用于肥胖患者手术置入扇形牵开器。
- 右侧手术时通常放置 4 个通道，其中一个用于牵开肝脏。
- 通道应分布于腋中线和腹中线之间，肋缘下方约 2~3 指的位置。
- Endopath Xcel 穿刺套管和 0° 腹腔镜用于置入第一个穿刺套管（沿腋前线）。
- 气腹压力维持在 16~18 mmHg。

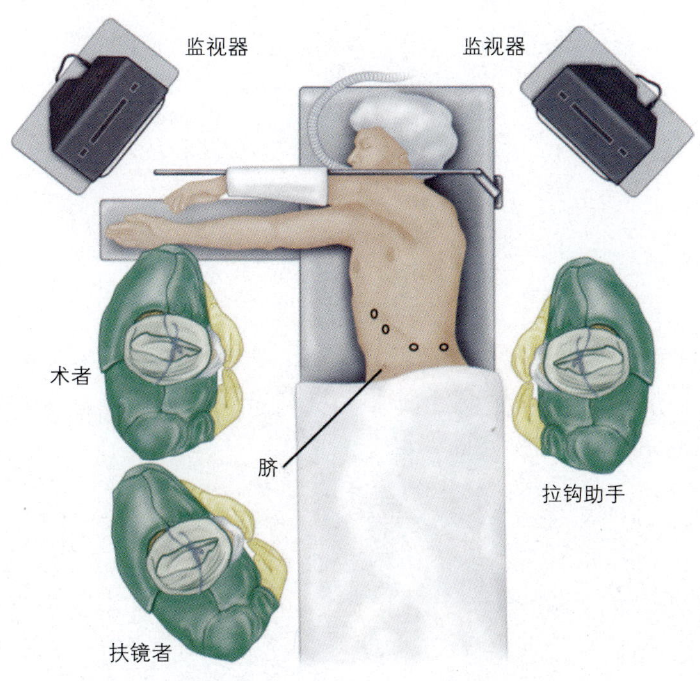

图11–2

左侧肾上腺切除术

- 用电钩游离脾脏(图 11-3)。
- 将脾脏和胰尾分别从肾脏侧面和中部分离开,显露 Gerota 筋膜。
- 沿胰腺背侧和肾上腺间的无血管平面分离(图 11-4),经常可见到肾上腺中央静脉横过脾静脉,肾上腺中央静脉、膈下静脉以及两者汇合的共同通道亦会显现(图 11-5)。
- 术者双重钳夹静脉并离断(图 11-6 至图 11-9)。
- 轻轻向上抬拉肾上腺尾端将其与肾脏血管分开(肾脏动脉搏动通常可观察到)。
- 术者使用超声刀沿着腺体中部分离。如膈下静脉距离解剖面较近,可先用钛夹夹闭后再分离。使用超声刀离断来自主动脉的动脉分支,也可沿腺体上方、沿腺体离断膈下动脉分支(图 11-10)。
- 接下来用超声刀分离肾脏和肾上腺之间的平面,分离界面应该位于肾上腺边缘的外侧或靠近 Gerota 筋膜(图 11-10)。
- 然后将腺体向前端拉高,用超声刀切除来自肾脏动脉的小动脉分支及一切黏附组织,用标本袋取出切除的腺体(图 11-11)。
- 冲洗肾上腺床后,吸尽冲洗液,完全彻底止血。
- 如果通道仅是钝性分离,取出标本后,无需深层次缝合。但扩大的通道尚需间断缝合筋膜。皮肤切口用可吸收缝合并覆上创可贴即可愈合。

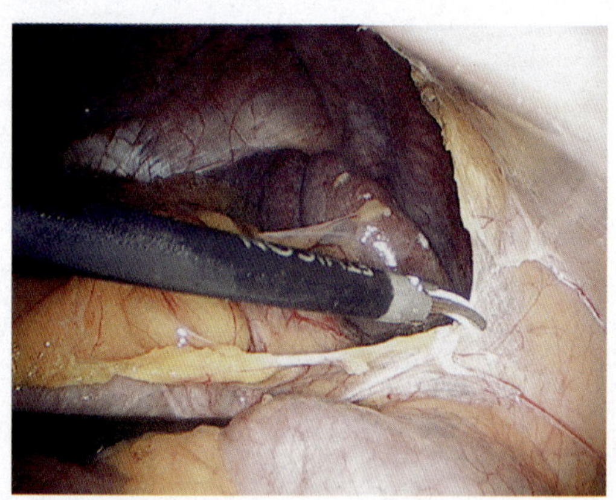

图11-3

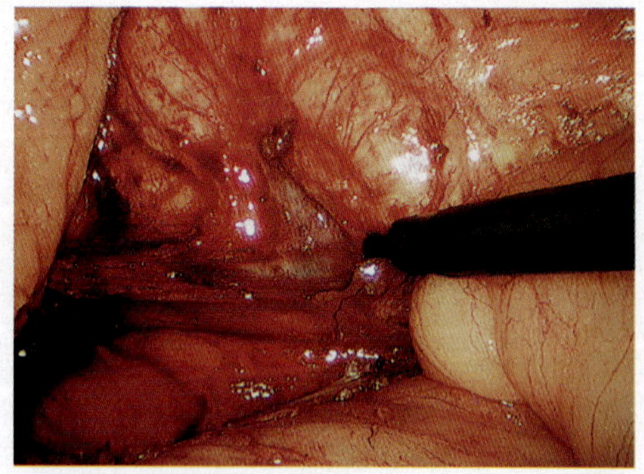

图11-4

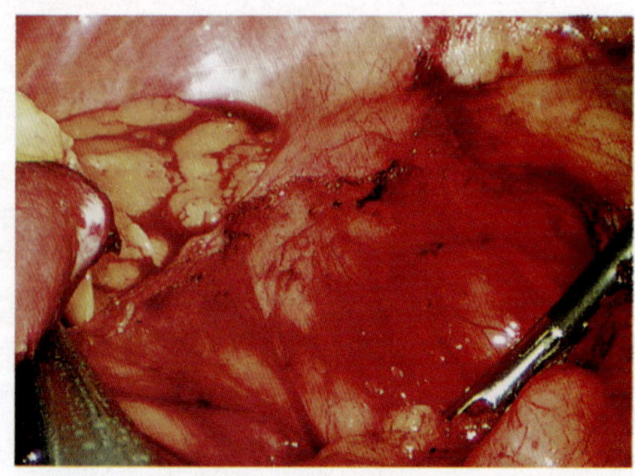

图11-5

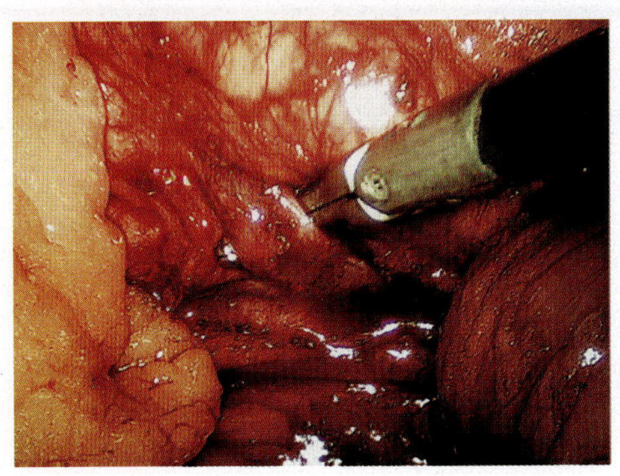

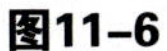

图11-6

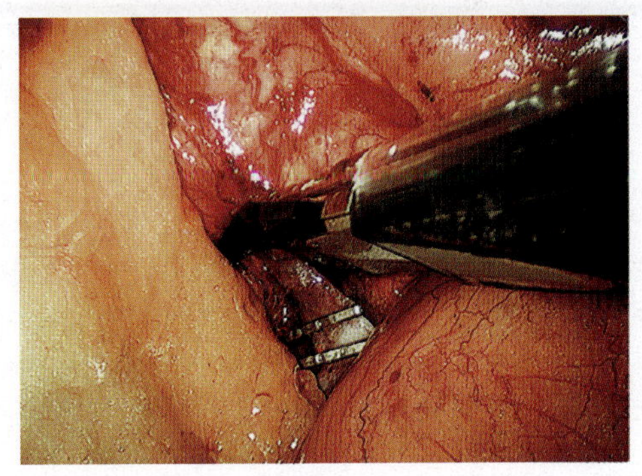

图11-7

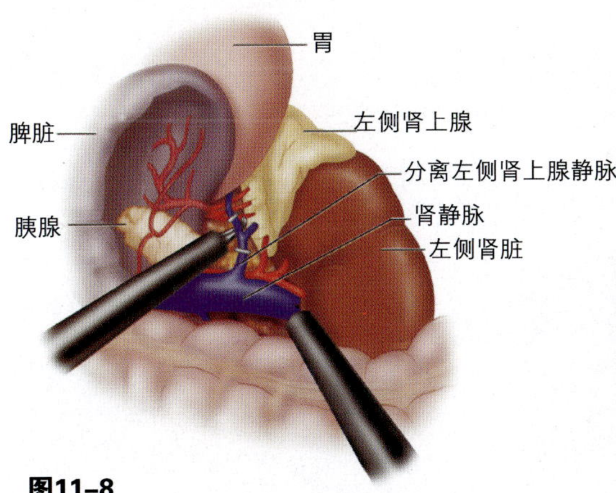

图11-8

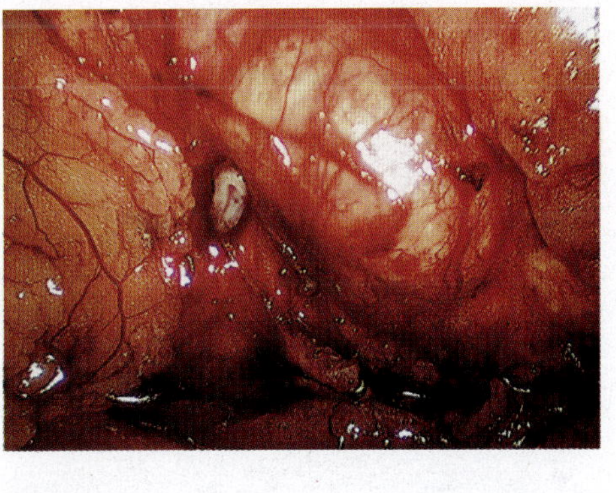

图11-9

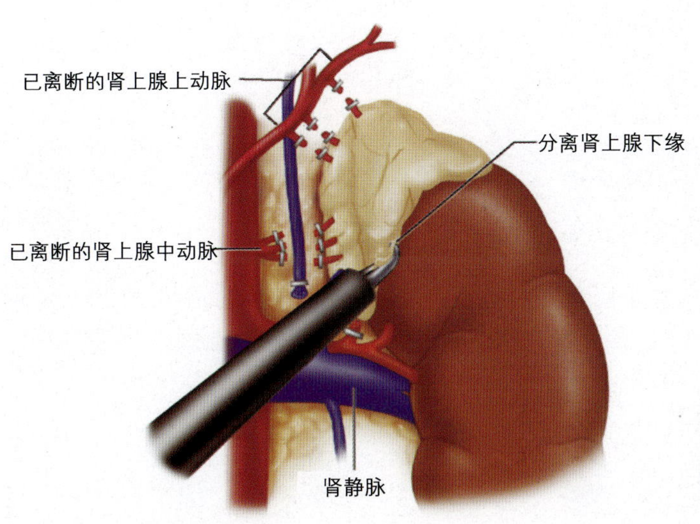

图11-10

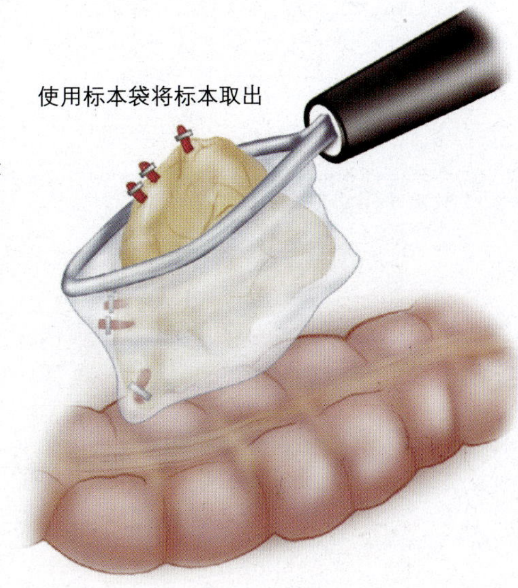

图11-11

右肾上腺切除术

- 用超声刀分离右侧肝叶的附着组织，使肝脏从中部完全缩回便于观察肾上腺和下腔静脉（图 11–12，图 11–13）。
- 用低能量 L 型电钩切开叠压在下腔静脉侧面边缘的腹膜，如果能暴露右肾静脉则有助缩小分离解剖的范围。
- 用一个钝圆端的器械将肾上腺轻轻地从下腔静脉游离。使用超声刀或 L 型电钩小心地将下腔静脉后方和侧面的疏松结缔组织（可能包含来自主动脉的动脉分支）与肾上腺中央静脉分离开（图 11–14）。
- 如果经上一阶段的分离后肾上腺中央静脉暴露良好，则可将其双重夹闭后再离断。另外，如果最后处理中央静脉，则最好在直视下操作切忌盲目钳夹（图 11–15 至图 11–18）。
- 接下来用超声刀游离肾上腺上极，离断膈下动脉的分支，将肾上腺与膈肌游离开。游离过程中应小心控制腺体中部和上部交界处的附加静脉。
- 显露右肾静脉的末端并以此作为标志，分离显露腺体的尾侧面然后向上抬高，通常可以暴露出一条由肾动脉发出的肾上腺动脉分支，使用超声刀将其分离切断。
- 最后用超声刀将腺体的侧面与肾脏完全分离（图 11–19）。

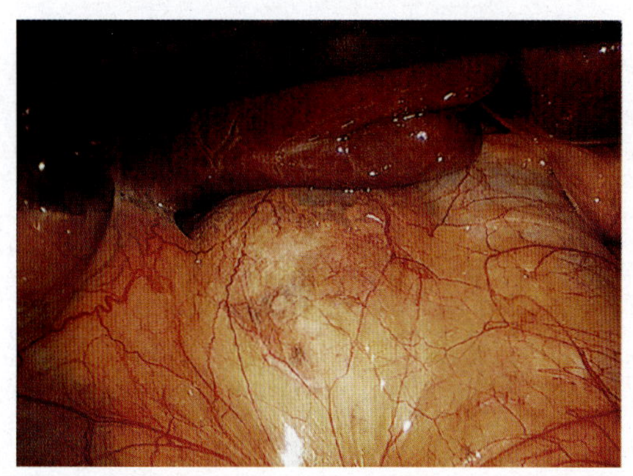

图11–12

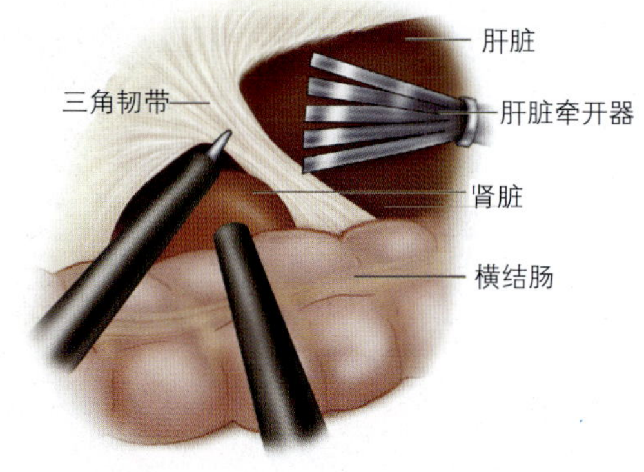

图11–13

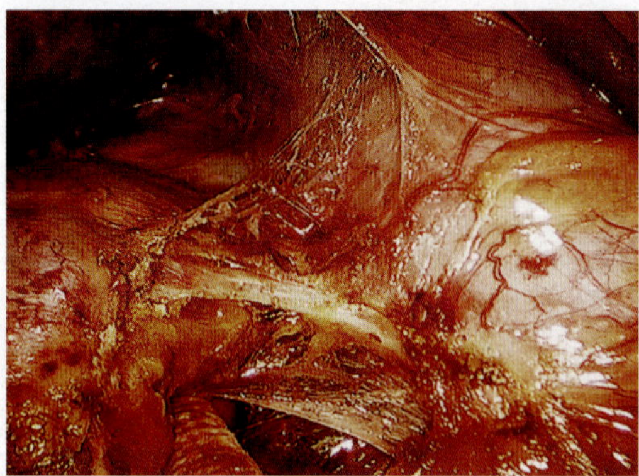

图11–14

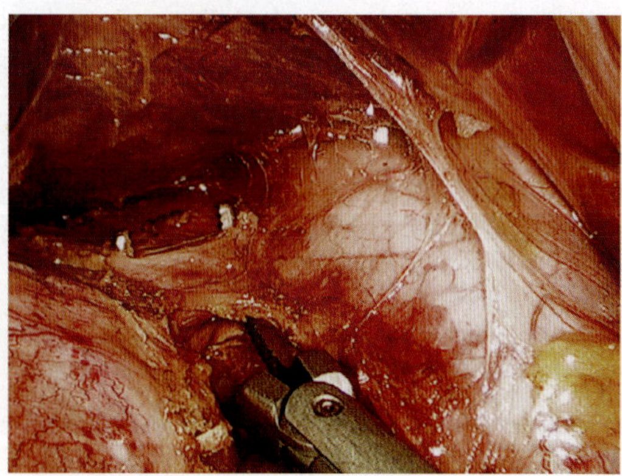

图11–15

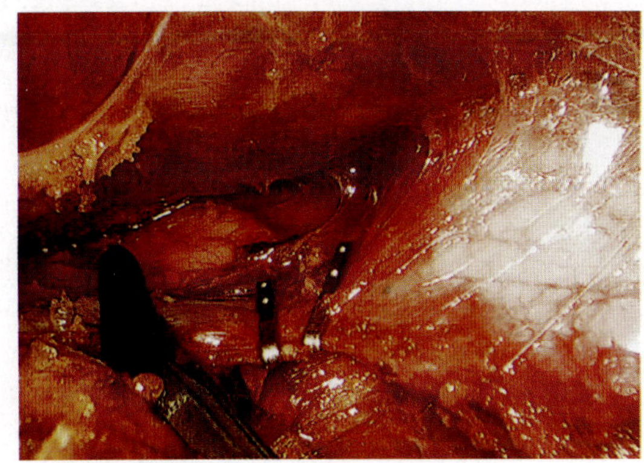

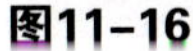

图11-16

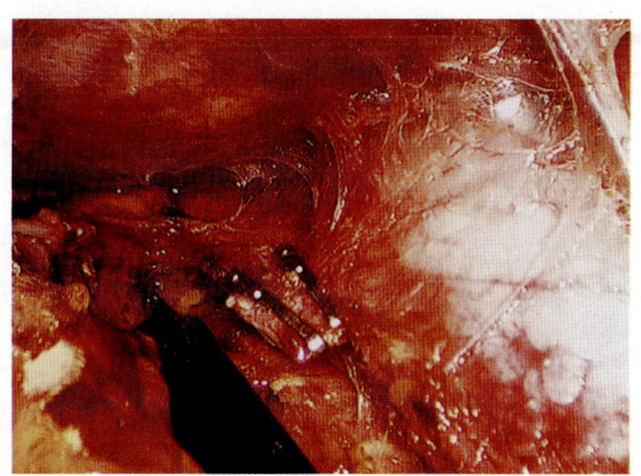

图11-17

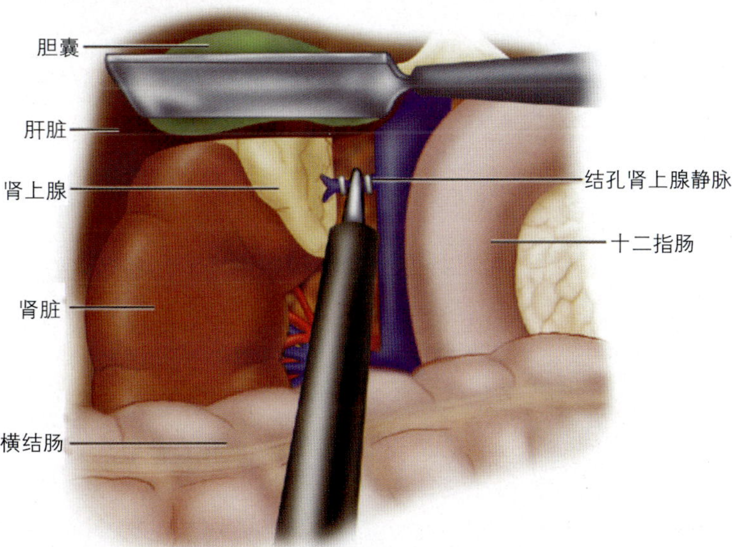

图11-18

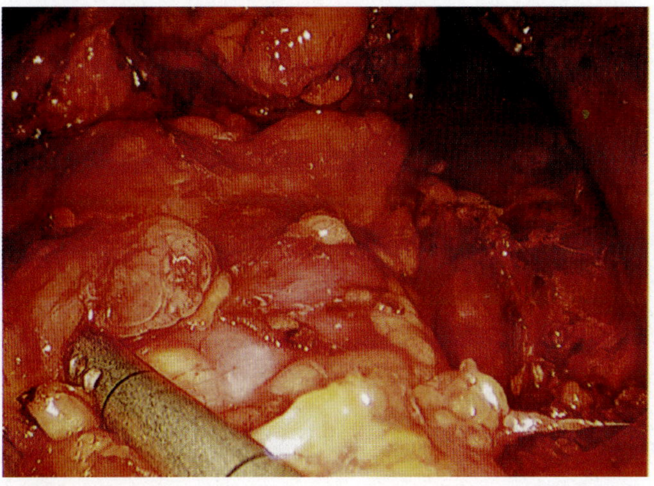

图11-19

第四节 术后处理

- 嗜铬细胞瘤的患者通常在术后 8~12 h 内出现轻微的低血压(每次收缩压偏低少于 90 s)。如出现更严重或者更长时间的低血压,且伴随少尿或者心动过速,则应检查出血情况。在术后第二天应停用所有控制血压药物,除非是缺血性心脏病长期使用 β - 受体阻滞剂者。极少情况下会用到增压药,尽管通过补充血容量亦可达到维持血压的目的,但短时间内使用儿茶酚胺类和非儿茶酚胺类药物还是必要的。
- 原发性醛固酮增多症的患者需要数周抗高血压药准备并小心监测。停用钾补充剂或者仅仅按需给予,因为持续补充钾可能会引发严重的高钾血症。停用抗高血压药前检测血浆醛固酮浓度。
- 对于库欣综合征的患者可由内分泌科医师来调整和监测类固醇激素的浓度。
- 通常手术后 24~48 h 内恢复饮食。术后第二天检查血红蛋白、电解液和肌酐,左肾上腺摘除术患者还需检查血清淀粉酶(排除胰腺损害)。

第五节 经验与教训

- 不需要一开始即结扎肾上腺中央静脉,应在安全和方便时进行。
- 当在肾上腺的后面进行解剖时,观察邻近的肾脏动脉,如果较大,在结扎前要慎重。
- 发生的出血多为低压性。用片层状的止血剂先将出血区域包起来,然后在上方或者下方分离往往可使得出血位置变得明显和易于控制。
- 一旦肾上腺中央静脉的左侧被分离开来,千万不要解剖肾上腺静脉残肢平面的尾部或者右侧,这可以避免肾门损伤。

参考文献

[1] Brunt ML: Laparoscopic adrenalectomy. In: Eubanks WS, Swanstrom LL, et al (eds): Mastery of Endoscopic and Laparoscopic Surgery, Philadelphia: Lippincott Williams & Wilkins; 2000:320-329.

[2] Gagner M, Lacrois A, Bolte E: Laparoscopic adrenalectomy in Cushing's syndrome and pheochromocytoma. N Engl J Med 1992; 327:1033.

[3] Thompson GB, Grant CS, van Heerden JA, et al: Laparoscopic versus open posterior adrenalectomy: A case-control study of 100 patients. Surgery 1997; 122:1132-1136.

第12章

后腹腔镜下肾上腺切除术

James Lee, MD

第一节 外科解剖

◆ 相对于经腹径路腹腔镜下肾上腺切除术的传统术野，后腹腔镜下肾上腺切除术遭受最大的缺点就是缺乏解剖学标志。然而，一旦熟悉了腹膜后的层次和解剖标志，就可使得这一部位的解剖变得容易确定。

◆ 腹膜后部位以下列结构为边界（图 12-1）：

▲ 外至腹膜

▲ 内至棘突旁肌肉

▲ 前至肾脏 / 肾上腺 / 腹膜（即靠近手术台）

▲ 后至肋骨（即远离手术台）

◆ 肾脏上极是主要的解剖标志便于定位分离。

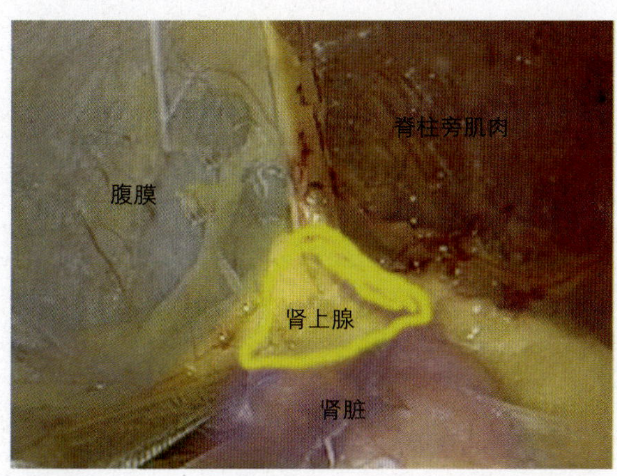

图12-1

第二节 术前准备

- 后腹腔镜下肾上腺切除术与经腹腹腔镜肾上腺切除术的适应证和禁忌证类似。
  - ▲ 这一腹膜后技术对于以前有过经腹部外科手术的患者尤其有利,因为它可以完全避开腹腔及腹膜粘连。这项技术的主要禁忌包括:体重指数大于40(巨大的血管翳会使建立足够大的腹膜后工作空间变得困难),大于6 cm的肿瘤以及巨大的肾上腺皮质癌。
- 在手术期间应该留置导尿。由于气腹导致肾脏周围压力升高,手术期间尿排出量会低于平时。
- 气腹压力的范围通常应维持在15~30 mmHg,平均值大约20 mmHg,根据所需的腹膜后空间的大小调整气腹压力。值得注意的是,如果手术期间出现出血,可将压力升至30 mmHg以达到填塞止血之目的。术者和麻醉师应该密切监测患者的CO_2分压以使之维持在适当水平。
- 特殊的术前准备依赖于手术适应证而定。

嗜铬细胞瘤

- 术前降低身体对过量儿茶酚胺的反应是必需的。大多数术者推荐术前使用α-受体阻滞剂10~14 d,联合足够的补液,有时还需要提高钠的摄取。由于儿茶酚胺引起的血管收缩,应用α-受体阻滞剂患者会出现循环容量不足,增加液体口服量来补足血容量。
- 如果患者在足够补液和使用α-受体阻滞剂后仍然出现心搏过快,那么术前可再使用β-受体阻滞剂数天。需注意的是:在有效的α-受体阻滞使用之前如使用β-受体阻滞剂可能引发高血压危象。

库欣综合征

- 由于患者体内皮质醇激素过高,易导致伤口感染。首先需给予预防性抗生素,以避免皮肤真菌感染。
- 患者在麻醉前和手术中结扎肾上腺静脉前,应补充外源性皮质激素。
- 对于库欣综合征患者而言,维持一个合适的类固醇浓度梯度非常重要,可避免因为肾上腺皮质分泌功能不足而导致的阿狄森危象。

第三节 手术步骤

麻醉

- 选择合适的血管通路与血流动力学监测与肿瘤的病理分型有关。例如：嗜铬细胞瘤切除手术需要建立中心静脉通道和动脉通道；相比较而言，切除无功能性的肾上腺瘤仅需无创监测和外周静脉通道。
- 患者先行气管插管，置于俯卧位，将面罩或支架放置在患者面部以保证患者面部向下时气管插管的正确位置。

体位

- 患者取俯卧位，垫高臀部和胸部，减轻腹部和血管张力。此体位可使得后腹膜空间得以充分扩展（图 12–2）。

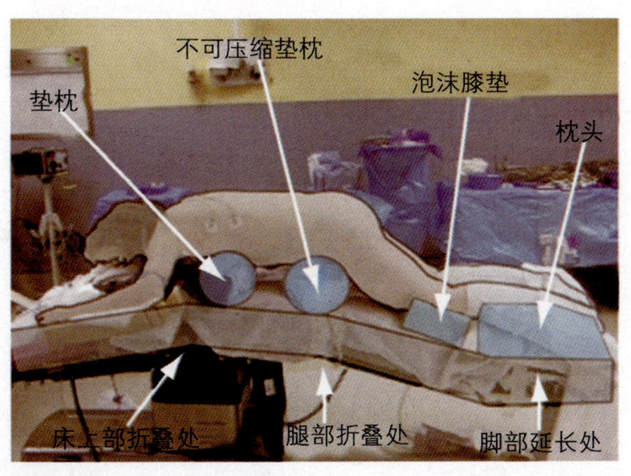

图12–2

- 患者臀部与大腿连接处将用无弹性的垫子垫高，将大腿部分的手术床降低 30°~50°。在床位水平放置延伸器，使得小腿和脚得以放松。手术台轻度屈曲可使得患者背部完全与地面平行。
- 与手术台接触的身体均需放置衬垫，将手臂放置在肘部神经处于屈曲状态的位置。患者身体侧缘应该与手术台平齐，以免与仪器互相干扰。
- 保持患者胸背部高于臀部。

建立通道（图 12–3，图12–4）

- 手术时放置 3 个通道，1 个 10 mm、2 个 5 mm，前者用于球囊扩张。
- 建立腹膜后腔隙步骤：
  - ▲ 在棘突旁肌肉边缘和外侧通道中点处的肋缘下直接切开作一个通道，外侧通道应尽量位于肋缘下外侧。

- ▲ 横行切开皮肤，大小以能放入一手指为宜。
- ▲ 长弯血管钳钝性分离皮下空间直至筋膜，钝性穿透筋膜进入腹膜后腔，可在 Metzenbaum 剪刀回撤时扩大开口。然后对腹膜后腔侧面和正中面进行钝性分离，手指引导下放置其他 2 个通道。

◆ 建立其他操作通道：

- ▲ 在肋缘下尽可能以远的位置放置 5 mm 的侧面通道。
- ▲ 内侧通道放置于棘突旁肌肉的侧面。皮肤切口与其他切口大致水平，位于 12 肋骨尖端下边缘 4~5 cm。通道通过 12 肋根下边缘进入腹膜后腔，以确保通道正确位置。

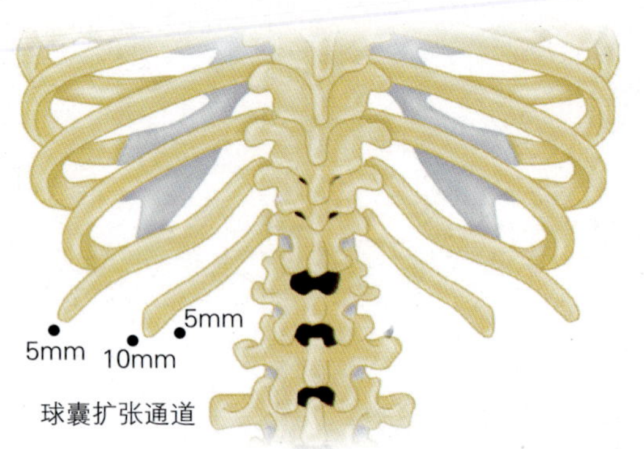

图12-3

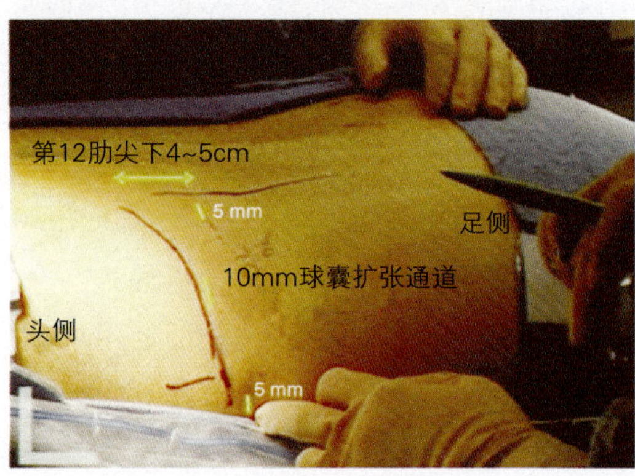

图12-4

分离/切除

◆ 建立后腹膜腔隙：

- ▲ 30° 的 5 mm 腹腔镜从中间通道放入，其摄像头轴向下以便向上观察。长抓钳或是类似器械从侧面通道伸入 Gerota 筋膜，清除内侧通道周围薄的后侧附属组织。一旦完成此步即将摄像头轴向上以便向下观察。
- ▲ 在中间通道置入分离棒或者能量切割器（如超声刀，Ligasure），将肾周和肾上腺周围脂肪钝性，分离到腹膜侧面、棘突旁肌肉内侧和腹膜后腔顶端。

◆ 游离肾脏上极（图 12-5，图 12-6）。肾脏上极在最初钝性和锐性分离肾周脂肪可被发现（通常位于肋缘下方边缘几厘米）。将肾脏上极从外侧完全移动到内侧，可将肾脏向下和中间旋转。这种在肾脏前表面的游离有利于其旋转。

◆ 显露和离断肾上腺静脉

- ▲ 联合钝性和锐性分离离断肾上腺和肾门连接外（图 12-7）。此步操作有助于完成肾上腺到椎旁肌肉的组织分离。完成此操作后对于显露右侧的下腔静脉和左侧的膈静脉具有明显优势，此步可发现肾上腺血管并用超声刀离断。
- ▲ 肾上腺的血管从其内侧进入。左肾上腺静脉与膈下静脉汇合后，从肾上腺的中下角进入（图 12-8）。分离左肾上腺静脉时，要小心避免损伤血管下方的舌状突出的腺体组织。
- ▲ 右侧肾上腺静脉由肾上腺的内侧部进入腺体，静脉血经此汇入下腔静脉（图 12-9）。经侧腹径路可良好显露右侧肾上腺血管的毗邻关系。

▲ 用超声刀或钛夹离断肾上腺静脉。在左侧可保留膈下静脉，如需要也可离断。

◆ 分离并切除肾上腺组织：

▲ 联合进行钝性和锐性分离，游离肾周及肾上腺周围脂肪以及棘突旁肌肉。

▲ 将标本置于标本袋中，从 10 mm 通道中取出。多数情况下不需要扩大切口。

▲ 重新置入 10 mm 通道处套管，降低腹膜外压力，观察有无活动性出血非常重要。

▲ 直视下拔除 5 mm 套管。

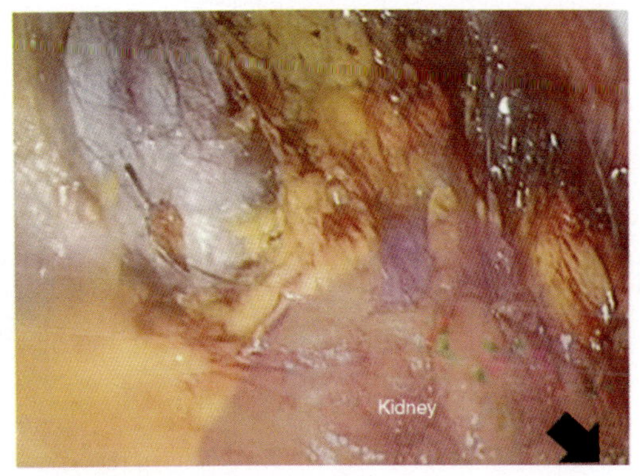

图12-5

图12-6

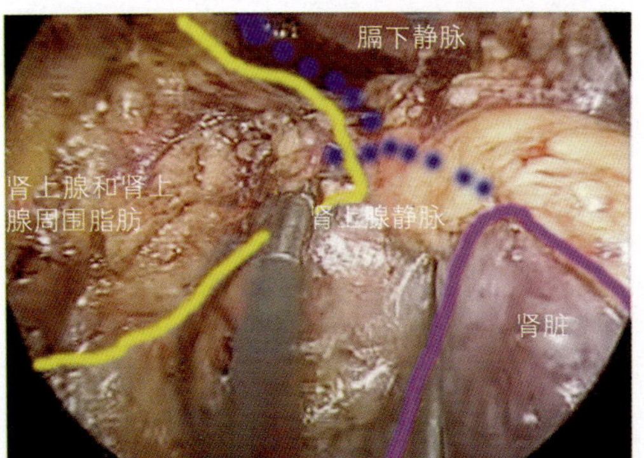

图12-7

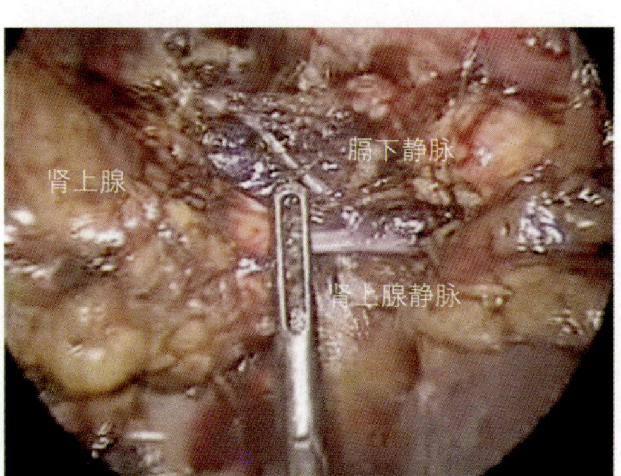

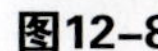

图12-8

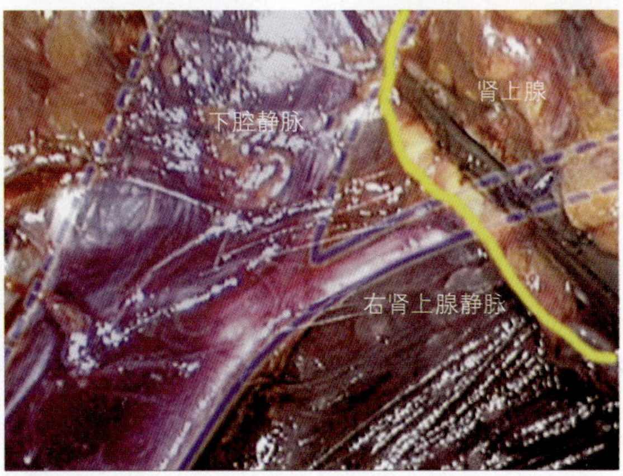

图12-9

关闭切口

- 5 mm 戳孔无需缝合筋膜，只需用可吸收线行皮下缝合。
- 10 mm 戳孔处筋膜 8 字缝合，皮肤采用可吸收线皮下缝合。由于肾脏和肋骨阻挡，该部位极少发生切口疝。

第四节 术后处理

- 术后处理很大程度上取决于切除术的指征。通常来说，术后 4h 由于肾脏压力已解除，可拔除导尿管进行自主排尿。常规使用非阿片类镇痛剂，必需时可使用麻醉药物。大多数患者术后 4~6 h 可以正常进食和下床活动。
- 术后不同情况下具体注意事项：
  - ▲ 对于肾上腺肿瘤患者，术后应停止钾盐补充，减少或停止抗高血压药物的应用，肾上腺的拮抗剂也应停用。第二天早上血钾水平和激素水平会下降。
  - ▲ 嗜铬细胞瘤患者术后要进行血流动力学检测和静脉输液，必要时予以短效药物。
  - ▲ 库欣综合征患者术后监测重点是类固醇激素浓度梯度的变化及处理。注意观察和避免肾上腺危象。在手术当晚和第二天清晨检测指端血糖。

第五节 经验与教训

- 选择合适的患者体位至关重要。
- 发生出血时可暂时性升高气腹压力，出血可自动停止或采取相应措施。
- 如果出血来自“肾上腺外周脂肪”，很可能是因为分离界面不正确而导致腺体受损出血。
- 本手术分离区多在无血管的筋膜区域进行，如果术者发现出血或者分离界面在脂肪中，则提示分离界面错误。

参考文献

[1] Walz MK, et al: Posterior retroperitoneoscopic adrenalectomy—results of 560 procedures in 520 patients. Surgery 2006; 140(6):943-948.

[2] Walz MK, et al: Posterior retroperitoneoscopic adrenalectomy: Lessons learned within 5 years. World J Surg 2001; 25(6):728-734.

第13章

开放肾上腺癌手术

Douglas B. Evans, MD, Jean-Nicholas Vauthey, MD, and Jeffrey E. Lee, MD

第一节　外科解剖

- 肾上腺由皮质和髓质组成，具有不同的胚胎起源。
  - 肾上腺皮质起源于怀孕第四到第六周时的体腔中胚层。尽管肾上腺皮质最初由内区和较大的外侧胎儿带构成，但在怀孕晚期到新生儿早期阶段，胎儿带会逐渐退化，最后成熟的肾上腺仅留有较薄的皮层。
  - 肾上腺髓质迁移至皮质，其起源于神经嵴细胞，同时神经嵴细胞也分化出交感神经系统和相关神经节。正是由于这一点，肾上腺髓质细胞（通常指嗜铬细胞，其含有嗜铬颗粒）可在肾上腺以外区域生长，最多见的是肾上腺和主动脉旁区域。其中嗜铬组织肾上腺处异位最常见的一个区域是邻近主动脉旁的主动脉旁体（Zuckerkandl 体），或位于主动脉分叉靠近肠系膜下动脉的起始部。
- 肾上腺皮质合成糖皮质激素（皮质醇）、盐皮质激素（醛固酮）以及性激素（主要为雄激素）。肾上腺皮质癌（ACC）可过多分泌上述 3 种激素。ACC 患者中最常见的激素分泌过剩综合征是库欣综合征，其为原发性肾上腺皮质癌产生过量皮质醇引起。肾上腺髓质和嗜铬细胞相似，分泌肾上腺素及去甲肾上腺素。肾上腺髓质的恶性肿瘤（恶性嗜铬细胞瘤）较为罕见，因而不在本章节中讨论。
- 肾上腺是一呈金字塔形状的成对器官，位于腹膜后双侧肾脏的内侧。成人正常的肾上腺重为 4~5 g，其长为 4~5 cm，宽 3 cm，厚 1 cm。肾上腺血供丰富、质地柔软，完全包绕在肾周脂肪组织内。
- 从切片上来看，肾上腺可清晰地分为两层，一层亮黄色的薄层为皮质（1~2 mm），包裹着内部更薄的一层暗红褐色组织，也就是肾上腺髓质。肾上腺髓质较为柔软，其重量仅占肾上腺总重量的 10%~20%。皮质的亮黄色有助于在术中区分周围的后腹膜脂肪、肝脏（右侧）、胰腺（左侧）。

- 肾上腺的动脉血供来自膈下动脉的分支、肾动脉或直接来自主动脉。图 13–1 和图 13–2 分别显示的是左右肾上腺的解剖结构。滋养动脉彼此联合形成包膜动脉丛，同时毛细血管延伸到皮质细胞之间，随后再次汇合肾上腺血管丛引流至髓质。在此处，这些血管再次汇合形成肾上腺中央静脉。其为肾上腺髓质提供了高浓度的类固醇。此外，肾上腺髓质也接受髓质动脉的血液供应。
- 尽管有一部分小静脉直接自肾上腺皮质表面回流，但大多数来自包膜血管丛的动脉血穿过皮质，进入髓质并最终汇入中央静脉。右侧肾上腺静脉短宽，出肾上腺后便立即自后外侧进入下腔静脉。左侧肾上腺静脉通常汇入左肾静脉（有时也可直接汇入下腔静脉）。因此左侧肾上腺静脉较右侧更易处理，随着肾上腺肿瘤体积的增大，右侧肾上腺静脉将更难处理。

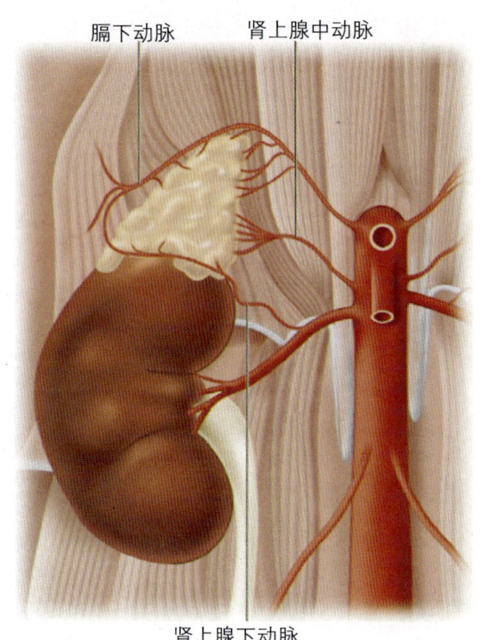

图13–1

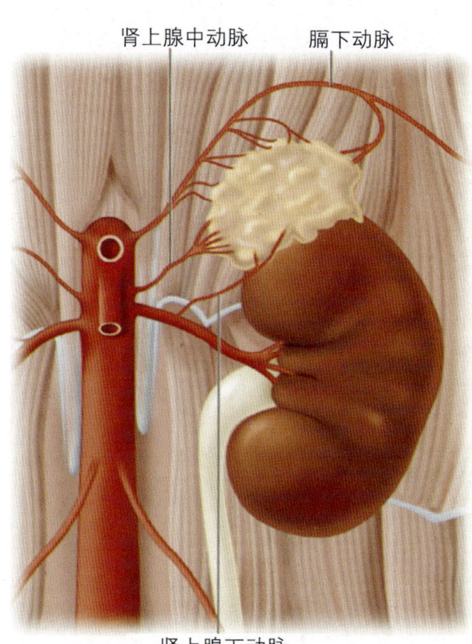

图13–2

第二节　术 前 准 备

- 对于没有明显激素过量分泌表现的患者，术前应按标准方法进行评估。在行任何胸腹手术之前都必须评估患者全身情况及心肺功能等。
- 有库欣综合征表现的患者术前应尽量控制激素综合征表现（如使用美替拉酮进行控制）。
- 偶有患者由于醛固酮过量分泌导致高血压及低血钾，通常可在术前选择醛固酮抑制剂（螺内酯）或者依普利酮进行术前治疗。图 13–3 CT 影像学显示为一直径 9.6 cm 的左侧巨大肾上腺皮质癌，该患者为 80 岁老年男性，主要临床表现为持续性高血压及低血钾。其生化检查提示血清高醛固酮水平，同时血清 ACTH 及皮质醇水平正常（尽管其小剂量地塞米松抑制试验阴性)。

- 术前通常需要对患者进行肠道准备,一般采用硬膜外 + 全身联合麻醉。术中还需建立中心静脉通道及检测动脉压。
- 术前行 CT 以及 MRI 检查,以评估切除原发灶的可能性以及肝、肺等脏器的转移情况(当诊断考虑为 ACC 时)。
- 右侧肾上腺肿瘤如遇到下列情况则可能无法彻底切除:
  - ▲ 下腔静脉完全阻塞并累及到左肾静脉和肝静脉。
  - ▲ 肿瘤累及肝脏门脉系统以及肝动脉。
  - ▲ 肿瘤包裹腹主动脉。
  - ▲ 需行右肾切除但合并左侧肾功能不全。
- 左侧肾上腺肿瘤如遇到下列情况则可能无法彻底切除:
  - ▲ 肿瘤侵犯或包裹腹腔干。
  - ▲ 肿瘤包裹腹主动脉。
  - ▲ 需行左肾切除但合并右侧肾功能不全。此外,对于肾上腺外转移的患者我们一般不考虑立即手术切除原发灶。
- 当怀疑 ACC 但未确诊时,仅在考虑行辅助治疗(如化疗,化疗栓塞)前进行活检;或者患者既往有肿瘤病史其且有肾上腺转移灶的临床表现亦需行活检(此时若诊断为肾上腺转移癌需行针对原发灶的系统治疗而非手术)。因此,肾上腺肿瘤的经皮质组织检查很少使用。

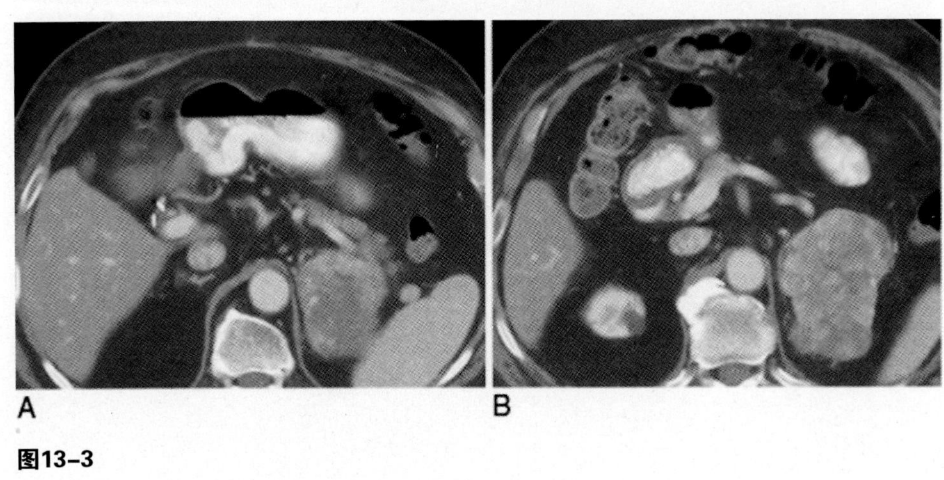

图13-3

第三节 手 术 步 骤

右侧肾上腺切除

- 当进行右侧肾上腺切除手术时应强调以下三点。

▲ 根据肿瘤大小以及肿瘤和横膈间肝脏受压程度来选择合适的手术切口，同时术前需评估是否行肝脏切除。

▲ 术中将肉眼所见肿瘤做完整切除很重要，有时还需行右侧肾脏切除和非解剖性肝切除甚至右肝叶切除。

▲ 术中需要仔细处理右侧肾上腺静脉和下腔静脉后的侧支血管。

◆ 腹部切口可以选择正中切口、J 型（Makuuchhi）切口或者右侧胸腹联合切口（图 13-4）。经腹切口切除右侧肾上腺时需将肝脏完全游离（有时可以在游离肝脏前将肝脏进行分离）。在没有充分游离肝右叶及暴露肝下缘的下腔静脉的前提下，切除右侧肾上腺是错误的。图 13-5 CT 显示的是由于手术切除不彻底所导致的 ACC 复发。图 13-5A 显示的为一名 46 岁女性患者在行腹腔镜肾上腺切除术后由于肿瘤破裂而出现的弥散性播散。图 13-5B 所显示的患者由于在行开放性肾上腺切除时由于没有充分游离肝脏暴露手术视野，导致肿瘤未能完全切除，术后出现了右侧肾上腺窝内的局部复发。术中肿瘤头端手术视野的暴露不清可导致肿瘤不能完全切除。术后第一次的 CT 检查（左图）疑似复发，但是 3 个月后的 CT（右图）就可清晰地看到由于肿瘤切除不彻底而导致复发。图 13-5C 显示左侧 4cm 大小 ACC 经肋腹部切口的种植性转移。

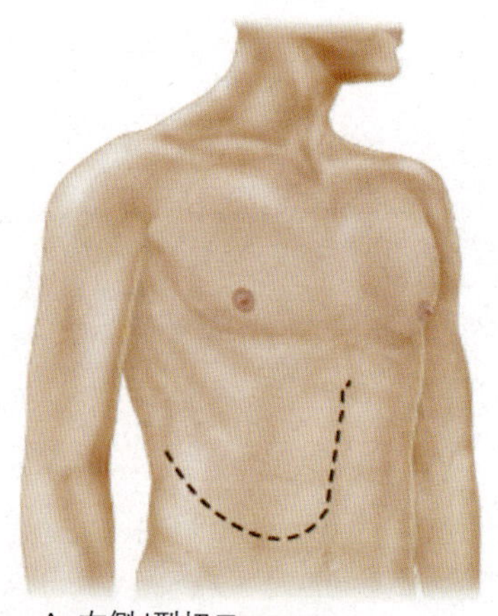

A 右侧J型切口

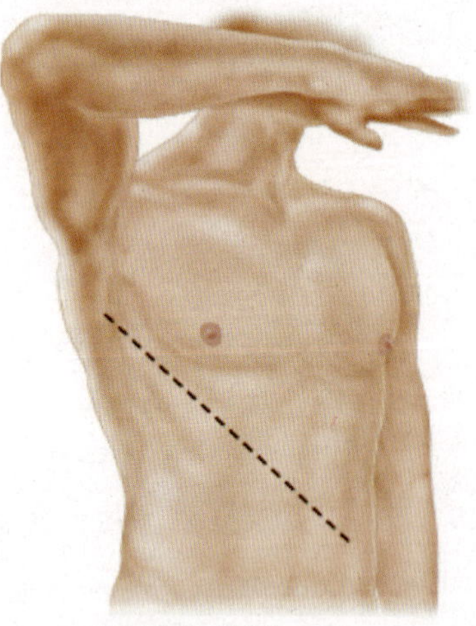

B 右侧胸腹联合切口

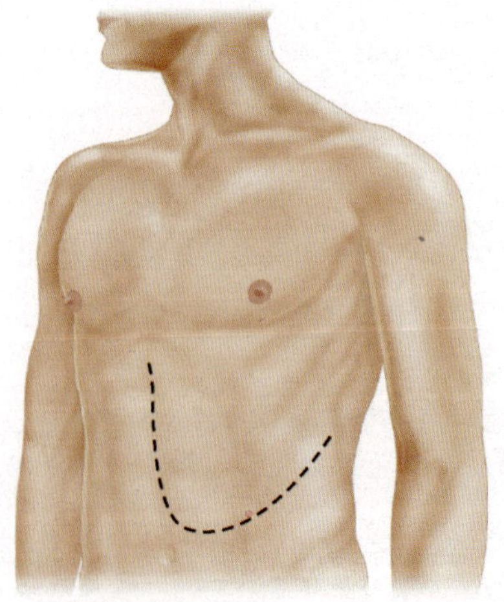

C 左侧J型切口

图13-4

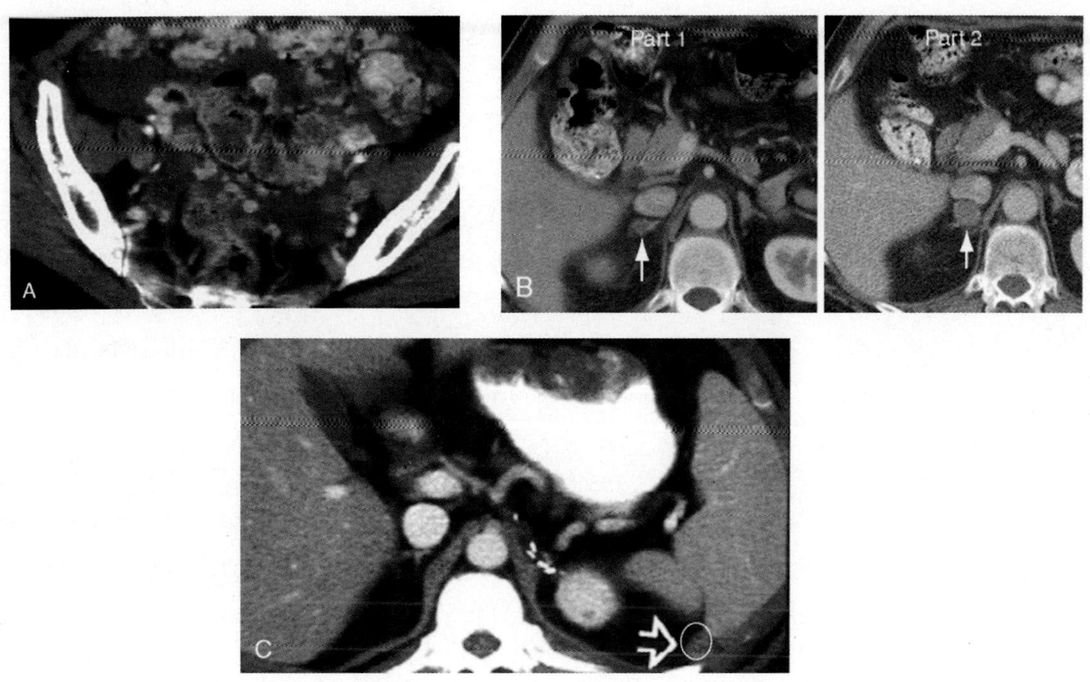

图13-5

- 巨大的右侧肾上腺肿瘤可压迫肝脏使游离肝脏非常困难，此时往往需采用胸腹联合切口手术。
  - ▲ 如果肿瘤侵犯到右肝肝叶，并计划行肝叶切除可采用经腹切口。游离肝脏前将其分离；术中可采用悬吊技术（见下文）向下分离至下腔静脉。而不需将右侧肝脏进行再次游离。这一手术技巧完全可以通过经腹（J或Makuuchi切口）完成，并不需要用经胸切口。
  - ▲ 相反的，如果术中肝脏被充分游离并与肿瘤组织分开（不切除肝组织），或者在行肝切除前完全游离肿瘤，则需采用胸腹联合切口离断附着于肝右叶的后方韧带。
- 当手术采用胸腹联合切口时，此时我们建议用血管线性切割器（Ethicon）辅助劈开膈肌，这样操作当手术结束需关闭膈肌时，手术者只需沿着切割时留下的夹子位置进行膈肌缝合就可以了，这样可使膈肌的缝合变得更为简便。当劈开膈肌后肝脏不再会受肿瘤和膈肌的压迫，手术者可以很容易地发现肝后韧带并对肝脏做充分游离。
- 如果患者为一巨大肾上腺肿瘤的患者，期望通过单纯经腹切口来充分游离肝脏的想法是非常不明智的，因为这样的做法会导致右肝叶后侧包膜的撕裂。如果在手术开始的时候选择了正中或者是肋下切口，而在术中发现不能够充分游离肝脏（或者在肝脏后上隐窝内出现明显出血时），可以追加一个右侧的胸切口并一直延伸到原来的腹部切口。同样膈肌要被劈开（我们偏向用直线切割器而不是电凝分离膈肌），但其支配神经需要被保留下来。
- 术前需行CT和MRI检查评估肾上腺局部病灶的范围并确认没有肾上腺外转移。术前还需要注意评估是否需要进行邻近脏器的局部切除，如未将所必需的邻近脏器切除，则极有可能在术后出现肿瘤的复发。

- 如果术中需将肾上腺瘤体从邻近脏器(右侧肾脏、肝脏、左侧肾脏、胰腺、脾脏、结肠)上分离下来,需要在术前通过影像学的表现进行仔细分析。如果在影像学上已经清晰地显示出肿瘤侵犯到邻近脏器,术前就需要考虑在术中进行多脏器的联合切除。如果术前没有充分的证据去证明是否有明显的邻近脏器的累及,则有时可行单侧肾脏切除或者是部分肝脏切除。在采用这种方法之后,术后的病理往往多显示 ACC 局限在肾上腺之内。
- 有时术中切除邻近的未受侵犯的脏器比保留更可行,因为后者往往因为瘤体未能完整切除或者肿瘤包膜的破裂而出现手术区域的种植转移。
- 行右侧肾上腺切除术时非常重要的一点就是分离右侧肾上腺静脉。在充分游离肝脏并暴露肝下缘的下腔静脉后,向下牵拉结肠肝区,使用 Kocher 手法游离十二指肠和胰头部,完全暴露下腔静脉(从肝右静脉到肿瘤的下缘)(图 13-6)。此时右侧肾上腺静脉可以清晰地观察到并充分掌控。除非瘤栓已侵犯到下腔静脉,一般可以通过直线切割器来处理肾上腺静脉(图 13-7)。如果术中不需要切除右肾,则 Gerota 筋膜需要切开然后将肾脏和肾上

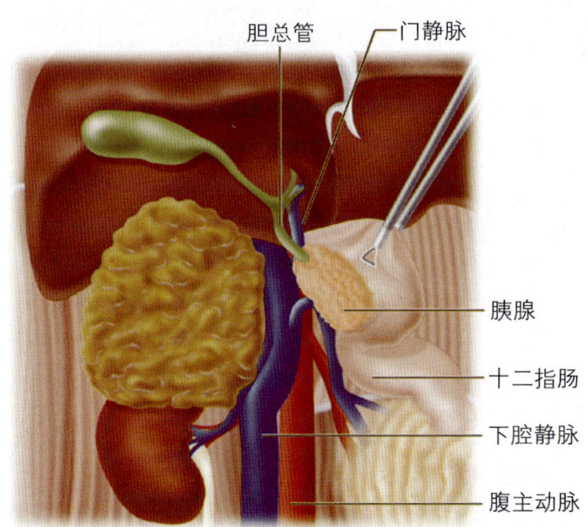

图13-6

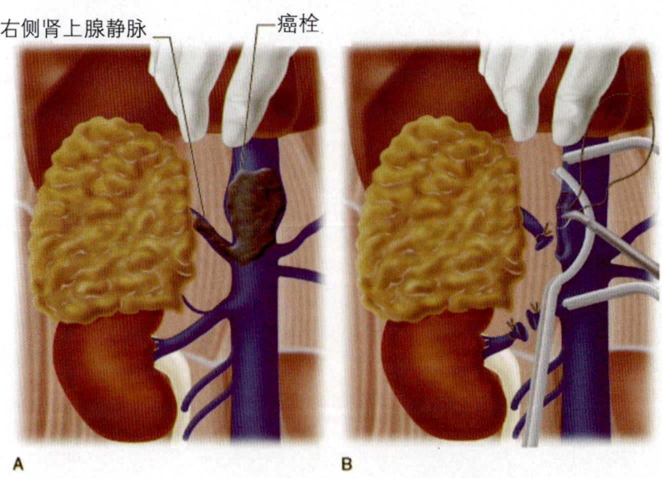

图13-7

腺做完全的分离。

- 从下腔静脉后方到膈肌脚前外侧这段范围(沿椎旁纵韧带和腰大肌)通常有许多进出肿瘤的滋养小血管。这些组织一般都能用直线切割器作很好的分割及处理。在沿腰方肌和邻近的脊髓旁肌肉分离组织的时候往往需要用超声刀或电凝直接处理肌肉组织。而这一分离步骤完成之后肿瘤也能够完全自膈肌上分离下来。
- 全肾切除时往往需要分离右肾静脉、动脉以及右侧输尿管。如前所述,右肾切除前需要保证左肾功能正常,同时术前影像学证据也需显示肿瘤已经累及右肾。完整的右肝切除的手术技巧(悬吊技术)已在13-8至图13-11图中进行了描述。图13-8A显示的是术前接受全身新辅助化疗的ACC患者。图13-8B显示的是该患者在治疗之后肿瘤内部出现了较大的坏死病灶。
- 患者的术中照片见图13-9。该手术采用了J或Makuuchi切口,充分游离肝脏,在肝外游离肝右动脉及门静脉以明确肝右叶的解剖界限。随后用一根引流管在下腔静脉的前方穿过并提起肝脏为横断肝脏做准备(图13-9A)。图13-9B显示的是在未游离右肝前处理肝外的肝右静脉。图13-9C示,肝脏被完全离断后,用一根止血带环绕肝右静脉,为随后使用直线切割器闭合肝右静脉做准备。图13-9D显示的是在肝脏被离断后,肿瘤切除前腹部手术视野。图13-9E中可以看到切口区域右上方暴露良好的肿瘤组织以及相邻的肝脏和肾脏。肿瘤被移除后,结肠下降到原来的右上区域。"花生米"剥离子处所示为十二指肠。图13-9F显示的是患者出院时的腹部外观。Makuuchi手术切口在这类患者中能充分暴露手术视野,接受术前治疗后90%的患者在切除的肿瘤组织中可发现坏死病灶(图13-10)。图13-11所示为该患者在术后5周时第一次的CT复查。术后接受单药(米托坦)辅助治疗,同时行地塞米松替代治疗。

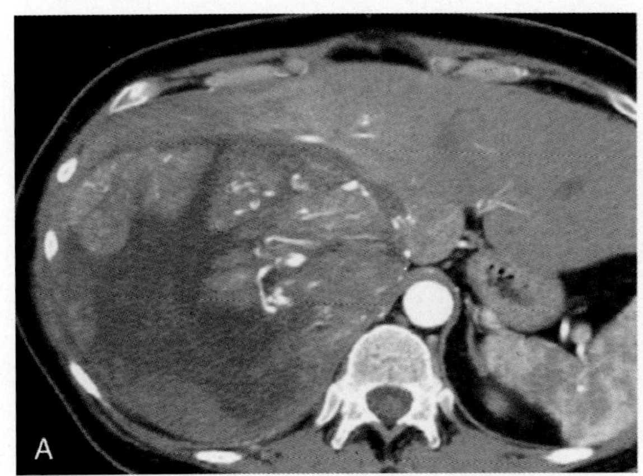

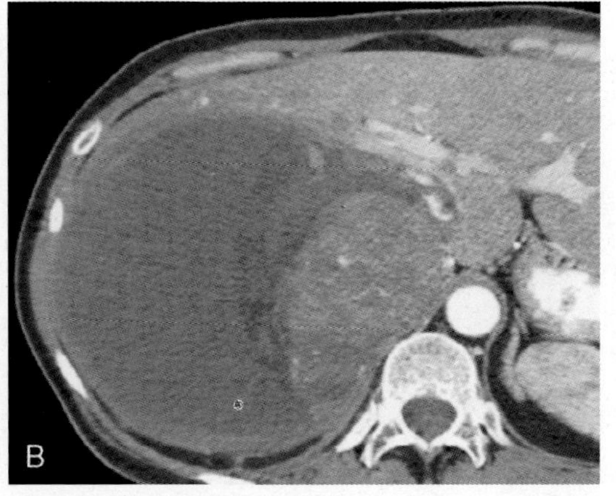

图13-8

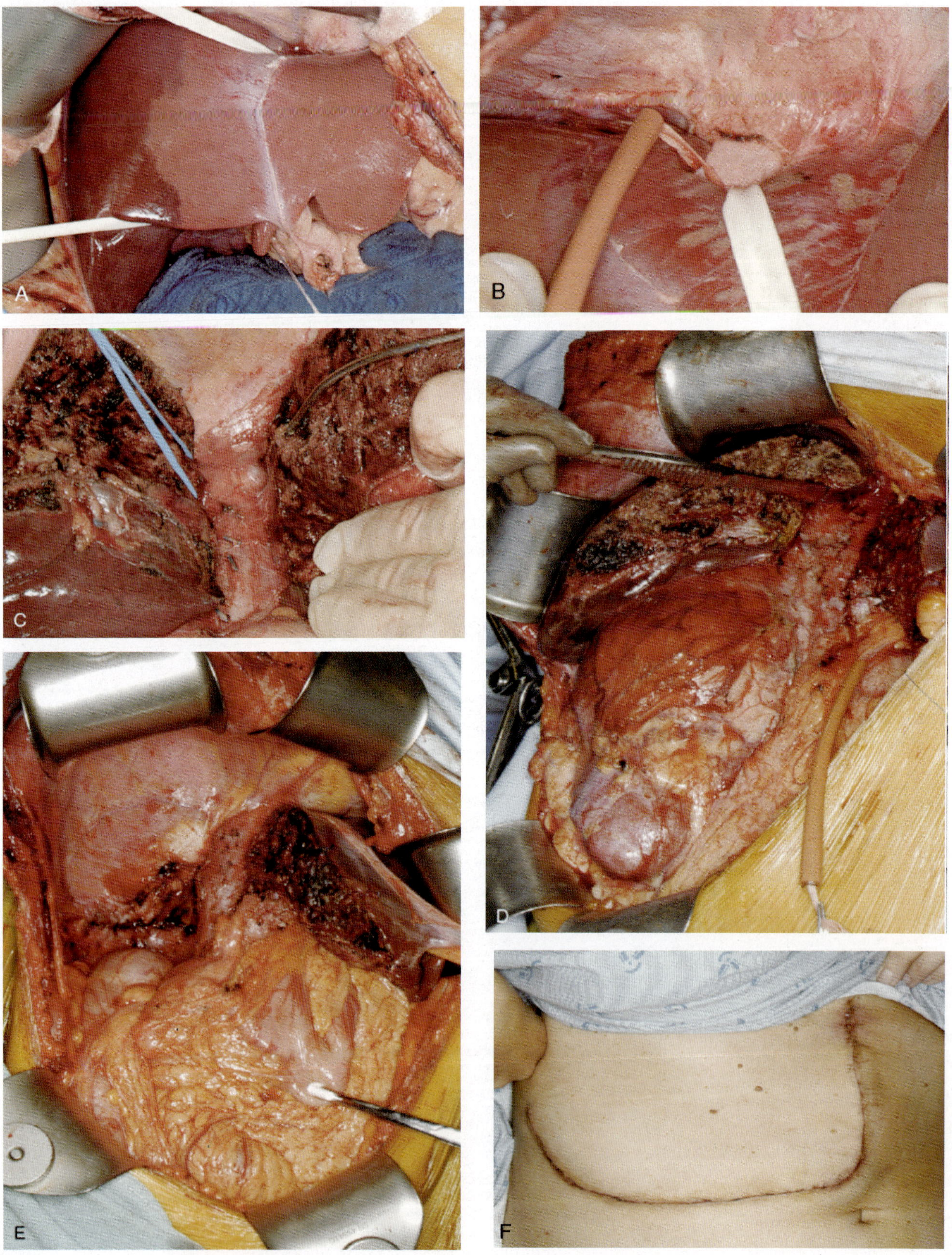

图13-9

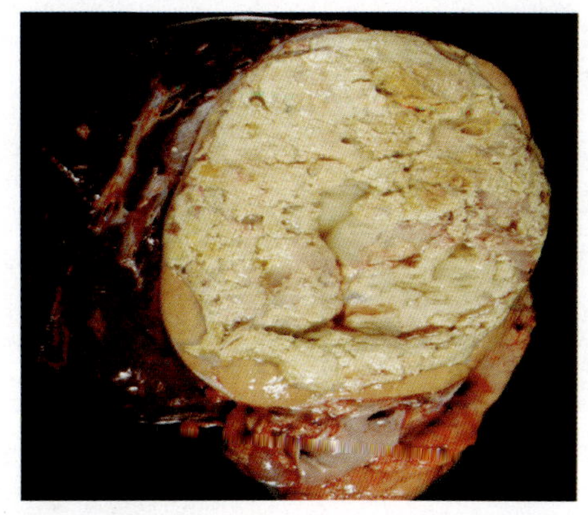

图13-10

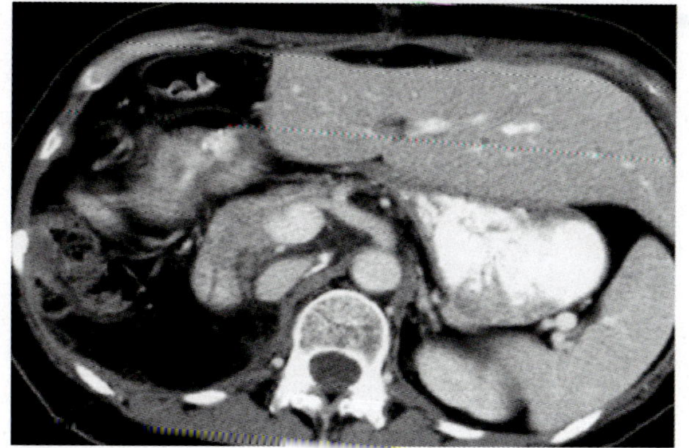

图13-11

左侧肾上腺切除

- 左侧肾上腺 ACC 切除的基本原则和前述右侧手术相类似。
  - 术前必须对患者进行充分评估，以确定是否能将脾脏和胰腺从下方的肾上腺肿瘤游离开以及是否在切除肿瘤的同时需将其一并切除(图 13-12)。

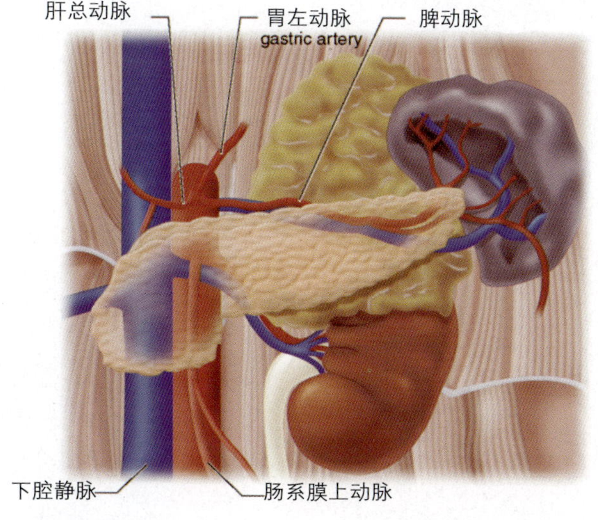

图13-12

  - 如肿瘤仅限于肾上腺内而并未侵犯到邻近脏器，脾脏和胰腺可以从左到右完全游离，腹主动脉左侧仅剩肾上腺和肾脏。这种方法可避免不经意地弄破肿瘤包膜同时便于将肿瘤完整切除。
  - 肿瘤下缘常位于左肾静脉水平，直接暴露该血管可防止医源性损伤。
- 因为右侧肝脏的存在，手术难度较大，所以与右侧手术相比左侧肾上腺切除很少采用胸腹联合切口。我们更推荐采用与右侧方向相反的 J 型切口，其可充分暴露左上腹区域并可在直视下切开外侧腹膜至脾脏。亦可采用双侧肋下切口。
- 如肿瘤没有累及结肠、脾脏、胰腺，则可分离横结肠处的网膜进入小网膜囊，向下游离结肠脾曲在胃食管交界水平切开腹膜至脾脏。将脾脏和胰腺从左至右翻转至肿瘤前方。

- J型切口相对于正中切口来说更有利于暴露脾脏外侧的腹膜，特别适用于体积较大的肿瘤。脾脏暴露不清或过度牵拉，则可导致脾脏后包膜撕裂，如果出现类似不必要的情况也就意味着手术方法存在着不合理性。
- 将脾脏和胰腺（有时还包括左肝外侧段）向内侧翻转至患者的右侧，打开 Gerota 筋膜，将肾脏从肾上腺肿瘤上分离。除非癌栓已侵犯至下腔静脉，否则需暴露左肾静脉并离断左侧肾上腺静脉(图 13–13)。内侧的分离上至左肾动脉，内至腹主动脉左侧，前外侧至膈肌脚（沿着椎旁纵向韧带和腰肌），和右侧相似此区域通常亦含有大量小滋养血管进出肿瘤。通常需连续运用直线切割器离断这些组织。有时在手术中还会发现位于左肾上极的副肾动脉，由于该动脉多为终末动脉，所以在术中一般尽可能地保留。

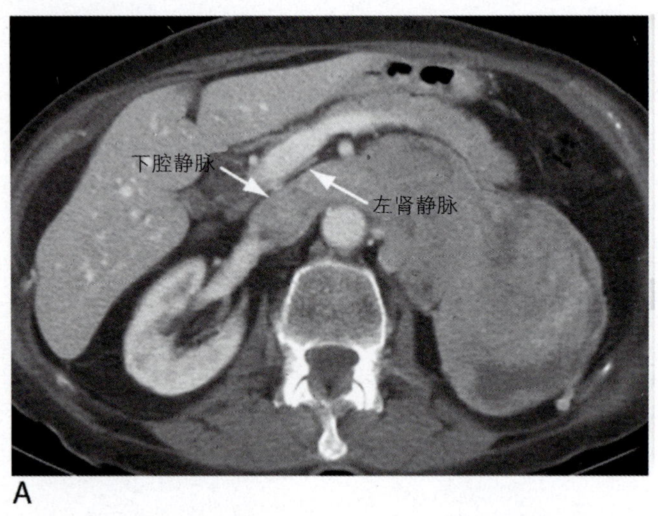

A

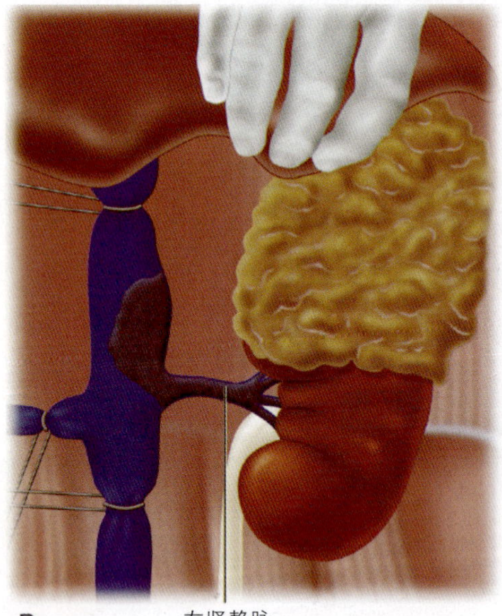

B

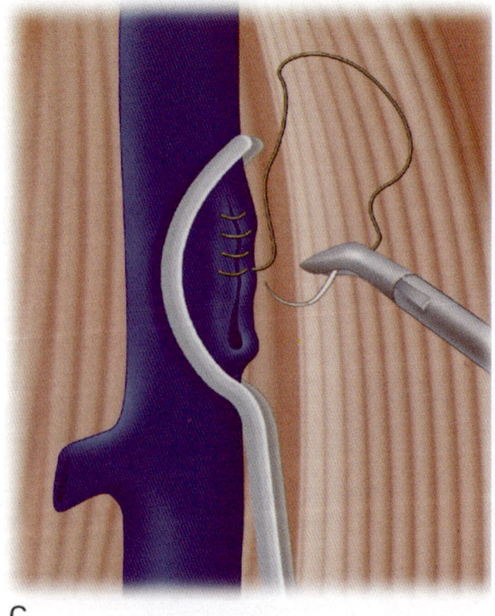

C

图13–13

- 可用电刀或超声刀直接沿腰方肌和椎旁附近肌肉进行后方分离。和右侧一样，最后将肿瘤从膈肌上完全分离。
- 如需完整的左肾切除，则需对左肾静脉、动脉以及左侧输尿管进行分离。如肿瘤已侵犯至胰腺或结肠，乃至向上侵犯至脾门时就需行邻近脏器切除。结肠切除相对容易，但胰腺切除则较为复杂。
- 当患者的确需行胰腺或脾脏切除时，我们更推荐行胰腺远端切除，同时将脾静脉在与肠系膜上－门静脉交汇处予以离断。当关闭胰腺实质时，需仔细辨别胰管，并用较细的单股缝线闭合。

第四节　术后处理

- 行巨大肾上腺肿瘤切除患者术后需注意以下几点：
  - ▲ 如果术前通过生化检查提示有库欣综合征的临床表现时，术后需行激素替代治疗。
  - ▲ 对于需行肾脏切除的患者，术后应注意补液量及避免选择肾毒性药物。

第五节　经验和教训

- 肾上腺新生物或肿瘤的鉴别诊断需依据生化指标评估以及各种影像学检查。在行 ACC 鉴别诊断时，活组织检查仅用于患者存在明显转移灶或者考虑行新辅助治疗前（化疗、化疗栓塞或联用）否则，手术是首选治疗手段。
- 当高度怀疑但未确诊 ACC 时，我们建议采用开放而非腔镜手术行肾上腺切除，尽可能避免肿瘤破裂及其内容物溢出。
- 术前讨论须充分考虑是否要进行邻近脏器切除，术前制定的手术计划尽可能保证手术视野充分暴露，尽量不要在术中再决定手术方式。右侧手术时尤为重要，需在术前决定是否需行肝切除。
- 如行右侧巨大 ACC 手术，单纯腹部切口往往不能保证肝脏充分游离。如果强行采用该种手术方式，则可导致肝脏后缘包膜出血（因为在巨大肾上腺肿瘤的患者中由于肿瘤和膈肌的压迫，这块区域很难显示清楚）。如未行肝脏劈开操作，则需选择胸腹联合切口。而选择肝脏横断劈开，则不必进入胸腔，但并非所有外科医师都熟悉这种手术操作。

参考文献

[1] Barnett CC, Varma DG, El-Naggar AK, et al. Limitations of size as a criterion in the evaluation of adrenal tumors. Surgery 2000; 128:973-983.

[2] Dackiw APB, Lee JE, Gagel RF, Evans DB: Adrenal cortical carcinoma. World J Surg 2001; 25:914-926.

[3] Donadon M, Abdalla EK, Vauthey JN: Liver hanging maneuver for large or recurrent right upper quadrant tumors. J Am Coll Surg. 2007; 204:329-333.

[4] Gonzalez RJ, Shapiro S, Sarlis N, et al: Laparoscopic resection of adrenal cortical carcinoma: A cautionary note. Surgery 2005; 138:1078-1086.

[5] Gonzalez RJ, Tamm EP, Ng C, et al: Response to mitotane predicts outcome in patients with recurrent adrenal cortical carcinoma. Surgery 2007; 142(6):867-875.

[6] Lee JE, Evans DB, Hickey RC, et al: Unknown primary cancer presenting as an adrenal mass: Frequency and implications for diagnostic evaluation of adrenal incidentalomas. Surgery 1998; 124:1115-1122.

[7] Lenert JT, Barnett CC, Kudelka AP, et al: Evaluation and surgical resection of adrenal masses in patients with a history of extra-adrenal malignancy. Surgery 2001; 130:1060-1067.

[8] Rodgers SE, Evans DB, Lee JE, Perrier ND: Adrenocortical carcinoma. Surg Oncol Clin North Am 2006; 15(3):535-553.

第四部分

胰腺内分泌疾病的外科手术治疗

Pancreatic Sugery for Endocrine Diseases

第14章

腹腔镜胰腺神经内分泌肿瘤剜除或切除术

Andrew A. Gumbs, MD, and William B. Inabnet, MD, FACS

第一节　外科解剖

- 胰腺位于小网膜囊，其前表面是腹膜，后表面是腹膜后间隙。共分为胰头、胰颈、胰体、胰尾四个主要部分。
  - 胰头与十二指肠毗邻，包含胰腺钩突。
  - 胰腺颈部分界线较细，此处有门、脾血管走行。
  - 胰腺体部包括从胰腺颈部边界到脾动脉从胰腺后部走行到胰腺前面的位点之间的部分。
  - 胰尾指的是从胰体边界到胰腺最远端之间的区域。
- 胰腺头部和颈部的血供来自于上方的胃十二指肠上动脉和下方的肠系膜上动脉所发出的胰十二指肠上、下动脉前、后支。胰腺体部和尾部由脾动脉供血(图 14–1)。
- 胰腺具有外分泌功能，释放诸如肠肽酶之类的酶原，其对激活脂肪酶、淀粉酶等消化酶是非常必要的。
- 胰腺的独特之处还在于它还具有复杂的内分泌特性。功能性肿瘤可表现多达 9 种不同的临床综合征，其中胰岛素瘤和胃泌素瘤是最常见的；但是，从总体上来说，非功能性肿瘤最为常见的。

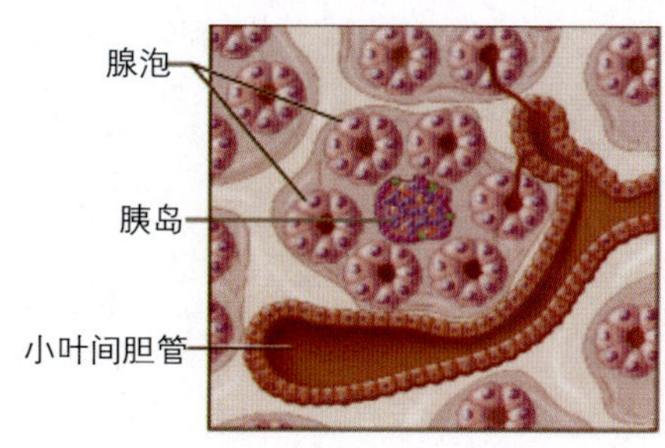

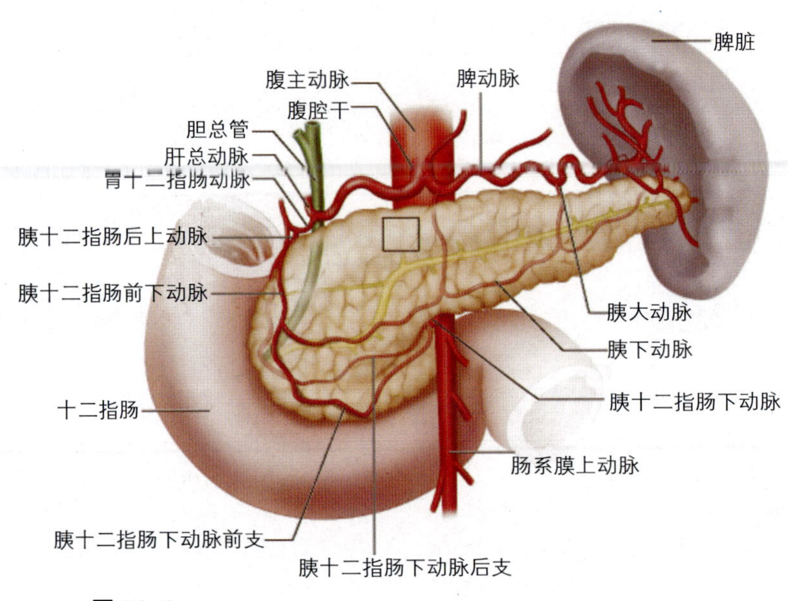

图 14–1

第二节 术前准备

- 当考虑存在胰腺内分泌肿瘤（PEN），但又缺乏临床症状，同时血清其他激素水平延迟出现时，我们可以检测血清嗜铬蛋白 A 水平以确诊。
- 虽然术中超声可定位胰腺内分泌肿瘤，有时较大的病灶也能在术前的影像图片上发现。所有患者均需行胸部 X 线检查以寻找有无肺部的原发和继发病灶，腹部螺旋 CT 可定位胰腺病灶并排除有无肝转移。
- 对于一些有家族史或临床病史提示存在诸如多发性内分泌瘤 1 型、神经纤维瘤病 1 型和 Von Hippel–Lindau 病的内分泌综合征患者，我们需要进行基因普查和测试。
- 术前，所有患者都需行静脉造影胰腺螺旋 CT 薄层增强扫描。胰腺神经内分泌瘤往往血供较丰富，它们在动脉期增强显影（黑箭头，图 14–2 A）而在静脉期充盈缺损（白箭头，图 14–2 B）。核磁共振成像定位胰腺内分泌肿瘤的能力和 CT 相似，并适用于肾衰竭患者，从而避免静脉造影。
- 如果诊断仍旧不明确，可用 5~10 Hz 传感器进行内镜超声检查，可观察胰腺和十二指肠壁。因为许多胃泌素瘤可位于十二指肠壁的黏膜下，这种检查对术前正确定位胰腺内分泌肿瘤是必不可少的。内镜超声可发现≥ 5mm 的病灶。胰腺内分泌肿瘤对超声检查敏感。
- 如果诊断为可疑肿瘤，但仍不能定位，我们可行术中超声检查来定位胰岛素瘤。在图 14–3 中，可看到胰管支撑管（小的白箭头）走行于胰岛素瘤（大的蓝色箭头）的后上方。
- 表达生长抑素受体 –2 亚型（somatostatin subtype–2 receptor，SSTR2）的胰腺内分泌瘤可以用标准奥曲肽扫描检测。该方法用 ^{111}In 标记的奥曲肽来鉴别原发和继发的胰腺内分泌瘤。值得注意的是，虽然奥曲肽扫描有大约 90% 的敏感性，但并不是所有的胰腺内分泌瘤都表达 SSTR-2，其仅是已知的五种亚型中的一种。这个问题在胰岛素瘤中更显著，因为其中大约一半都不能表达足量的 SSTR-2 用于奥曲肽扫描检测。

- 通常，在不能进行术中胰腺超声定位或肿物摸不到时，可进行选择性血管造影和门静脉采样来诊断胰腺内分泌瘤。
- 正电子发射断层扫描术是一种新的检查方法，较上述术前影像技术更为敏感。

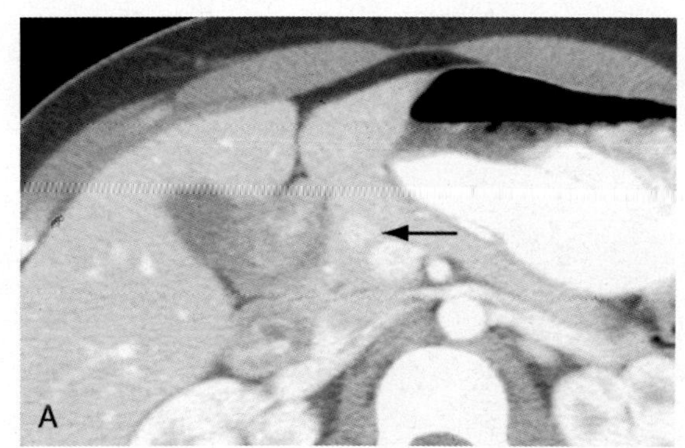

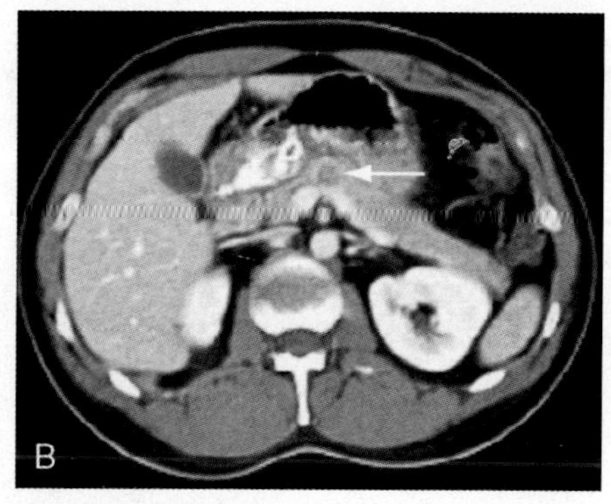

图 14-2

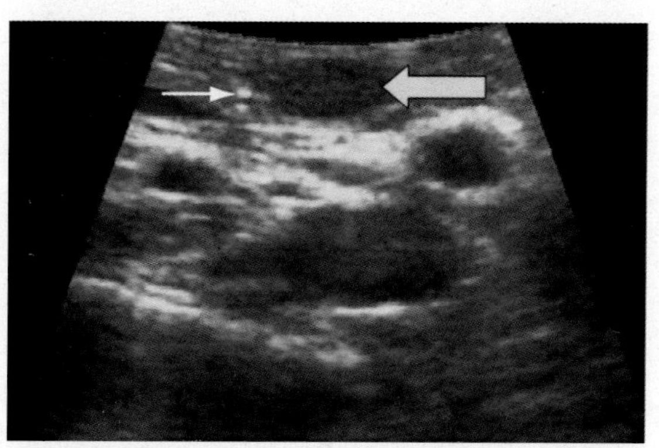

图 14-3

第三节　手 术 步 骤

- 图 14-4 中，左边的腔镜单极及刮匙 (Storz, Tuttlingen, Germany) 特别适合腹腔镜剜除术（蓝箭头，图 14-4）。其他必要的手术器械包括能够安全止血的双极电凝钳 (Medtronic France S.A.S., Boulogne-Billancourt, France) 和超声刀 (SonoSurg, Olympus Optical, Tokyo)，后者对进入小网膜囊，实施 Kocher 手法，解剖分离门静脉、肠系膜上静脉、脾静脉、胃十二指肠动脉、肠系膜上动脉、脾动脉尤其适用。
- 必要时可用直线切割闭合器横断大血管、胃肠道和胰腺实质。每个手术室应配备手控腔镜和全开放手术器械以便紧急中转手术之需。

- 所有患者术前均皮下注射肝素预防深静脉血栓形成，手术时取伸卧位。病灶位于胰腺远端的患者可垫高左上腹获得更好的暴露。
- 气管插管后，放置一根 Foley 导尿管和胃管，有充血性心力衰竭病史以及末梢循环差的患者需放置中心静脉导管。
- 患者呈低截石位，在膝关节部位弯曲双腿，脚蹬马镫分开双腿，这样能够使术者站于患者两腿之间，不受腹腔镜器械的限制。左肋下放置一小的垫子。患者原位固定以防止手术期间的滑动。
- 外科技师（相当于器械护士，译者注）站在患者右侧，助手站在患者左侧（图 14–5）。患者亦可取仰卧位，术者需站在患者右侧。
- 使用腹针于左肋缘下穿刺建立气腹，维持腹内压 10 mmHg。内镜孔位于腹中线，脐上左侧 2~5 cm 处。两个 12 mm 的操作孔置于内镜孔的两侧（可放置腔镜超声探头和线性吻合器）。另有两个助手操纵 5 mm 操作孔，分别位于右上腹腋中线剑突下。（图 14–6）。
- 用肠钳将横结肠和胃大弯提起。打开进入小网膜囊，暴露整个胰腺的前面。
- 正如前面提到的，可弯曲的彩色多普勒腔镜超声探头对于确认肿瘤是否切除以及辨别其他病变是必不可少的。我们使用超声检查整个胰腺可排除其他病变同时进行精确的术前定位。

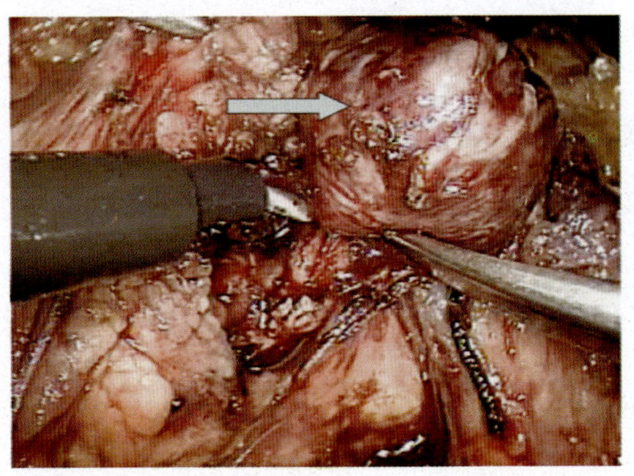

图 14–4

剜除术

- 对于将行剜除术的所有胰腺内分泌肿瘤，可使用扩大的 Kocher 手法分离至主动脉以便使用超声检查整个胰腺。
- 向下牵拉结肠肝曲直至暴露整个十二指肠第三部以便充分检查胰头。超声检查整个胰腺，病灶与主胰管关系不密切时，即可实施剜除术。
- 胰岛细胞（特别是良性病变）具有规则的边界；看到的晕轮表示良性肿瘤与正常的胰腺实质的交界面。恶性胰岛细胞肿瘤具有不规则的边界，无“晕轮”效应。
- 用单极电凝刮匙对病灶进行环状切除，不推荐使用超声刀。用腔镜双极电凝进行止血。
- 如行剜除术后发现有胰管分支与主胰管相交通，则应用不可吸收线缝合胰管分支，或者需要做对应胰腺段规范切除。

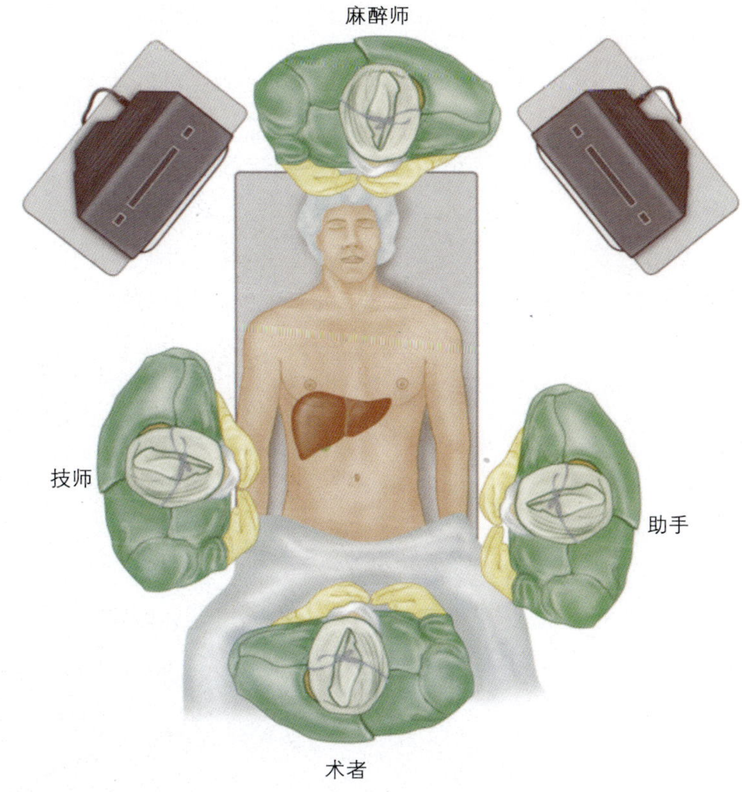

图 14-5

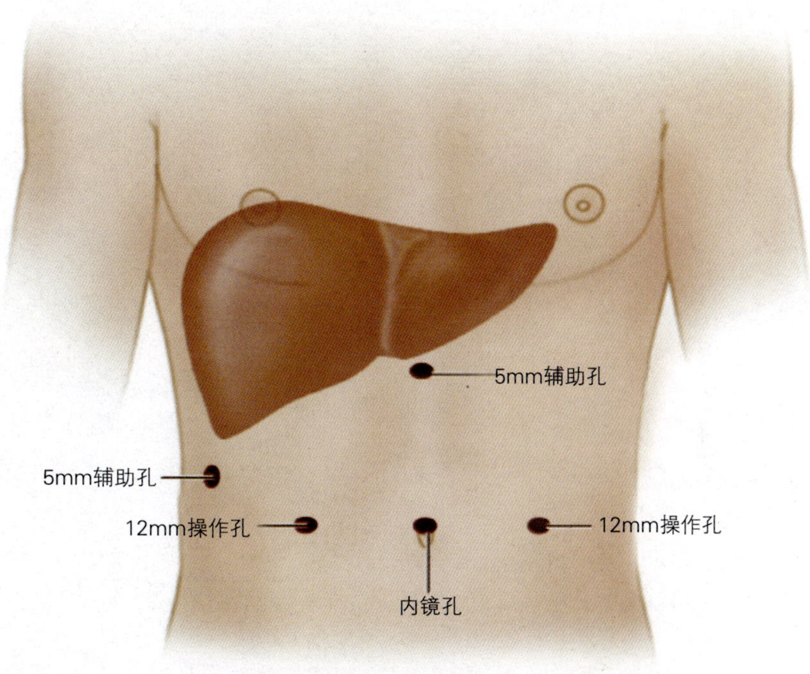

图 14-6

胰腺中部切除术

- 使用超声刀游离胰腺下缘至肠系膜上静脉（SMV）的水平。在胰腺后方辨别脾静脉后切断。脾静脉分支夹闭后切断。
- 在胰腺颈部后方建立"隧道"后用直线切割闭合器离断胰腺颈部，并用生物可吸收材料加强，必要时需二次激发直线切割闭合器充分横断。
- 胰腺体部的残余部分用超声刀或者 LigaSure 切除 (Covidien, Norwalk, Conn)（图 14–7）。用两根 2–0 丝线在胰腺上下缘分别缝合。
- 在主胰管未扩张处，用双极电凝和剪刀横断胰腺；扩张的胰管处则使用超声刀。标本置入腔镜组织袋在一个 Endocatch 袋，通过 12 mm 孔取出，必须时可扩大此孔。
- 确认胰管，在胰管内放置一根 5 号 French 营养管。在行胰管胃吻合时，将 7cm 长的部分营养管置于胰管胃吻合口，以保持胰管通畅。残余胰腺紧贴胃后壁。使用丝线连续缝合两层，完成端侧胰管胃吻合术。（蓝箭头 图 14–8）。

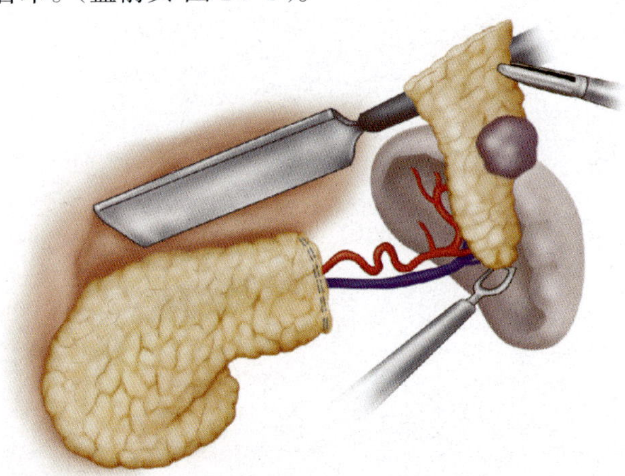

图 14–7

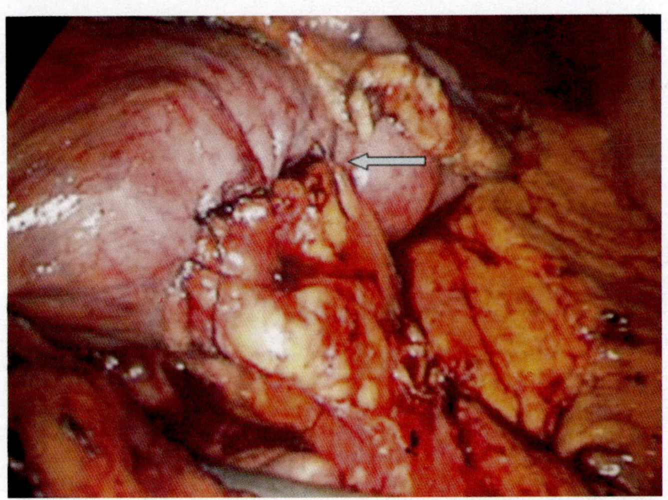

图 14–8

胰腺远端切除术加/不加脾切除术

保留脾脏

- 任何手术时可能切除脾脏的患者均应在当术前 2 周接种疫苗（如脑膜炎奈瑟菌、肺炎链球菌、流感嗜血杆菌）。如术中临时决定行脾切除术，患者应于术后 2~4 周首次随访时补种疫苗。
- 禁忌证包括：门脉高压、左侧门脉高压、肿瘤侵犯脾静脉、与脾脏紧密粘连。
- 用双极电凝和超声刀切开胃结肠韧带，进入小网膜囊暴露胰腺和肿瘤对肿瘤能否切除进行评估。沿横结肠中部向胰尾侧方向分离，解剖平面应远离胃大弯，仔细保护胃网膜血管。
- 通常需要切断一些胃短血管来充分暴露靠近脾门处的胰尾。如未见病灶，或受累血管及胰管显示不清时，腔镜超声有助于辨认解剖结构。游离胰腺下缘，将胰尾与脾静脉分离后抬起。
- 一旦进入胰腺下间隙后，用双极电凝离断所有发自脾静脉进入胰尾后的血管分支，以便充分游离。从胰尾中点开始向内解剖至脾静脉与肠系膜上血管交汇处的右侧，向外解剖至脾门处。切开胰腺上缘，将脾动脉从胰腺上游离开。发自脾动脉的任何分支都应关闭或用丝线结扎。

脾切除术

- 当需行脾切除术时，用双极电凝和超声刀游离胃大弯，切断剩余的胃短血管。锐性分离结肠脾曲，暴露脾脏。
- 锐性分离脾脏与横膈、左肾以及腹膜间残余的韧带附着，将带有脾脏的胰尾提离脾静脉，在脾静脉和门静脉汇合处平行肠系膜上门静脉和门静脉走向横断胰腺。
- 对于扩大的胰尾切除，切除面要达到肠系膜上静脉和门静脉汇合处右侧。胰腺残端用生物可吸收材料或用不可吸收缝线加强。每次缝合都应确认胰管，仔细缝合关闭胰管。

第四节 术后处理

- 腹腔镜胰腺剜除或切除的患者术后仅需普通病房。如果术前有并发症需要额外监护的患者，术后有必要入重症监护室监护。
- 腹腔镜胰腺切除术后，住院时间、镇痛药需要量以及从术后到下床活动的时间都明显减少。鼓励患者在术后第一天下床活动，低分子肝素用于预防深静脉血栓形成，直至患者能够自由活动并可以出院。
- 除非需计算液体出入量，否则导尿管应尽早拔除。患者饮食从流质饮食开始，如果能耐受逐步过渡到正常饮食。我们需要检查患者的血常规和生化指标，必要时这些指标需反复检查。

第五节 经验和教训

- 一些学者观察到腹腔镜胰腺手术后瘘的发生率减少。一种可能的解释是，大多数的腹腔镜胰腺切除术采用了内镜切割闭合器，而开腹胰腺手术通常是锐性横断且过度缝合。
- 在胰腺残端放置纤维蛋白胶。另外，可在胰腺残端放置闭式引流管，如果患者恢复进食并且每日引流量不明显时可拔出引流管。
- 如可能，术中采用快速胰岛素分析进行激素监测对确保胰岛素瘤完全切除非常有必要。这种方法对极少见的胰岛细胞增生症的诊断也是必不可少的，可帮助外科医师术中决定是否需要行扩大的胰腺远端切除术，避免二次手术。

参考资料

[1] Bassi C, Butturini G, Molinari E, et al: Pancreatic fistula rate after pancreatic resection. The importance of definitions. Dig Surg 2004; 21:54-59.

[2] Dakin GF, Inabnet WB: Multimedia article. Laparoscopic enucleation of a pancreatic insulinoma. Surg Endosc 2004; 18:1680.

[3] Gagner M, Inabnet WB, Biertho L, Salky B: [Laparoscopic pancreatectomy: A series of 22 patients]. Ann Chir 2004; 129:2-7.

[4] Gumbs AA, Gayet B: The laparoscopic duodenopancreatectomy: The posterior approach. Surg Endosc 2008; 22:539-540.

[5] Gumbs AA, Gres P, Madureira F, Gayet B: Laparoscopic vs. open resection of pancreatic endocrine neoplasms: Single institution's experience over 14 years. Langenbecks Arch Surg 2008; 393:391-395.

[6] Gumbs AA, Moore PS, Falconi M, et al: Review of the clinical, histological, and molecular aspects of pancreatic endocrine neoplasms. J Surg Oncol 2002; 81:45-53.

[7] Gumbs AA, Parisi V, Sargenti M, Bassi C: Migratory necrolytic dermatitis presenting after cephalosporin administration in a patient with a pancreatic head mass. Dig Surg 2004; 21:161-163.

[8] Patterson EJ, Gagner M, Salky B, et al: Laparoscopic pancreatic resection: Single-institution experience of 19 patients. J Am Coll Surg 2001; 193:281-287.

[9] Strong VE, Shifrin A, Inabnet WB: Rapid intraoperative insulin assay: A novel method to differentiate insulinoma from nesidioblastosis in the pediatric patient. Ann Surg Innov Res 2007; 1:6.

第15章

胰腺神经内分泌肿瘤的胰十二指肠切除术

Matthew L. White, MD, and Gerard M. Doherty, MD

第一节 外科解剖

- 胰腺是一个腹膜后器官,位于上腹部,从十二指肠框斜向上方至脾门。一般分为四个部分,即头、颈、体、尾部。
  - 胰头部紧贴在十二指肠的内侧,位于右侧肾动静脉、下腔静脉、肠系膜上血管的前方,但胰头部有一向后的舌状突起,称为钩突部,位于肠系膜上血管的后方,延伸至腹膜后。胰头部的上方为十二指肠的第一部及横结肠系膜。胆总管走行于胰头后部实质内,与主胰管汇合形成 Vater 壶腹,然后进入十二指肠(图 15-1)。
  - 胰体部被胃和横结肠系膜覆盖,其后方为腹主动脉、左横膈脚、左肾及肾上腺。
  - 胰尾部位于脾门。

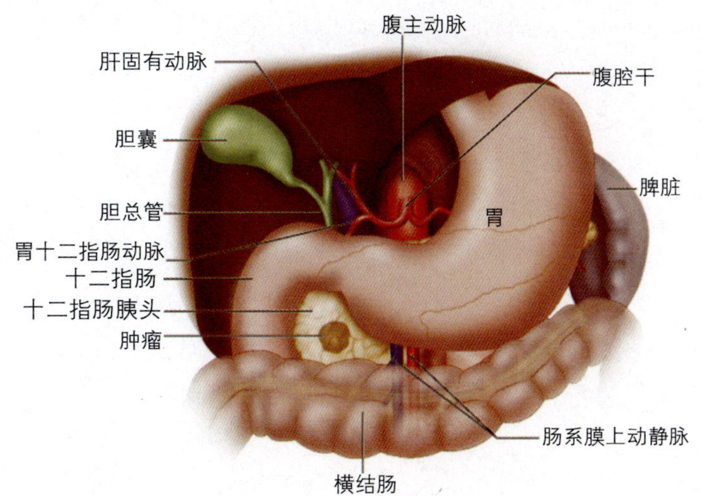

图 15-1

- 胰腺的血液供应来源于腹腔干的分支和肠系膜上动脉。肝总动脉起于腹腔干，发出胃十二指肠动脉和肝固有动脉。胃十二指肠动脉行走于十二指肠第一部的后方，并分支为胰十二指肠上前动脉和胰十二指肠上后动脉。
  - ▲ 胰十二指肠上动脉与由肠系膜上动脉（superior mesenteric artery，SMA）发出的胰十二指肠下动脉相汇合成血管弓。而此血管弓分出很多小分支至十二指肠和胰头部。
  - ▲ 约有 20% 的患者肝右动脉起于肠系膜上动脉，此为重要的血管变异。认识到此变异将有助于避免损伤。
  - ▲ 胰体部和尾部的血供来源于脾动脉和肠系膜上动脉发出的胰下动脉。连接脾动脉与胰下动脉的是三根与胰腺长轴垂直的血管，分别为—胰背动脉、胰大动脉和胰尾动脉。
- 胰腺的静脉回流与相应供血动脉伴行，通常在胰腺实质相对动脉比较表浅的位置走行。胰头上部静脉回流入门静脉，胰头下部静脉回流入肠系膜下静脉和肠系膜上静脉（superior mesenteric vein，SMV），胰体、尾部静脉回流入脾静脉。
- 胰腺的淋巴回流由一个复杂的淋巴管网络完成。淋巴结沿胰周的静脉分布。但胰腺的淋巴回流与横结肠和近端空肠系膜的淋巴结也相通。
- 胰腺的神经支配来源于迷走神经和内脏神经；疼痛由腹腔神经节发出的内脏感觉纤维传导。

第二节　术 前 准 备

- 胰腺神经内分泌肿瘤来源于胰岛细胞，占胰腺肿块的 1~2%。约 95% 胰岛细胞肿瘤为胰岛素瘤、胃泌素瘤和无功能肿瘤。余下的 5% 分泌胰高血糖素、生长抑素、血管活性肠肽（vasoactive intestinal peptide，VIP）或其他胰腺肽。
- 一旦生化指标诊断为肿瘤，则应进一步依靠放射检查来定位肿瘤。肿瘤位于胰头部，高精度的胰腺断层 CT 扫描是最佳判断肿瘤是否侵犯门静脉和肠系膜血管的最佳工具。
- 胰腺神经内分泌肿瘤的手术方法受很多因素影响，包括肿瘤的位置和大小；肿瘤的良性或恶性；单发或并发多发性内分泌肿瘤 I 型综合征（multiple endocrine neoplasia type I，MEN-I）。MEN-I 患者通常并发胰岛细胞肿瘤。
- 多数（95%）胰岛素瘤是良性的，但是大多数胃泌素瘤（60%）、胰高血糖素瘤（75%）、生长抑素瘤（> 75%）和 50% 的胰血管活性肠肽瘤是恶性的。原发性肿瘤在十二指肠和胰腺的发病率相近。
- 胰岛素瘤通常可以行单纯剜除或胰腺远端切除，但当肿瘤位于胰头部，且肿瘤较大或恶性可能时，需行胰十二指肠切除术。
- 手术治疗时，外科医师应做好术中超声的准备，因为在剖腹探查时胰腺神经内分泌肿瘤可能既摸不到也看不见。

第三节 手 术 步 骤

切开和暴露

- 两种手术切口可选择：一种是正中切口，自剑突下延伸到脐下；一种是双侧肋缘下切口。两种切口都能为上腹部手术提供良好的视野。
- 进入腹腔，找到肝圆韧带，两把血管钳钳夹，中间离断，并牢固结扎。分离位于肝膈面的镰状韧带可使肝脏游离。自动牵引器可提供良好的视野暴露。
- 仔细探查腹腔以排除胰腺外转移，其可影响胰十二指肠切除术的治疗效果。
- Cattell-Braasch 手法翻转右半结肠和小肠。切开右半结肠侧腹膜附着处，沿脏层腹膜分离至 Treitz 韧带，将右半结肠和小肠牵向头侧从而显露下方的十二指肠和胰头部。结扎中结肠静脉，并向远端分离至根部肠系膜上静脉交界处（图 15-2 A）。
- Kocher 手法翻转十二指肠和胰头部。巴布科克钳抓住十二指肠，向中间牵拉，游离十二指肠的侧腹膜。在右生殖静脉与下腔静脉连接处结扎并离断。进一步解剖至腹主动脉的左外侧缘，仔细操作避免损伤下腔静脉和左肾静脉。Kocher 手法完成后，左手插入胰头部的后方，评估肿瘤是否侵犯肠系膜上动脉（图 15-2 B）。

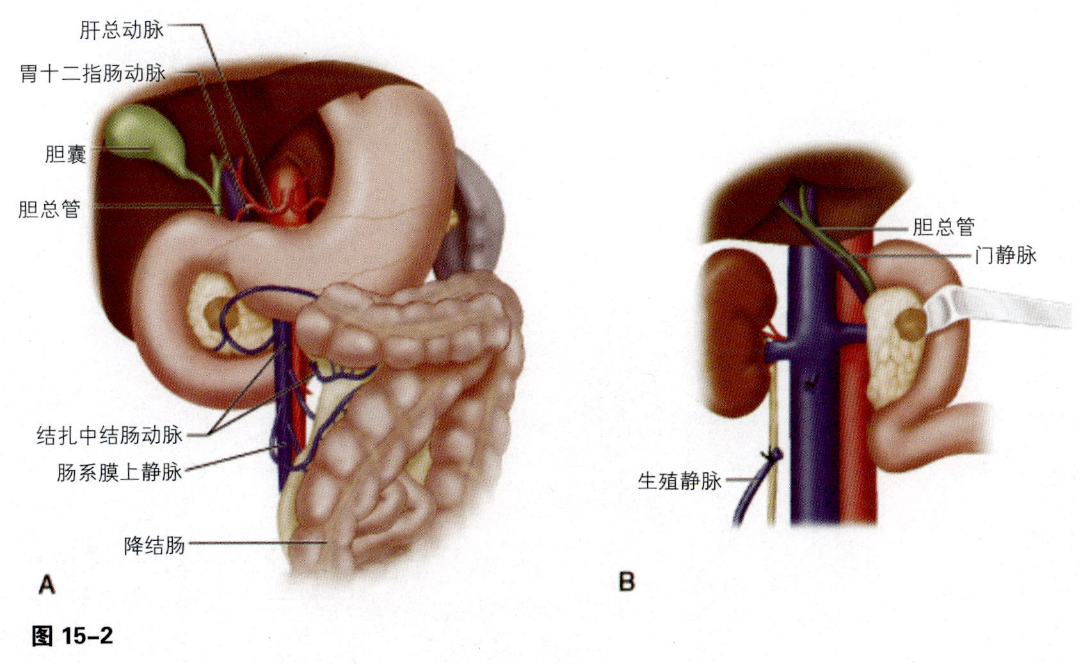

图 15-2

详细步骤

- 肝门部的解剖首先要显露肝总动脉的近端及远端与胃十二指肠动脉的连接处。从起始部分离断结扎胃十二指肠动脉。将胆囊从肝脏完全剥离，并靠近胆囊管横断肝总管。将肝总动脉向内侧牵拉，显露门静脉前的疏松结缔组织。向下分离至门静脉和胰腺颈部交界处。此时应避免损伤门静脉（图 15–3）。

- 在胃小弯侧第四支横静脉和胃大弯侧的胃左、右网膜静脉交界水平处用直线闭合器（如 TA90）横断胃。于胃大弯侧同一水平分离大网膜。距 Treitz 韧带远端约 10cm 处利用直线切割器横断空肠。结扎并分离横断小肠的系膜至腹主动脉水平。游离的小肠通过肠系膜血管下方反折（图 15–4）。
- 在胰腺的上下放置牵引线，用电刀于门静脉水平横断胰腺。胰头、钩突、门静脉和肠系膜上静脉之间的小分支需结扎并切断（图 15–5）。
- 向内侧牵引肠系膜上静脉和门静脉交界处便于暴露肠系膜上动脉。游离肠系膜上动脉到其与主动脉交汇处（图 15–6）。在肠系膜上动脉发出胰十二指肠下动脉的起始处结扎并切断。切除标本，标记送病理，同时冰冻切片检查胰腺和肝总管的切缘，如切缘阳性需要进一步切除。
- 重建首先需要从后腹膜和脾静脉游离胰腺残部约 3cm。在横结肠系膜上做一切口，将横断的空肠从此处牵拉至中结肠血管的左侧。在主胰管放置支撑管，然后胰腺和空肠端侧缝合，缝合两层。先在胰管对侧的肠壁作全层切开，后壁浆肌层 4–0 缝线间断缝合，再用 4–0 单丝缝线吻合胰管和空肠，每一针需缝合到空肠全层和较多胰管组织。在前层缝线打结前放置支撑管通过吻合口，并向胰管和空肠内推进数厘米，最后前层 4–0 缝线缝合（图 15–7）。
- 肝管空肠吻合用 4–0 可吸收单丝缝线行单层、端侧的间断缝合，通常不需要放置支撑管。缝合时空肠必须和肝总管对齐，以避免胰腺和肝管空肠吻合存在张力（图 15–8）。
- 最后行结肠前胃空肠吻合术，两层端侧吻合。在胃大弯侧拆除 6cm 缝合线。先内层全层单位丝线缝合，然后 3–0 细线缝合后壁，最后前层用 3–0 丝线缝合完成吻合。放置空肠营养管及胃造瘘管。腹腔内放置两根闭式引流管（图 15–9）。

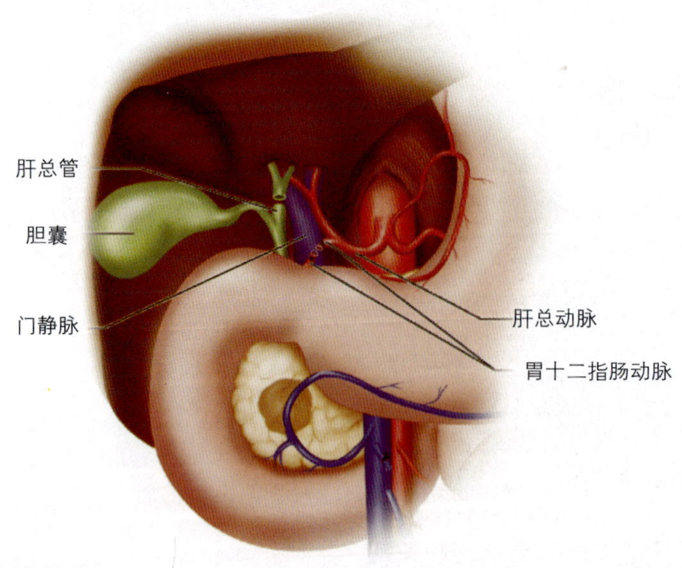

图 15–3

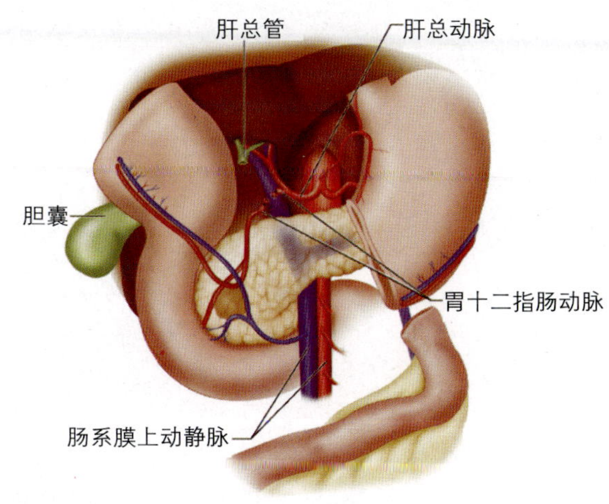

图 15-4

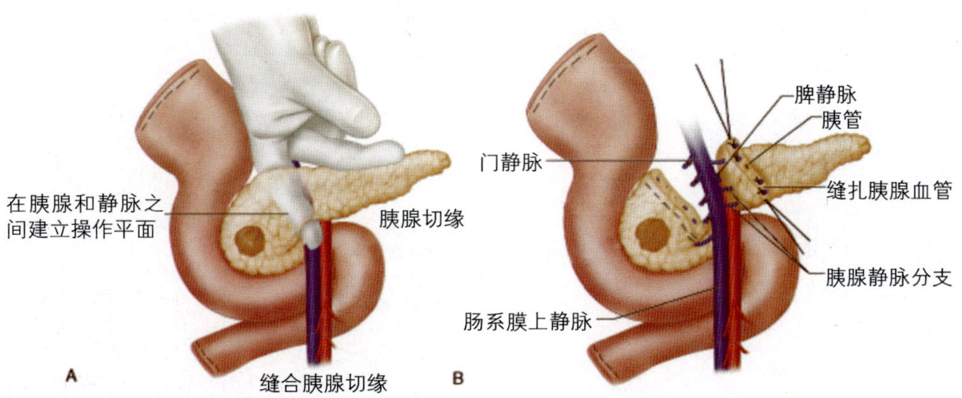

图 15-5

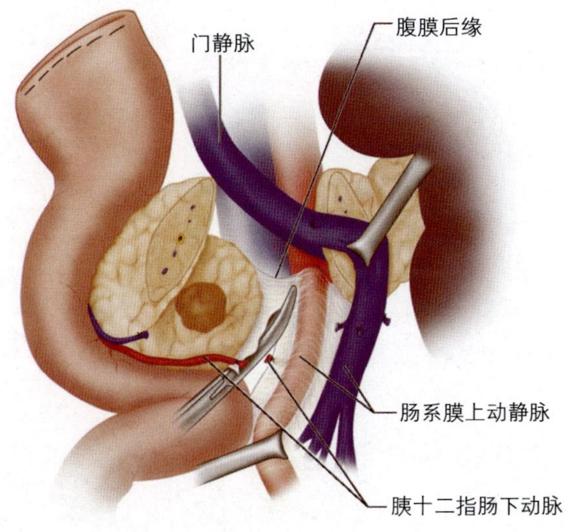

图 15-6

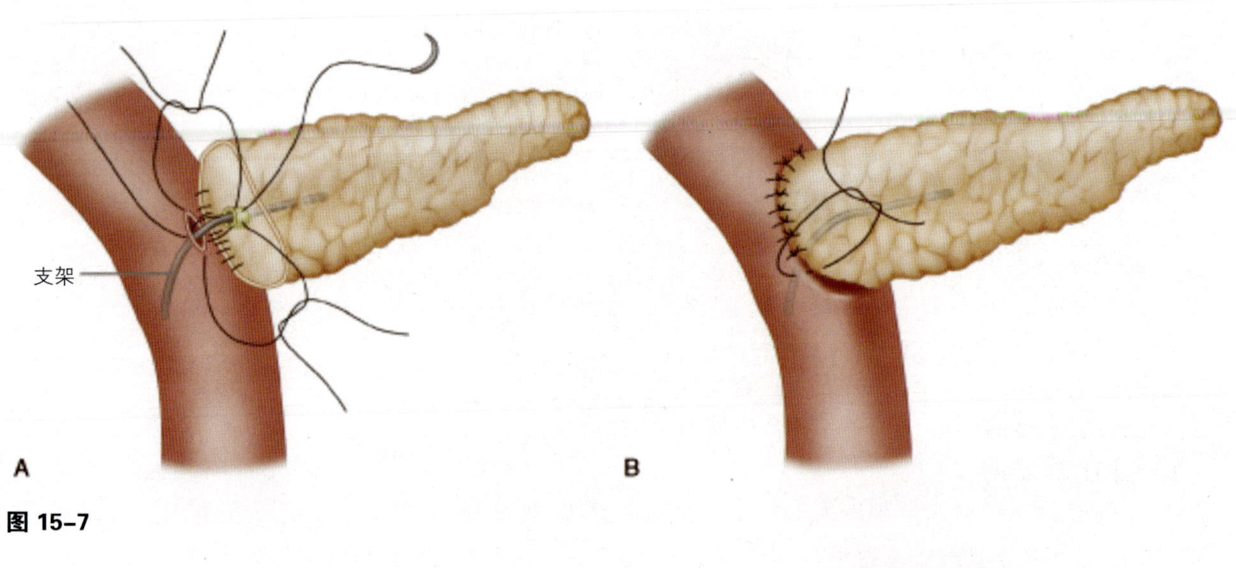

图 15-7

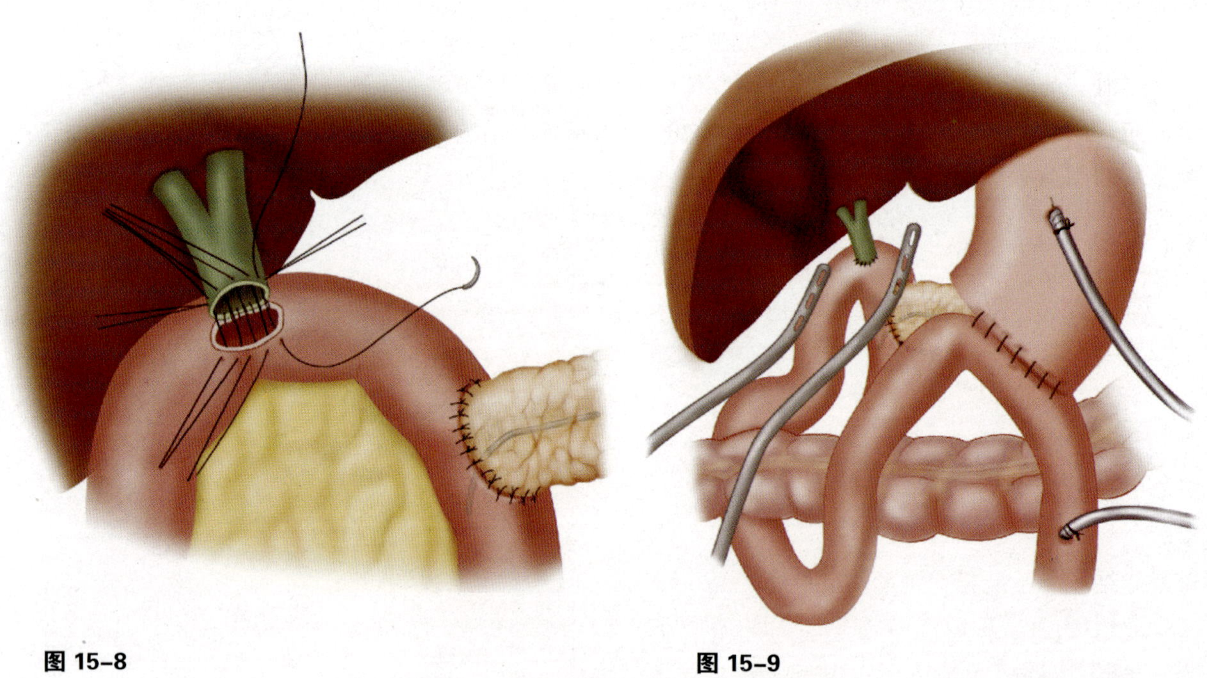

图 15-8

图 15-9

关闭切口

- 常规方法关闭腹腔。腹膜和筋膜可以作为一层缝合，采用 1-0 丝线连续缝合法，针距间隔 1 cm，并且进针时距筋膜边缘 1 cm。可用可塑性牵引器放置腹膜下方，以防止缝合时腹腔内脏器被缝合。
- 当订书机缝皮时，用 Adson 钳确保皮肤边缘外翻。
- 两根引流管分别固定，并接上负吸球。

第四节 术后处理

- 术后需进入 ICU 行有创监护，在未出现感染的情况下仅需短期使用广谱抗生素。
- 如放置了胃造瘘管，可任其自行引流。术后 2 d 患者饮水时可以试验性夹闭胃管。同时患者需要指导，如果有恶心呕吐或腹胀时，放松胃管保持引流通畅。
- 术后 2~3 d 当患者肠道功能逐渐恢复时，可以从空肠营养管给予肠道内营养。一旦可以进食固体食物就可以周期性夜间给予空肠营养。
- 需监测两根引流管的引流量。术后 2 d 如果右上腹引流管 24 h 引流量小于 150 ml，可拔除。当患者开始进食固体食物后，胰腺吻合口处的引流管引流液需检测淀粉酶。如果淀粉酶水平正常并且 24 h 引流量小于 200 ml，可以拔除此引流管。
- 术后 3d 体温升高需考虑感染可能。如果存在腹腔脓肿，最可能是由胰管空肠吻合口漏引起。首选行腹部和盆腔的增加 CT 扫描。如抽取局部的液体提示感染，需在 CT 引导下放置引流。存在胰漏的患者需考虑应用奥曲肽。
- 胰漏会增加患者的胃十二指肠动脉断端破裂的危险性，可表现为胃肠道或腹部引流管的先兆性出血。此时急诊动脉造影与栓塞治疗能够有效地提高生存率。
- 出院前，患者必须能从口进食或空肠营养管摄入足够能量。患者出院时需带胰酶替代药和质子泵抑制剂。

第五节 经验和教训

- 游离的镰状韧带需要保留，可以将其放置在胃十二指肠动脉残端上，以避免其受到胰漏的腐蚀。
- 离断中结肠静脉能很好地暴露胰腺下的肠系膜上静脉，避免牵拉损伤。
- Kocher 手法翻转后，可以触摸肿瘤和肠系膜上动脉的解剖关系。然而，这种手法并不是必要的，因为术前胰腺薄层 CT 扫描能很好地预测肿瘤切除的可行性。
- 有高达 20% 的患者的肝右动脉存在变异，从肠系膜上动脉直接发出。清楚地认识到这点非常重要，术中需要保留这支变异动脉。
- 在胃和胰腺横断充分暴露门静脉之前，不应做过多的分离，这种分离可能导致不必要的损伤和失血。
- 未能充分游离肠系膜上静脉和门静脉连接处会导致以下结果：
  - ▲ 可能导致肠系膜上动脉的损伤概率增加。
  - ▲ 可能由于未充分结扎胰十二指肠下动脉而增加术后出血的概率。
  - ▲ 可能由于未完全切除胰腺钩突和肠系膜上动脉旁软组织而增加腹膜后残余的概率。

◆ 亦可于肠后行胃空肠吻合。但这增加了空肠通过结肠系膜部位发生梗阻的风险。

◆ 空肠需放置在能使胰、胆、胃吻合张力最小的位置。

参考文献

[1] Demeure MJ: Endocrine tumors of the pancreas. In: Clark OH, Duh QY, Perrier ND, Jahan TM, ed. Endocrine Tumors, Hamilton: Ont., BC Decker; 2003:177-190.

[2] Evans DB, Lee JE, Tamm EP, Pisters PWT: Pancreaticoduodenectomy (Whipple operation) and total pancreatectomy for cancer. In: Fischer JE, Bland KI, ed. Mastery of Surgery, 5th ed. Philadelphia: Lippincott Williams & Wilkins; 2007:1299-1317.

[3] Huang JJ, Yeo CJ, Sohn TA, et al: Quality of life and outcomes after pancreaticoduodenectomy. Ann Surg 2000; 231(6):890-898.

[4] Kazanjian KK, Reber HA, Hines OJ: Resection of pancreatic neuroendocrine tumors: Results of 70 cases. Arch Surg 2006; 141(8):765-769.

[5] Lairmore TC, Chen VY, DeBenedetti MK, et al: Duodenopancreatic resections in patients with multiple endocrine neoplasia type 1. Ann Surg 2000; 231(6):909-918.

[6] Lo CY, van Heerden JA, Thompson GB, et al: Islet cell carcinoma of the pancreas. World J Surg 1996; 20(7):878-883.

[7] Mullan MH, Gauger PG, Thompson NW: Endocrine tumours of the pancreas: Review and recent advances. Austral NZ J Surg 2001; 71(8):475-482.

[8] Norton JA, Kivlen M, Li M, et al: Morbidity and mortality of aggressive resection in patients with advanced neuroendocrine tumors. Arch Surg 2003; 138(8):859-866.

[9] Solorzano CC, Lee JE, Pisters PW, et al: Nonfunctioning islet cell carcinoma of the pancreas: Survival results in a contemporary series of 163 patients. Surgery 2001; 130(6):1078-1085.

[10] Sosa JA, Bowman HM, Gordon TA, et al: Importance of hospital volume in the overall management of pancreatic cancer. Ann Surg 1998; 228(3):429-438.

[11] Thompson NW: Pancreatic surgery for endocrine tumors. In: Clark OH, Duh QY, Kebebew E, ed. Textbook of Endocrine Surgery, 2nd ed. Philadelphia: Elsevier Saunders; 2005:737-744.

[12] Tonelli F, Fratini G, Nesi G, et al: Pancreatectomy in multiple endocrine neoplasia type 1-related gastrinomas and pancreatic endocrine neoplasias. Ann Surg 2006; 244(1):61-70.

[13] Udelsman R, Yeo CJ, Hruban RH, et al: Pancreaticoduodenectomy for selected pancreatic endocrine tumors. Surg Gynecol Obstet 1993; 177(3):269-278.

[14] Vagefi PA, Razo O, Deshpande V, et al: Evolving patterns in the detection and outcomes of pancreatic neuroendocrine neoplasms: The Massachusetts General Hospital experience from 1977 to 2005. Arch Surg 2007; 142(4):347-354.